U0345873

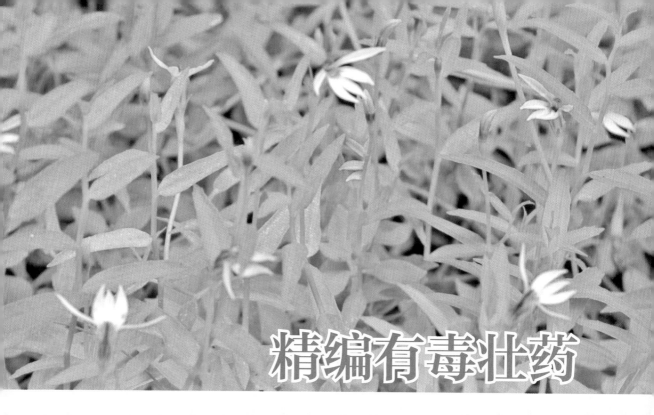

精编有毒壮药

主　编　庞宇舟　方　刚

编　委　韦露秋　韦　威　付宇蕾　李仁锋　吕　挺

　　　　邢沙沙　陈秋霞　陈延强　陈静芹　张青槐

　　　　宋欢欢　吴小芳　尚昱志　秦黄冠　夏　梦

　　　　黄　安　曹知勇　梁明坤　蒋祖玲　蒋伟哲

　　　　曾振东　唐秀松　赵心怡

主　审　韦松基

全国百佳图书出版单位

中国中医药出版社

·北 京·

图书在版编目（CIP）数据

精编有毒壮药 / 庞宇舟，方刚主编 . —北京：中国中医药出版社，2022.12
ISBN 978 - 7 - 5132 - 6759 - 5

Ⅰ.①精… Ⅱ.①庞… ②方… Ⅲ.①壮族—民族医学—有毒植物—
中药材 Ⅳ.① R291.808

中国版本图书馆 CIP 数据核字（2020）第 030689 号

中国中医药出版社出版

北京经济技术开发区科创十三街 31 号院二区 8 号楼
邮政编码 100176
传真 010-64405721
三河市同力彩印有限公司印刷
各地新华书店经销

开本 787×1092 1/16 印张 25.75 字数 388 千字
2022 年 12 月第 1 版 2022 年 12 月第 1 次印刷
书号 ISBN 978 - 7 - 5132 - 6759 - 5

定价 368.00 元
网址 www.cptcm.com

服 务 热 线 010-64405510
购 书 热 线 010-89535836
维 权 打 假 010-64405753

微信服务号 zgzyycbs
微商城网址 https://kdt.im/LIdUGr
官 方 微 博 http://e.weibo.com/cptcm
天猫旗舰店网址 https://zgzyycbs.tmall.com

如有印装质量问题请与本社出版部联系（010-64405510）
版权专有 侵权必究

本书由以下项目资助出版：

全国名老中医药专家传承工作室建设项目（国中医药人教函〔2022〕75号）

广西名中医药传承工作室建设项目（桂中医药科教发〔2021〕6号）

广西岐黄学者培养项目（桂中医药科教发〔2022〕10号）

广西中医药大学桂派中医药传承创新团队——壮医毒病临床医学研究与应用创新团队（桂中医大党〔2022〕23号）

广西高校壮医毒病研究重点实验室（桂教科研〔2022〕10号）

广西医学高层次骨干人才培养"139"计划资助项目（桂卫科教发〔2020〕15号）

主编简介

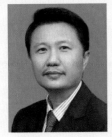

　　庞宇舟，教授，博士研究生导师。现任广西中医药大学党委副书记，享受国务院政府特殊津贴专家，第六批全国老中医药专家学术经验继承工作指导老师，广西优秀专家，广西壮瑶医药与医养结合人才小高地首席专家，广西岐黄学者，广西名中医，国家中医药管理局重点学科（壮医学）带头人，广西壮瑶药工程技术研究中心主任；兼任世界中医药学会联合会药膳食疗专业委员会副会长，中国民族医药学会副会长，广西民族医药协会执行会长；是国家自然科学基金项目评审专家和终评专家。

　　庞宇舟教授主要从事壮医理论、临床，壮药基础与应用，壮医药文化，壮医药高等教育研究；率先阐述了以壮医"毒论病因观"和"毒论病机说"为核心的壮医毒论理论及壮医毒病的临床分类，提出了"从毒求因、以毒论病、辨毒设法、解毒施治"的壮医毒病辨治原则和"内去外引"（内治解毒，去其病因；外治解毒，引毒外出）的壮医解毒法应用新理论，形成了"毒论－毒病－解毒法（技法）－解毒药（含药物和复方）"的壮医学术思想体系。临床上善于运用中医临床思维和壮医特色理论从"气、血、痰、瘀、毒"论治疑难杂症和内科常见病、多发病。

　　庞宇舟教授主持包括国家自然科学基金课题、国家重点研发计划课题及省部级科研项目 10 余项，发表论文 100 余篇，主编出版专著 6 部、全国中医药行业高等教育"十三五"规划教材 3 部；获广西科学技术进步奖一、二、三等奖各 1 项，中国民族医药学会、中国民族医药协会民族医药科学技术奖一等奖 3 项，国家级教学成果奖二等奖 1 项，广西高等教育自治区级优秀教学成果一等奖 2 项；2017年被授予"全国民族医药工作表现突出个人"称号。

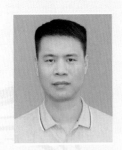

　　方刚，医学博士，教授，硕士研究生导师，广西十百千人才工程人选、广西医学高层次人才、广西壮医应用基础研究重点实验室主任、广西高校壮医毒病研究重点实验室主任、广西医学高层次学科（壮西医结合学科）带头人、广西"十百千"知识产权中青年专家、广西高校千名中青年骨干教师培育计划人选。长期从事壮医药研究与开发、生殖系统健

康与疾病防治、中药民族药药理、生物新材料、医药知识产权与标准化等方面研究，积极开展中医药、民族医药交叉学科研究，同时致力于民族医药产业化研究；临床擅长治疗乳腺病（乳腺增生、乳腺炎、乳房不适等），妇产科疾病（月经不调、不孕症等），男性病（阳痿、早泄、男性不育等），肿瘤疾病（乳腺癌、卵巢癌、宫颈癌等），对养生康复、抗衰老、亚健康调理等有丰富的临床经验。

方刚教授作为主持人承担国家级课题2项、省级课题5项、厅级课题7项、省级教改课题1项；科研成果20项（2项达到国内领先水平）；获得广西科技进步奖三等奖1项、南宁市科技进步奖三等奖1项及中国民族医药学会科学技术奖（科技进步奖）二等奖、三等奖各1项。发表SCI论文及核心期刊论文150多篇，IF＞100；发表国际TOP级期刊论文2篇；专利获得授权20多项，成果转化4项。

序

中国草药资源十分丰富，我国现存最早的本草专著《神农本草经》记载药物有上、中、下三品之分，其中"主治病以应地，多毒，不可久服，欲除寒热邪气，破积聚，愈疾者"的下品药125种，壮族地区大多有出产。

广西壮族自治区位于五岭以南，气候适宜，植被茂盛，毒物尤多。《岭外代答》曾曰"广西妖淫之地，多产恶草"；《南方主要有毒植物》一书中，仅广西壮族地区用于治病的毒性药材就有99种之多。壮族先民长期生存在这样一个特殊的环境中，增加了对毒物接触和认识的机会，经过几千年的生产生活和医疗实践，善于识"毒"用"毒"，积累了不少使用毒性药材的宝贵经验，善用毒性药材成为壮医特色之一。含有毒性的壮药材是一类既有毒副作用又有药用价值的药材，一方面若使用不当则易致病、致残，甚则死亡；另一方面在治疗疑难杂病中又可发挥独特的作用，因其具有两面性而争议不断。长期以来，人们对有毒药材的界定较模糊，在一定程度上限制了壮药的发展。

庞宇舟教授带领的团队基于对壮医"毒"的深入研究，在壮医"毒虚致百病"学说的基础上，率先阐述了以壮医"毒论病因观""毒论病机说"为核心的壮医毒论核心理论和"从毒求因、以毒论病、辨毒设法、解毒施治"四位一体应用理论，构建了"毒论－毒病－解毒法－解毒药"的壮医学术思想体系，取得了一定的开创性成果；近年来，又进一步挖掘、整理和研究有毒壮药，将其初步研究成果汇编为《精编有毒壮药》一书。本书收载195味常见的有毒壮药，除详细介绍其分类、形态、采集、加工与贮藏、功效主治、经验选方等外，还介绍了用法用量、毒性大小和中毒症状，以提醒或警示使用者。本书附有清晰的彩色图片，方便学习者对有毒壮药品种的认识和鉴别，利于准确、及时地辨别有毒药物。可以说，《精编有毒壮药》一书对有毒壮药的合理应用有一定的参考和指导作用，具有较大的实用价值。在本书即将出版之际，应作者之邀，故乐而为之序。

中国中医科学院首席研究员

国际欧亚科学院院士　俄罗斯工程院院士

前言

　　民族医药对"毒"的认识历史悠久，善于识"毒"、辨"毒"、用"毒"与解"毒"。近年来，壮医、瑶医、苗医、傣医和土家医等民族医药纷纷开展了有关"毒"的源流、理论、致病机理，以及解"毒"的治法、方药与技法等研究，使"毒"的研究成为一个热点。

　　在古代，人们将能治病之物称为"毒药"。早在春秋战国时期，我国已有将毒物用于医疗的明确记载。《素问·汤液醪醴论》云："当今之世，必齐毒药攻其中，镵石针艾治其外也。"《素问·五常政大论》指出："大毒治病，十去其六；常毒治病，十去其七；小毒治病，十去其八。"《神农本草经》中已记载了许多毒药。到了唐代，用于医疗的毒物已达120余种。这些毒药在广西壮族自治区大多有分布，如钩吻、乌头、巴豆、杏仁、斑蝥等。

　　广西壮族自治区位于我国的南方，属亚热带气候，其雨量充沛，气候适宜，山林茂密，毒草、毒树、毒虫、毒蛇、毒水、毒矿等毒物种类繁多。壮族先民历史上对毒有着特别直接和深刻的感受，早就知道使用本地生长的某些毒药来治疗疾病。唐代陈藏器《本草拾遗》记载了壮族先民在当时就有用菌药烧灰敷疮疥、用鸩喙解蛇毒、用蜈蚣治风毒和热毒等经验。在宋代，壮族民间使用有毒的曼陀罗花治疗小儿积疾这一经验被周去非收入《岭外代答》一书中。此外，有毒药如蓖麻、巴豆、羊踯躅、半夏、山豆根、皂角、薯莨等在明清时期就被收入当地县志或府志地方物产条目中。《广西通志·平乐府》记载"蓝蛇出陈家洞，有大毒，尾能解毒"。壮族人民还善于使用本地生长的某些毒药来治疗疾病，如用野芋治瘰疬、用商陆治水肿、用马钱子治疗顽癣和肿瘤等，并取得了一定的疗效。

　　在与疾病斗争的实践中，壮医积累了不少使用毒药的宝贵经验。壮医认为，有毒药物虽然会因使用不当引起中毒，但并非都是"谈其色变""拒而远之"；相反，有毒药尚可"以毒攻毒"，用于疾病治疗。有毒药是一把双刃剑，若惧其毒性，因噎废食，弃而不用，则有失偏颇；若能对有毒药正确认识，客观运用，中病即止，有毒药亦能"变毒为宝"，解决临床疑难疾病。例如，虽然鱼腥草、茉莉花、枇杷叶等临床常用，但若使用不当，可引起中毒症状，其毒性亦不可小觑；虽然马钱子、鸦胆子、羊角拗、野芋等有大毒，却可祛风止痛、解疮毒等，疗效显著。

随着民族医药工作者对有毒药的研究不断深入，有毒壮药在防治疾病的运用上越来越广泛。为了提高有毒壮药的临床疗效及用药安全性，我们编写了《精编有毒壮药》一书。本书共收载有毒壮药195味，分别对其壮名、别名、来源、植物形态、分布、采集加工、药材性状、功效主治、用法用量、中毒症状及经验选方等进行较完整的介绍，旨在给同道提供相关参考，期望进一步促进有毒壮药的应用，造福于民。

本书的编写出版得到中国中医药出版社的大力支持，国际欧亚科学院院士、俄罗斯工程院院士、中国中医科学院陈士林首席研究员在百忙之中为本书作序，韦松基教授对本书的编写给予了悉心指导，在此一并深表谢意。

由于水平有限，书中难免有不当之处，望广大同仁不吝斧正。

编委会

2022 年 7 月

凡例

1. 药物数量：本书收录具有毒性但能用于治疗疾病的壮药 195 种。

2. 编写体例：书中所收载的每种药材按中文名、汉语拼音、壮名、别名、来源、植物形态、分布、采集加工、药材性状、功效主治、用法用量、中毒症状、经验选方依次编写。

3. 别名：选收常用植物药材的别名、壮族民间习惯名称或地区用名。

4. 来源：记述该药材所属的科名、植物种名（附拉丁名）及药用部位。

5. 植物形态：描述原植物各器官的主要特征，并附植物形态彩色照片。

6. 分布：记述该药材在广西壮族自治区内的主要分布点，以县级为单位列出，如为栽培亦加注明。

7. 采集加工：介绍科学、合理的采集加工方法。

8. 药材性状：描述该药材药用部位的形态特征，并附药材形态彩色照片。

9. 功效主治：介绍该药药用部位的功效与主治，主治与功效相适应。

10. 用法用量：一般指单味药煎剂的成人一日常用量。外用无具体剂量时，均表明适量。

11. 中毒症状：介绍有毒壮药中毒常见的临床表现。

12. 经验选方：选录能印证和补充药物功效主治的古今良方和单方、验方。

目录

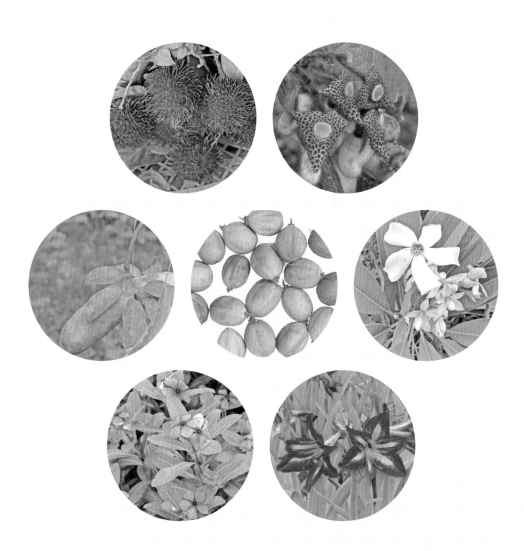

凹叶厚朴

【壮名】Gohoubuj
【别名】庐山厚朴

【来源】为木兰科植物凹叶厚朴 *Magnolia officinalis* Rehd. et Wils. 的树皮。

【植物形态】落叶乔木。树皮厚，褐色，不开裂；小枝粗壮，淡黄色或灰黄色，幼时有绢毛；顶芽大，狭卵状圆锥形，无毛。叶大，近革质，7～9片聚生于枝端，长圆状倒卵形，长22～45cm，宽10～24cm，先端凹缺，成2钝圆的浅裂片，但幼苗之叶先端钝圆，并不凹缺；基部楔形，全缘而微波状，上面绿色，无毛，下面灰绿色，被灰色柔毛，有白粉；叶柄粗壮，托叶痕长，为叶柄的2/3。花白色，芳香；花梗粗短，被长柔毛，离花被片下1cm处具包片脱落痕，花被片9～17，厚肉质，外轮3片淡绿色，长圆状倒卵形，盛开时常向外反卷，内两轮白色，倒卵状匙形，基部具爪，花盛开时中内轮直立；雄蕊约72枚，花药内向开裂，花丝红色；雌蕊群椭圆状卵圆形。聚合果长圆状卵圆形，基部较窄。蓇葖具喙；种子三角状倒卵形。

⯆ 凹叶厚朴植物图

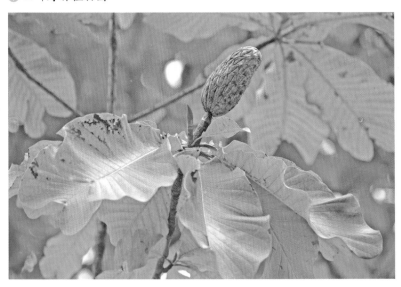

【分布】广西主要分布于扶绥、融水、龙胜、全州、兴安、临桂、贺州、资源。

【采集加工】夏季采收，刮去粗皮，洗净，润透，切丝，晒干。

【药材性状】呈卷筒状或双卷筒状，长 30～35cm，厚 0.2～0.7cm，习称"筒朴"；近根部的干皮一端展开如喇叭口，长 13～25cm，厚 0.3～0.8cm，习称"靴筒朴"。外表面灰棕色或灰褐色，粗糙，有时呈鳞片状，较易剥落，有明显椭圆形皮孔和纵皱纹，刮去粗皮者显黄棕色。内表面紫棕色或深紫褐色，较平滑，具细密纵纹，划之显油痕。质坚硬，不易折断，断面颗粒性，外层灰棕色，内层紫褐色或棕色，有油性，有的可见多数小亮星。气香，味辛辣、微苦。有小毒。

【功效主治】燥湿，导滞，下气，除满。主治脘腹胀痛，食积气滞，泄泻，痢疾，气逆喘咳。

【用法用量】内服：煎汤，3～9g。

【中毒症状】大剂量可引起中毒，使骨骼肌弛缓性瘫痪、膈肌和肋间肌受累而发生呼吸麻痹。

【经验选方】

1. 咳嗽，胸腹胀闷：凹叶厚朴15g，九层皮 15g，杏仁 10g（研碎），橙果皮 15g，量天尺 12g（焙干），水煎服。

2. 食滞，腹胀：凹叶厚朴 24g，山苍子 6g，花椒子 6g，荼辣子 6g。先将凹叶厚朴烤焦后，再与其余三味药共研细末，每次取 6g 药末调酒服，每次 2～3 次；另取 6g 调姜汁敷肚脐，至腹气消为止。

3. 厌食：凹叶厚朴 20g，九层皮60g，鸡内金 6g，苍术 15g，神曲 9g。先将九层皮焙干，再与其余四味药共研为末，每次用姜汤服 6g，小孩用量减半。

4. 痢疾：烤凹叶厚朴 60g，黑老虎 60g，制首乌 24g，凤尾草 30g。共研粗末，每次取 25g，水煎服。

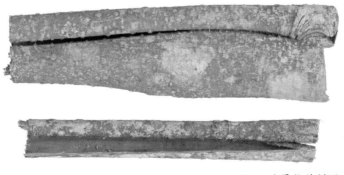

▲ 凹叶厚朴药材图

八角枫

【壮名】Gogingz
【别名】猴疳药，鸡肾棱木，白金条，
　　　　白龙须，八角王

【来源】为八角枫科植物八角枫 *Alangium chinense* (Lour.) Harms 的根。

【植物形态】落叶乔木或灌木；小枝略呈"之"字形，幼枝紫绿色。叶纸质，近圆形或椭圆形、卵形，顶端短锐尖或钝尖，基部两侧常不对称，一侧微向下扩张，另一侧向上倾斜，阔楔形、截形，长 13～26cm，宽 9～22cm，不分裂或3～7 裂，裂片短锐尖或钝尖，脉腋有丛状毛；基出脉 3～7，成掌状，叶柄紫绿色或淡黄色。聚伞花序腋生，小苞片线形或披针形，常早落；花萼顶端分裂为5～8 枚齿状萼片；花瓣 6～8，线形，基部黏合，上部开花后反卷，初为白色，后变黄色；雄蕊和花瓣同数而近等长，花盘近球形；子房 2 室，柱头头状。核果卵圆形，成熟后黑色，顶端有宿存的萼齿和花盘，种子 1 颗。

🔻 八角枫植物图

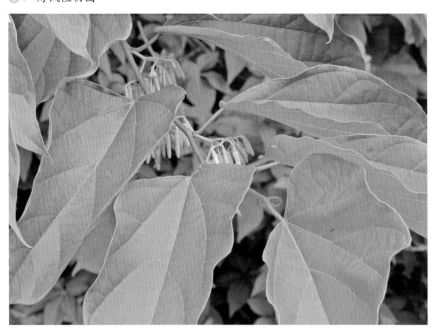

【分布】广西各地均有分布。

【采集加工】全年均可采，挖取根部，除去粗根，洗净泥沙，鲜用或晒干。

【药材性状】细根呈圆柱形，略成波状弯曲，长短不一，直径2～6mm，有分枝及众多纤细须状根或其残基。表面灰黄色至棕黄色，栓皮纵裂，有时剥离。质坚脆，折断面不平坦，黄白色，粉性。气微，味淡。有小毒。

【功效主治】通络祛风，散瘀镇痛。主治风湿疼痛，麻木瘫痪，劳伤腰痛，跌仆损伤。

【用法用量】内服：煎汤，3～10g。外用：捣敷，或煎汤洗。

【中毒症状】轻度中毒时可有面色苍白、头昏乏力、呼吸浅慢。大剂量或持续服用或注射速度过快可使血压骤升、房室传导阻滞、呼吸因麻痹而停止。

【经验选方】

1. 半身不遂：八角枫4.5g，与鸡肉炖汤食。

2. 筋骨疼痛：八角枫1.2g，白牛膝9g，炖猪脚食。

3. 过敏性皮炎：八角枫30g，土茯苓20g，煎水外洗。

4. 无名肿痛：八角枫适量，捣烂外敷。

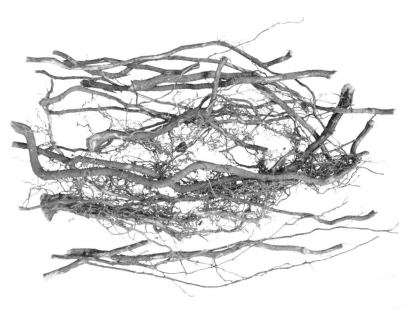

八角枫药材图

八角莲

【壮名】Lienzbetgak

【别名】鬼臼，天臼，八角盘，金星八角，
独叶一枝花，八角乌，白八角莲

【来源】为小檗科植物八角莲 *Dysosma versipellis*（Hancc）M. Cheng ex Ying. 的根及根茎。

【植物形态】草本。茎直立；不分枝，无毛，淡绿色。根茎粗壮，横生，具明显的碗状节。茎生叶1片，有时2片，盾状着生；叶片圆形，直径约30cm，掌状深裂几达叶中部，边缘4～9浅裂或深裂，裂片楔状长圆形或卵状椭圆形，长2.5～9cm，宽5～7cm，先端锐尖，边缘具针刺状锯齿，上面无毛，下面密被或疏生柔毛。花5～8朵排成伞形花序，着生于近叶柄基处的上方近叶片处；花梗细，花下垂，花冠深红色；萼片6，外面被疏毛；花瓣6，勺状倒卵形；雄蕊6；子房上位，1室，柱头大，盾状。浆果椭圆形或卵形。种子多数。

▼ 八角莲植物图

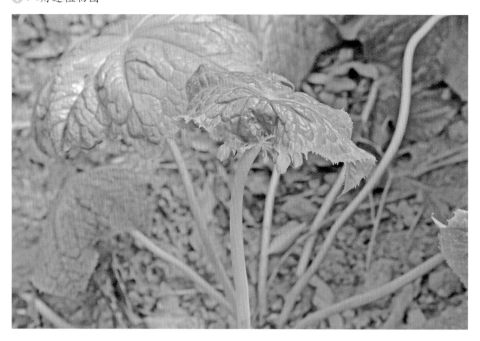

【分布】广西主要分布于桂林、梧州、凌云、乐业、金秀。

【采集加工】全年均可采，秋末为佳。全株挖起，除去茎叶，洗净泥沙，晒干或烘干备用。

【药材性状】根茎呈结节状，直径0.7～1.5cm，表面棕黑色，平坦或微凹，上有几个小的凹点，下面具环纹。须根多数，直径约1mm，表面棕黄色。质硬而脆，易折断。根茎断面黄绿色，角质；根的断面黄色，中央有圆点状中柱。气微，味苦。有毒。

【功效主治】清热解毒，祛风明目。主治肺炎，肝炎，痢疾，消化不良，疟疾，夜盲，带下，疮疡。

【用法用量】内服：煎汤,9～12g。外用：捣敷，或煎水洗。

【中毒症状】中毒时可出现腹痛、腹泻、恶心、呕吐等。

【经验选方】

1. 乳癌：新鲜八角莲适量，捣烂外敷，或用干根研细末，加酒醋涂患处。

2. 瘰疬：八角莲10～15g，黄酒30g，加水适量煎服。

3. 带状疱疹：八角莲研末，醋调涂患处。

4. 跌仆损伤：八角莲12g，研细末，酒送服，每日2次。

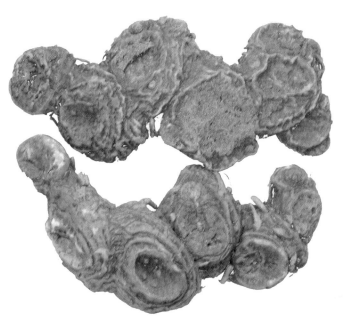

△ 八角莲药材图

八月札

【壮名】Gaeumuzdungh
【别名】木通，八月炸

【来源】为木通科植物三叶木通 *Akebia trifoliata*（Thunb.）Koidz. 的果实。

【植物形态】木质藤本。茎皮灰褐色，有稀疏的皮孔及小疣点。掌状复叶互生或在短枝上簇生；叶柄直，长 7 ～ 11cm；小叶 3 片，纸质或薄革质，卵形至阔卵形，长 4 ～ 7.5cm，宽 2 ～ 6cm，先端通常钝或略凹入，具小凸尖，基部截平或圆形，边缘具波状齿或浅裂，侧脉与网脉同在两面略凸起。总状花序自短枝上簇生叶中抽出，下部有 1 ～ 2 朵雌花，以上有 15 ～ 30 朵雄花。雄花萼片 3，淡紫色，阔椭圆形或椭圆形；雄蕊 6，离生，排列为杯状；退化心皮 3，长圆状锥形。雌花萼片 3，紫褐色，近圆形，先端圆而略凹入，开花时广展反折。退化雄蕊 6 枚或更多；心皮 3 ～ 9 枚，离生，圆柱形，柱头头状，具乳凸，橙黄色。果长圆形，长 6 ～ 8cm，直径 2 ～ 4cm，直或稍弯。

◆ 八月札植物图

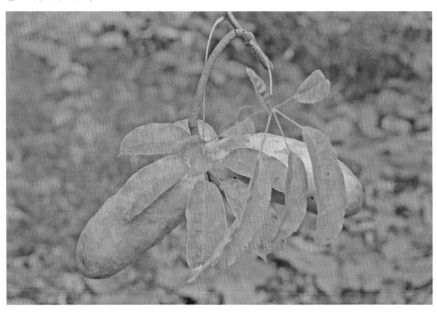

【分布】广西主要分布于桂西北、桂东北。

【采集加工】8～9月间果实成熟时采摘，晒干，或用沸水泡透后切片晒干。

【药材性状】本品呈卵状圆柱形，稍弯曲，长3～8cm，直径2～4cm；果皮表面灰黄色或灰褐色，略皱缩，内果皮灰白色，海绵状；种子多数，浅黄色，扁卵形，纵向排列成两行。气微，味苦涩。有毒。

【功效主治】泻火行水，通利血脉。主治小便赤涩，淋浊，水肿，胸中烦热，喉痹咽痛，遍身拘挛疼痛，妇女经闭，乳汁不通。

【用法用量】内服：煎汤，3～6g，或研末服。

【中毒症状】主要中毒症状有胃肠剧痛、腹泻、呕吐，严重中毒时出现少尿、尿闭、蛋白尿及脱水等肾功能衰竭症状。茎亦为常用中药，偶有中毒，中毒者出现恶心、呕吐，伴有腹胀，随即少尿至无尿。

【经验选方】

1. 胁肋疼痛，胸腹胀痛及痛经等：八月札6g，柴胡20g，香附15g，川楝子15g，枳壳15g，广木香10g，水煎服。

2. 瘰疬：八月札5g，天葵子、牡蛎、昆布、象贝各15g，水煎服。

3. 淋巴结核：八月札5g，芒硝10g，金樱子10g，海金沙根15g，冬葵子9g，水煎服。

4. 胃肠胀闷：八月札3g，研末吞服。

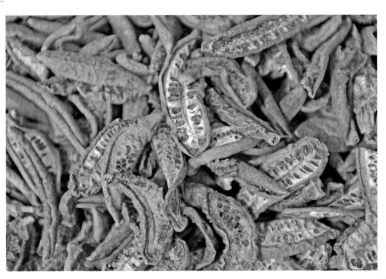

△ 八月札药材图

巴 豆

【壮名】Betbaklig

【别名】巴菽，刚子，江子，老阳子，
双眼龙，猛子仁，双眼虾，
巴果

【来源】为大戟科植物巴豆 *Croton tiglium* L. 的果实。

【植物形态】小乔木。幼枝绿色，被稀疏星状毛。单叶互生；托叶线形，早落；叶膜质，卵形至长圆状卵形，长 5～15cm，宽 2.5～8cm，先端渐尖，基部阔楔形，近叶柄处有 2 枚杯状腺体，叶缘有疏浅锯齿，齿尖常具小腺体，幼时两面均有稀疏星状毛。总状花序顶生，上部着生雄花，下部着生雌花，也有全为雄花而无雌花的；苞片钻状；雄花花梗有星状毛，雄花绿色，较小，花萼 5 深裂，花瓣 5，长圆形，反卷，内面和边缘生细棉毛，雄蕊着生花盘边缘；雌花花梗较粗，花萼 5 深裂，裂片长圆形，外被星状毛，无花瓣，子房倒卵形，密被粗短的星状毛。蒴果倒卵形至长圆形，有 3 钝角，种子 3 颗，长卵形，背面稍凸，淡黄褐色。

▼ 巴豆植物图

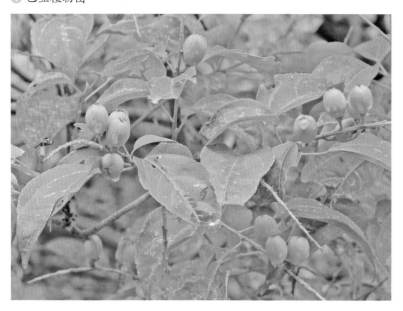

【分布】广西主要分布于桂平、玉林、上思、武鸣、龙州、天等、靖西、龙胜、邕宁。

【采集加工】当果实成熟、果皮尚未开裂时，摘下果实后阴干或堆集在一起，经2～3日，使其发汗变色后晒干即可。

【药材性状】果实卵圆形，具3棱，长1.8～2.2cm，直径1.4～2cm。表面灰黄色，粗糙，有纵线6条，顶端平截，基部有果梗痕。种子椭圆形，略扁；表面棕色或灰棕色，一端有小点状的种脐及种阜的疤痕，另一端有微凹的合点，其间有隆起的种脊；外种皮薄而脆，内种皮呈白色薄膜。无臭，味辛辣。有大毒。

【功效主治】泻下寒积，逐水退肿，祛痰利咽，蚀疮杀虫。主治痰饮喘满，喉风喉痹，寒邪食积所致的胸腹胀满急痛，大便不通，泄泻痢疾，水肿腹大，癥瘕，痈疽，恶疮疥癣。

【用法用量】内服：巴豆霜入丸、散，0.1～0.3g。外用：捣膏涂，或以纱布包擦患处。

【中毒症状】口服后口腔黏膜发生红肿或水疱，口腔、咽喉、食管有烧灼感，流涎，上腹剧痛，恶心，呕吐，剧烈腹泻，大便呈米泔样，严重者有呕血或便血。

【经验选方】

1. 海绵状血管瘤：巴豆2g，冰片5g，制草乌10g，生大黄15g，青木香15g，土鳖虫15g，威灵仙30g，红花15g，川芎10g，共碾末，每次取适量用米醋、酒调敷患处。

2. 脓疮未溃：巴豆、蓖麻子、乳香、没药各等份，捣烂敷患处。

3. 疥疮：巴豆30g碾末，与香油5g、米醋10mL调成糊状，每次取药3g搽涂患处至发热为度。

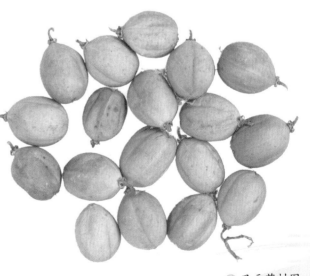

▲ 巴豆药材图

白背叶

【壮名】Godungzhau

【别名】白鹤叶，白面戟，白面风，
白桃叶，白面简，白帽顶，
白膜树，白泡树

【来源】为大戟科植物白背叶 *Mallotus apelta*（Lour.）Muell.–Arg. 的叶。

【植物形态】灌木或小乔木。小枝、叶柄和花序均被白色或微黄色星状茸毛。

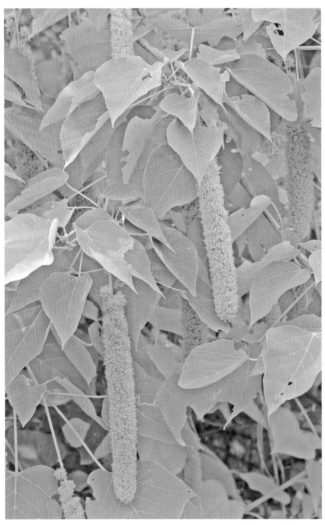
白背叶植物图

单叶互生；叶阔卵形，长 4.5～23cm，宽 3.5～16cm，先端渐尖，基部近截平或短截形，具 2 腺点，全缘或顶部 3 浅裂，有稀疏钝齿，背面有细密红棕色腺点。花单性异株；雄花序为顶生穗状花序；雄花簇生；萼 3～6 裂，不等长，内面有红色腺点，无花瓣；雄蕊多数；雌花序穗状，不分枝，果时圆柱状；雌花单生；花萼钟状 3～5 裂，裂片卵形；无花瓣；子房软刺上密生星状柔毛。蒴果近球形，密被羽状软刺和灰白色状茸毛。种子近球形，黑色，光亮。

【分布】广西全区均有分布。

【采集加工】秋季采收，除去花序，晒干。

【药材性状】叶具长柄；叶片圆卵形，长5～22cm，宽3.5～14cm，先端渐尖，基部近截形或短截形，具2腺点，全缘或不规则3浅裂，上面近无毛，下面灰白色，密被星状毛，有细密棕色腺点。气微，味苦、涩。有小毒。

【功效主治】清热，解毒，祛湿，止血。主治蜂窝织炎，化脓性中耳炎，鹅口疮，湿疹，跌仆损伤，外伤出血。

【用法用量】内服：煎汤，1.5～9g。外用：捣敷，或研末撒，或煎水洗。

【中毒症状】服用过量则会出现恶心、腹泻等胃肠道不适症状。

【经验选方】

1. 新生儿鹅口疮：白背叶适量蒸水，用消毒棉卷蘸水，细心拭抹患处。

2. 痄腮：白背叶10g，防风草15g，水煎服。

3. 火眼：白背叶10g，节节草20g，千里光30g，水煎服。

4. 上消化道出血：白背叶10g，扶芳藤50g，五倍子30g，水煎服。

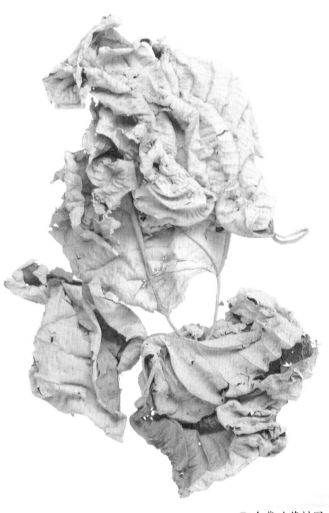

▲白背叶药材图

白花丹

【壮名】Godonhhau
【别名】干槟榔，照药，火灵丹，猛老虎，
一见消，白花九股牛，白雪花

【来源】为白花丹科植物白花丹 *Plumbago zeylanica* L. 的全草。

【植物形态】蔓生草本。茎细弱，基部木质，多分枝，有细棱，节上带红色，具腺毛。单叶互生；叶柄基部扩大而抱茎；叶片纸质，卵圆形至卵状椭圆形，长4～10cm，宽1.5～5cm，先端尖，基部阔楔形，无毛，全缘。穗状花序顶生或腋生；苞片短于萼，边缘为干膜质；花萼管状，绿色，上部5裂，具5棱，棱间干膜质，外被腺毛，有黏性；花冠白色或白而略带蓝色，高脚碟状，管狭而长，先端5裂，扩展；雄蕊5，生于喉处；子房上位，1室，柱头5裂。蒴果膜质。

【分布】广西主要分布于凌云、那坡、博白、陆川、贵港、桂平、岑溪、恭城。

【采集加工】全年均可采收，洗净，切段，晒干。

【药材性状】主根圆柱

白花丹植物图

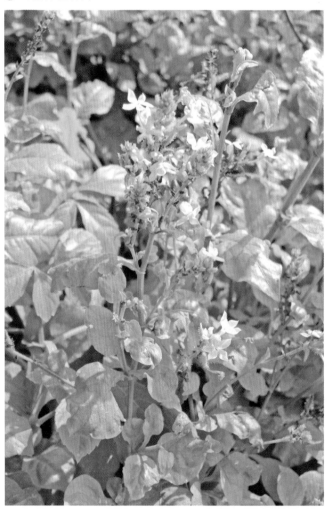

形，略弯曲，表面灰褐色或棕黄色。茎圆柱形，表面黄绿色至淡褐色，节明显，具细纵棱；质硬，易折断，断面皮部呈纤维状，淡棕黄色，中间呈颗粒状，淡黄白色，髓部白色。叶片多皱缩破碎，完整者展平后呈卵形或长圆状卵形，黄绿色。有时可见穗状花序，花白色至淡黄色。气微，味辛辣。有毒。

【功效主治】祛风除湿，行气活血，解毒消肿。主治风湿痹痛，心胃气痛，肝脾肿大，血瘀经闭，跌仆扭伤，痈肿瘰疬，疥癣瘙痒，毒蛇咬伤。

【用法用量】内服：煎汤，9～15g。外用：煎水洗，或捣敷，或涂擦。

【中毒症状】皮肤与白花丹汁液接触可引起红肿、脱皮；误食后出现麻痹；孕妇误食可致流产。

【经验选方】

1. 蛊病：白花丹15g，排钱草25g，土茵陈12g，车前草、岗梅、酸藤根各10g，五爪金龙6g，配猪脚炖服。

2. 火眼：以鲜白花丹叶1张捣烂，装入小布袋，佩戴在鬓际。

3. 肝硬化：白花丹、穿山甲各10g，排钱草、土党参各20g，水煎服。

4. 牛皮癣：白花丹茎叶捣烂外敷。

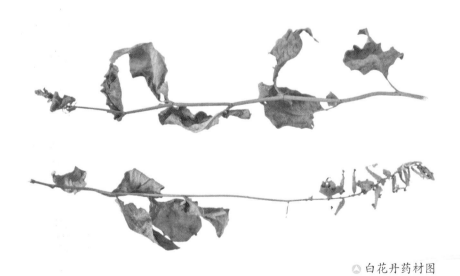

⚠ 白花丹药材图

白木通

【壮名】Gaeumuzdungh
【别名】甜果木通，通草，蒿藤，王翁，万年，活血藤

【来源】为木通科植物白木通 *Akedia trifoliata*（Thunb.）Koidz.var. *australis*（Diels）Rehd. 的藤茎。

【植物形态】藤本。老藤和枝灰白色，均有灰褐色斑点状皮孔。叶互生，三出复叶；簇生于短枝顶端；叶柄细长；小叶片椭圆形，全缘，长 3～6cm，先端圆，常微凹至具一细短尖，基部圆形或楔形，全缘。短总状花序腋生，花单性，雌雄同株；花序基部着生 1～2 朵雌花，上部着生密而较细的雄花；花被 3 片；雄花雄蕊 6 个；雌花较雄花大，有离生雌蕊 2～13 个。果肉质，浆果状，长椭圆形，或略呈肾形，两端圆，熟后紫色。种子多数，长卵形而稍扁，黑色或黑褐色。

▽ 白木通植物图

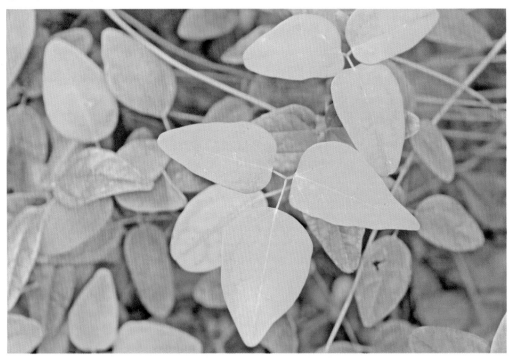

【分布】广西主要分布于德保、那坡、隆林、南丹、罗城、鹿寨、资源、全州、灵川。

【采集加工】秋、冬季割取老藤，晒干或烘干。

【药材性状】藤茎圆柱形，稍扭曲，直径 0.2～0.5cm。表面灰棕色，有光泽，有浅的纵沟纹，皮孔圆形或横向长圆形，突起；有枝痕。质坚脆，较易折断，横断面较平整，皮部薄，易剥离，木部灰白色，髓圆形，明显。气微，味淡而微辛。有毒。

【功效主治】清热利尿，通经下乳。主治湿热癃闭，水肿，淋证，口舌生疮，湿热痹痛，关节不利，妇人闭经，乳汁不通。

【用法用量】内服：煎汤，3～6g。

【中毒症状】中毒时出现头晕、头痛、恶心、呕吐、厌食、胸闷、少尿或尿闭、颜面及全身浮肿、心悸。

【经验选方】

1. 水湿内停，小便不利，水肿：白木通 5g，茯苓皮、泽泻、白术各 15g，漏芦（去芦头）6g，水煎服。

2. 产后乳少、乳汁不通：白木通 3g，猪蹄 1 个，穿山甲 10g，川芎、当归各 15g，炖猪蹄服汤。

3. 小便短赤或淋沥涩痛：白木通 5g，淡竹叶、滑石各 20g，甘草 10g，水煎服。

4. 湿温：白木通 3g，薏苡仁、豆蔻各 15g，竹叶 30g，水煎服。

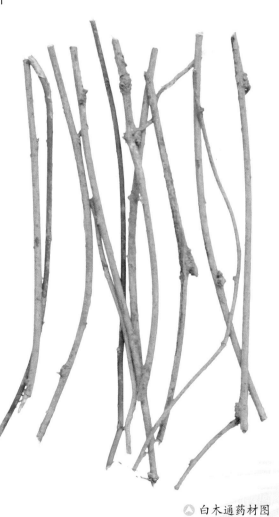

▲白木通药材图

白 英

【壮名】Gaeubwnhgauh

【别名】千年不烂心，山甜菜，蔓茄，
白毛藤

【来源】为茄科植物白英 *Solanum lyratum* Thunb. 的全草。

【植物形态】蔓状草本。茎及小枝均密被具节的长柔毛。叶互生，多数为琴形；基部常 3～5 深裂，裂片全缘，侧裂片愈近基部的愈小，端钝，中裂片较大，通常卵形，先端渐尖，两面均被白色发亮的长柔毛；叶柄被有与茎枝相同的毛被。聚伞花序顶生或与叶对生，总花梗被具节的长柔毛，花梗无毛，顶端稍膨大，基部具关节；萼环状，萼齿 5 枚，圆形，顶端具短尖头；花冠蓝紫色或白色，花冠筒隐于萼内，冠檐 5 深裂，裂片椭圆状披针形，先端被微柔毛；子房卵形。浆果球状，成熟时红黑色。种子近盘状，扁平。

▼ 白英植物图

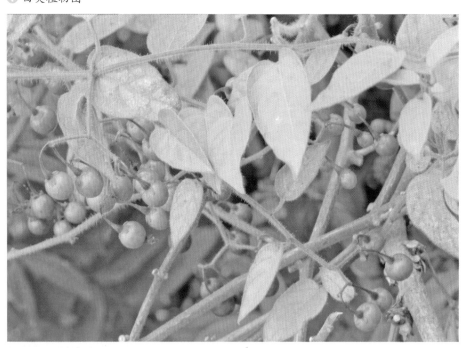

【分布】广西主要分布于全州、灌阳、恭城、贺州、岑溪、宁明、大新、凌云、田林。

【采集加工】夏、秋季采收全草，鲜用或晒干。

【药材性状】茎圆柱形，有分枝，长短不等，直径2～7mm；表面黄绿色至棕绿色，密被灰白色柔毛，粗茎通常毛较少或无毛。叶互生，叶片皱缩卷曲，暗绿色，展平后戟形或琴形，被毛茸。有时附黄绿色或暗红色的果实。茎质硬而脆，断面纤维性，髓部白色或中空；叶质脆易碎。气微，味苦。有小毒。

【功效主治】清热利湿，消肿解毒。主治湿热黄疸，胆囊炎，胆石症，肾炎水肿，风湿关节痛，妇女湿热带下，小儿高热惊厥，痈肿疮疡，湿疹瘙痒，带状疱疹。

【用法用量】内服：煎汤，15～30g，鲜者30～60g；或浸酒。外用：煎水洗、捣敷，或捣汁涂。

【中毒症状】大剂量服用会引起喉头烧灼感及恶心、呕吐、眩晕、瞳孔散大等反应。

【经验选方】

1. 风湿关节痛：白英、忍冬藤、五加皮各30g，米酒500mL，浸泡10天，每次服20mL。

2. 小儿病毒性肝炎：白英、金钱草、土茯苓各7g，茵陈12g，陈皮5g，水煎服。

3. 肝脓疡：白英50g，香茶菜根30g，水煎服。

4. 妇女赤白带：白英、白马骨根各30g，鱼腥草15g，水煎服。

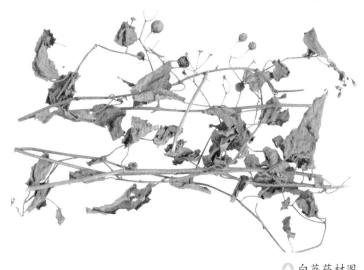

▲白英药材图

百解藤

【壮名】Gaekgyaeujboh

【别名】金线风，银锁匙

【来源】为防己科植物粉叶轮环藤 *Cyclea hypoglauca*（Schauer）Diels 的根。

【植物形态】藤本。老茎木质，小枝纤细，叶腋有簇毛。叶纸质，阔卵状三角形至卵形，长 2.5～7cm，宽 1.5～4.5cm，顶端渐尖，基部截平至圆，边全缘而稍反卷；掌状脉 5～7 条，纤细，网脉不很明显；叶柄纤细，通常明显盾状着生。花序腋生；雄花序为间断的穗状花序状，细而无毛，苞片小，披针形，雄花萼片 4 或 5，分离，倒卵形或倒卵状楔形，花瓣 4～5，通常合生成杯状，较少分离，聚药雄蕊长 1～1.2mm，稍伸出；雌花序较粗壮，总状花序状，花序轴明显曲折，雌花萼片 2，近圆形，花瓣 2，不等大，大的与萼片近等长。核果红色，无毛；果核背部中肋两侧各有 3 列小瘤状凸起。

▼ 百解藤植物图

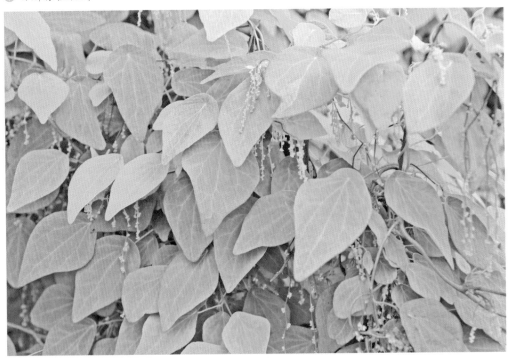

【分布】广西分布于全区各地。

【采集加工】全年均可采挖，除去杂质，干燥。

【药材性状】根长圆柱形，长12～20cm，直径0.6～2cm。表面黄褐色或棕褐色，有缢缩的横沟和纵皱纹，有时皮部部分脱落而露出不规则弯曲的条纹（导管与纤维束）。质坚脆，断面浅棕色，木质部占大部分，显菊花形纹理，具圆形小孔。气微，味苦。有小毒。

【功效主治】清热解毒，祛风止痛。用于风热感冒，咽喉疼痛，牙痛，气管炎，痢疾，尿道感染，风湿性关节痛，疮疡肿毒。

【用法用量】内服：煎汤,6～10g。

【中毒症状】过量服用可引起肠鸣腹泻。

【经验选方】

1.慢性气管炎：百解藤、百部、枇杷叶各15g，水煎服。

2.泄泻：百解藤、凤尾草各15g，水煎服。

3.咽喉疼痛：百解藤15g，金银花20g，茅根15g，水煎代茶饮。

4.食滞：百解藤9g，鸡内金15g，水煎服。

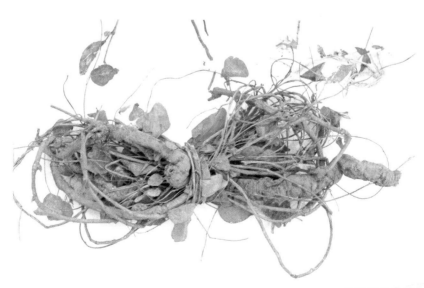

▲ 百解藤药材图

百　部

【壮名】Gyajlaubaeg

【别名】对叶百部，大春根菜，虱蚤草，
穿山薯，大百部

【来源】为百部科植物大百部 *Stemona tuberosa* Lour. 的根。

【植物形态】攀援草本。块根肉质，纺锤形或圆柱形。茎缠绕。叶通常对生；叶片广卵形，长 8～30cm，宽 2.5～10cm；基部浅心形，全缘或微波状；叶脉 7～15 条。花梗生于叶腋或偶尔贴生于叶柄上；苞片小，披针形；花单生或 2～3 朵成总状花序，花被片黄绿色带紫色条纹，顶端渐尖，内轮比外轮稍宽，具 7～10 脉；雄蕊紫红色，短于或几等长于花被；花丝粗短，花药顶端具短钻状附属物；药隔肥厚，向上延伸为长钻状或披针形的附属物；子房小，卵形，花柱近无。蒴果倒卵形而扁，光滑，具多数种子。

【分布】广西主要分布于隆林、凌云、龙州、防城、容县、梧州、桂林等地。

【采集加工】夏、秋季采收，洗净，切片，晒干。

▼ 百部植物图

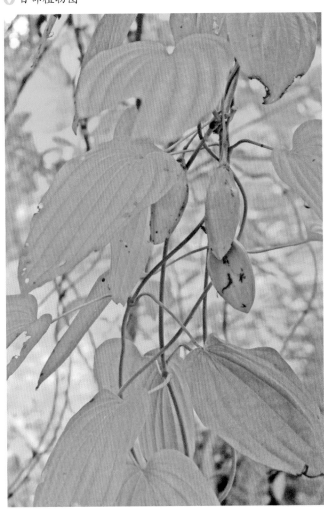

【药材性状】根长纺锤形或长条形，长 8 ~ 24cm，直径 0.8 ~ 2cm。表面淡黄棕色至灰棕色，具浅纵皱纹或不规则纵槽。质坚实，断面黄白色至暗棕色，木部较大，髓部类白色。气微，味苦。有毒。

【功效主治】润肺止咳，杀虫灭虱。主治新久咳嗽，肺痨，百日咳，蛲虫病，体虱，疥癣。

【用法用量】内服：煎汤，3 ~ 10g。外用：煎水洗，或研末外敷，或浸酒涂擦。

【中毒症状】本品服用过量后，可出现上腹部不适、恶心、呕吐、腹泻、头昏、头痛、面色苍白、气短、呼吸困难，严重时可因呼吸中枢麻痹而死亡。

【经验选方】

1. 小儿急性气管炎：常配白前、鱼腥草、川贝、沙参、紫菀各 10g，水煎服。

2. 蛲虫病：百部煎液，空腹服或灌肠给药。

3. 灭虱和止痒：用酒炒后之百部粉或其煎液局部外敷。

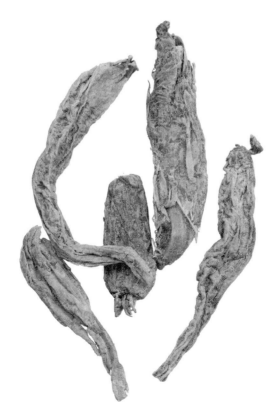

◈ 百部药材图

半边莲

【壮名】Nomjsoemzsaeh

【别名】急解索，蛇利草，细米草，
半边花，小莲花草，吹血草，
半边菊，长虫草

【来源】为桔梗科植物半边莲 *Lobelia chinensis* Lour. 的全草。

【植物形态】多年生矮小草本。茎细长，多匍匐地面，在节上生根，分枝直立，无毛，折断有白色乳汁渗出。叶互生；无柄或近无柄；叶片狭披针形或条形，长 8 ~ 25mm，先端急尖，全缘或有波状疏浅锯齿，无毛。花两性，通常 1 朵，生分枝的上部叶腋；花萼筒倒长锥状，基部渐细，与花梗无明显区分，无毛，裂片 5，狭三角形；花冠粉红色或白色，背面裂至基部，喉部以下具白色柔毛，裂片 5，全部平展于下方，呈一个平面，2 个侧裂片披针形，较长，中间 3 枚裂片椭圆状披针形，较短；雄蕊 5，花丝上部与花药合生，花药位于下方的 2 个有毛，上方的 3 个无毛，花丝下半部分离；雌蕊 1，子房下位，2 室。蒴果倒锥状。种子椭圆状，稍扁平，近肉色。

【分布】广西分布于全区各地。

【采集加工】夏季采收，带根

▼ 半边莲植物图

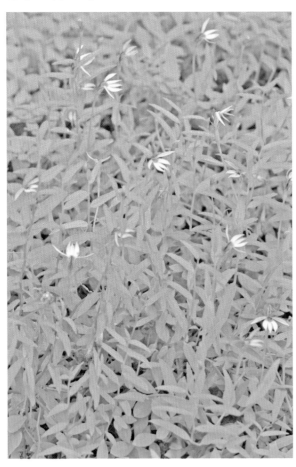

拔起，洗净，晒干或阴干。

【药材性状】本品全体长 15～35cm，常缠结成团。根细小，侧生纤细须根。根茎细长圆柱形，直径 1～2mm；表面淡黄色或黄棕色，具细纵纹。茎细长，有分枝，灰绿色，节明显。叶互生，无柄，叶片多皱缩，绿褐色，展平后叶片呈狭披针形。花小，单生于叶腋；花冠基部连合，上部 5 裂，偏向一边。气微，味微甘而辛。有毒。

【功效主治】清热解毒，利水消肿。主治毒蛇咬伤，痈肿疔疮，咽喉肿痛，湿疹，足癣，跌仆损伤，湿热黄疸，肠痈，湿热泻痢，水肿，鼓胀，癌症。

【用法用量】内服：煎汤，15～30g，或捣汁。外用：捣敷，或捣汁调涂。

【中毒症状】主要的中毒表现为流涎、恶心、呕吐、出汗、头痛、腹痛、腹泻、血压增高、震颤、心跳先缓后速、精神错乱，严重时血压下降、阵发性痉挛、惊厥、昏迷、瞳孔散大，最后因呼吸、心脏麻痹而死亡。

【经验选方】

1. 癌症：半边莲、半枝莲、白花蛇舌草、蛇葡萄根、白茅根、凤尾草各 15g，藤梨根 60g，水杨梅根 30g，水煎服。

2. 毒蛇咬伤：半边莲 30g，水煎服。另取鲜品合与白花蛇舌草适量捣敷，涂伤口四周。

3. 黄疸，水肿，小便不利：半边莲、车前草、白茅根各 30g，水煎服。

4. 呕吐：半边莲 15g，生姜 12g，萝卜 12g，水煎服。

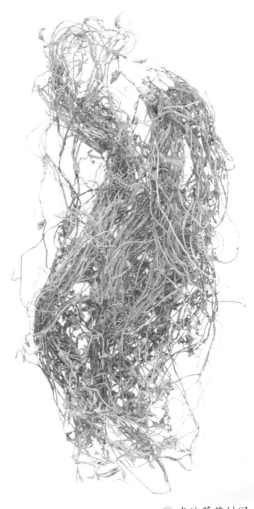

半边莲药材图

半　夏

【壮名】Sengbanya

【别名】野半夏，三叶半夏

【来源】为天南星科植物半夏 *Pinellia ternata*（Thunb.）Breit. 的块茎。

【植物形态】宿根草本。块茎圆球状，具须根。叶 2 ～ 5 枚，幼时 1 枚；叶柄基部具鞘，鞘内、鞘部以上或叶片基部有珠芽；幼苗叶片卵状心形至戟形，为全缘单叶；老株叶片 3 全裂，裂片绿色，长圆状椭圆形或披针形，两头锐尖，中裂片较侧裂片稍长。花序柄长于叶柄；佛焰苞绿色或绿白色，管部狭圆柱形；檐部长圆形，绿色，有时边缘青紫色；肉穗花序，雌花序长 2cm，雄花序长 5 ～ 7mm；附属器绿色变青紫色，直立，有时"S"形弯曲。浆果卵圆形，黄绿色，先端渐狭为明显的花柱。

【分布】广西主要分布于资源、全州、灌阳、南丹、天峨、乐业、罗城、临桂、桂林、昭平。

【采集加工】挖取块茎，筛去泥土，去皮，洗净，晒

▼ 半夏植物图

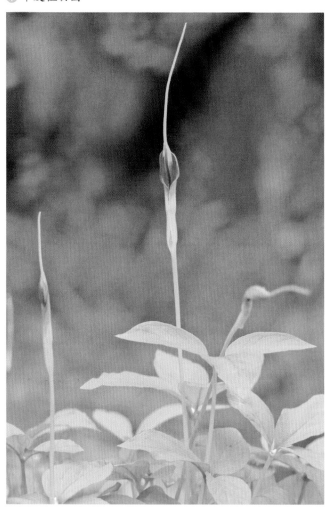

干或烘干。

【药材性状】块茎呈类球形，有的稍偏斜，直径 0.8 ～ 2cm。表面白色或浅黄色，顶端中心有茎痕，周围密布棕色凹点状的根痕；下端钝圆，较光滑。质坚实，断面白色，富粉性。气微，味辛辣、麻舌而刺喉。有毒。

【功效主治】燥湿化痰，降逆止呕，消痞散结。主治咳喘痰多，呕吐反胃，胸脘痞满，头痛眩晕，夜卧不安，瘿瘤痰核，痈疽肿毒。

【用法用量】内服：煎汤，3 ～ 9g，或入丸、散。外用：生品研末，水调敷，或用酒、醋调敷。

【中毒症状】半夏使用不当可引起中毒，表现为口舌、咽喉痒痛麻木，声音嘶哑，言语不清，流涎，味觉消失，恶心呕吐，胸闷，腹痛腹泻，严重者可出现喉头痉挛、呼吸困难、四肢麻痹、血压下降、肝肾功能损害等，最后可因呼吸麻痹而死亡。

【经验选方】

1.腹胀：半夏12g，黄连3g，大枣12枚，生姜9g，水煎服。

2.梅核气：半夏12g，厚朴9g，茯苓12g，生姜9g，苏叶9g，水煎服。

3.头晕：半夏9g，天麻、茯苓、橘红各6g，泽泻、白术各15g，甘草3g，水煎服。

4.舌癌：生半夏6g，茯苓、陈皮、贝母各9g，制川乌、制草乌各4.5g，玄参、生牡蛎各15g，水煎服。

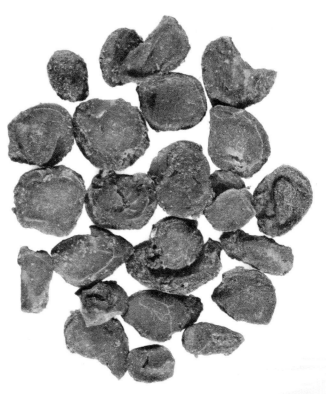

▲ 半夏药材图

027

笔管草

【壮名】Godaebdoengz

【别名】节节草，驳骨草，豆根草，接骨蕨，马人参，笔头草

【来源】为木贼科植物笔管草 *Hippochaete debilis*（Roxb.）Ching 的地上部分。

【植物形态】草本。根茎横走，黑褐色。茎一型，不分枝或不规则的分枝，通常高可达 1m，直径 2～15mm，中空，表面有脊和沟，脊 6～30 条，近平滑，沟中有 2 组分离的气孔；小枝 1 条或 2～3 条一组，有的小枝再分枝。叶鞘常为管状或漏斗状，紧贴，顶部常为棕色，鞘齿狭三角形，上部膜质，淡棕色，早落，留下截形基部，因而使鞘之顶端近全缘，叶鞘的脊部扁平。孢子囊穗顶生，长 1～2.5cm，先端短尖或小凸尖。

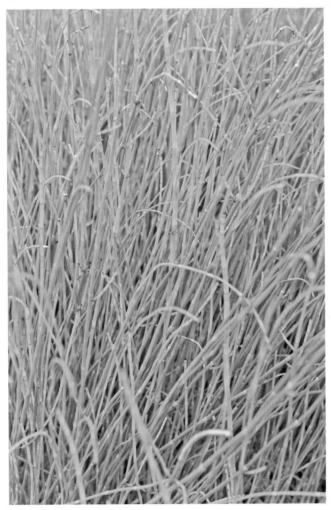

▼ 笔管草植物图

【分布】广西主要分布于邕宁、武鸣、隆林、凤山、南丹、桂平、北流、昭平、全州。

【采集加工】秋季选择身老体大者采收，鲜用或晒干。

【药材性状】茎淡绿色

至黄绿色，直径2~12mm，有细长分枝，表面粗糙，有纵沟，节间长5~8cm，中空。叶鞘呈短筒状，紧贴于茎，鞘肋背面平坦，鞘齿膜质，先端钝头，基部平截，有一黑色细圈。气微，味淡。有小毒。

【功效主治】疏风散热，明目退翳，止血。主治风热目赤，目生云翳，迎风流泪，肠风下血，痔血，血痢，妇人月水不断，脱肛。

【用法用量】内服：煎服，3~10g，或入丸、散。外用：研末撒敷。

【中毒症状】本品毒性较小，牲畜大量食用对神经系统可产生一定的毒性，导致兴奋、惊厥、功能障碍等。

【经验选方】

1. 目障昏蒙多泪：笔管草30g，研末，和羊肝捣为丸，每次6g，早晚食后服。

2. 目昏多泪：去节笔管草、泔浸苍术各30g，研末，每次服6g，茶调下，或做蜜丸亦可。

3. 风寒湿邪，欲发汗者：去节笔管草10g，生姜、葱白各15g，水煎热饮。

4. 咽喉红痛：鲜笔管草捣烂绞汁，调蜂蜜服。

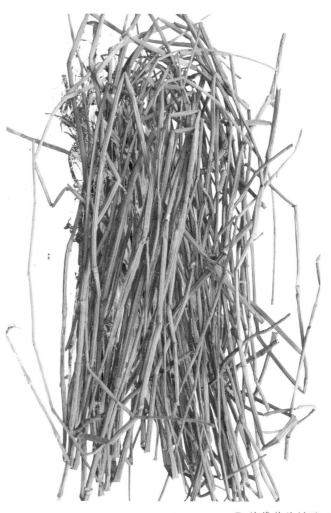

▲ 笔管草药材图

闭鞘姜

【壮名】Gorangzrinhau
【别名】观音姜，山冬笋，横柯，樟柳头

【来源】为姜科植物闭鞘姜 *Costus speciosus*（koen.）Smith 的根茎。

【植物形态】高大草本。茎基部近木质。叶片长圆形或披针形，长15～20cm，宽6～10cm，先端渐尖或尾尖，基部近圆形，全缘，平行羽状脉由中央斜出，下面密被绢毛；叶鞘封闭。穗状花序顶生，椭圆形或卵形；苞片卵形，红色，被短柔毛，具厚而锐利的短尖头，每1苞片内有花1朵；具小苞片；花萼革质，红色，3裂，嫩时被茸毛；花冠白色或红色；唇瓣喇叭形，白色，先端具裂齿及皱波纹；雄蕊花瓣状，上面被短柔毛，白色，基部橙黄色。蒴果稍木质，红色。种子黑色，光亮。

【分布】广西主要分布于凌云、百色、田东、平果、上林、南宁、龙州、防城、北流、桂平、平南、岑溪、苍梧、梧州、钟山。

【采集加工】秋季采挖，去净茎叶、须根，切片，晒干。

◉ 闭鞘姜植物图

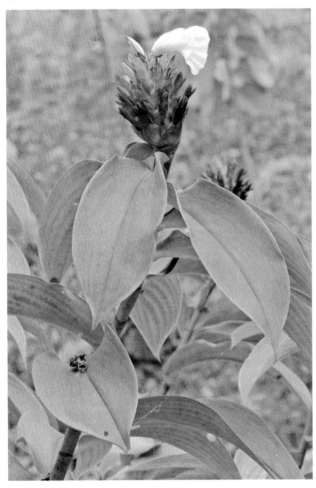

【药材性状】根茎呈指状分枝，表面浅黄棕色，具明显的环节，节间有鳞片样叶柄残基，有的有根和干瘪的须根，具纵皱，切面淡灰黄色，粗糙，有深棕黄色环及点状突起的维管束。气微，味淡、微苦。有毒。

【功效主治】利水消肿，清热解毒。主治水肿鼓胀，淋证，白浊，痈肿恶疮。

【用法用量】内服：煎汤，3～6g。外用：煎水洗，或鲜品捣敷，或捣汁滴耳。

【中毒症状】过量服用会引起恶心、呕吐、剧烈腹泻等症状。

【经验选方】

1.肾炎水肿，膀胱热淋，肝硬化腹水：闭鞘姜6g，泽泻30g，大戟2g，大枣6枚，水煎服。

2.荨麻疹，疮疖肿毒：闭鞘姜适量，煎水洗，或鲜品捣烂敷患处。

3.肾结石：闭鞘姜5g，金钱草20g，水煎服。

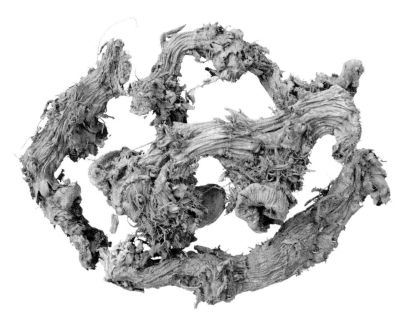

⚠ 闭鞘姜药材图

蓖　麻

【壮名】Gocoenghhoengz

【别名】草麻子，大麻子，红大麻

【来源】为大戟科植物蓖麻 *Ricinus communis* L. 的种子。

【植物形态】高大草本或灌木。幼嫩部分被白粉，绿色或稍呈紫色。单叶互生，具长柄；叶片盾状圆形，直径 15～60cm，有时大至 90cm，掌状分裂至叶一片的一半以下，裂片 5～11，卵状披针形至长圆形，先端渐尖，边缘有锯齿，主脉掌状。圆锥花序，下部生雄花，上部生雌花；花单性同株，无花瓣；雄花萼 3～5 裂；雄蕊多数，花丝多分枝；雌花萼 3～5 裂；子房 3 室，每室 1 胚珠；花柱 3，深红色 2 裂。蒴果球形，有软刺，成熟时开裂。种子长圆形，光滑有斑纹。

【分布】广西全区均有栽培。

【采集加工】秋季采收，连果实一起晒干，剥开果皮取种子备用。

【药材性状】种子椭圆形或卵形，稍扁，长 0.9～1.8cm，宽 0.5～1cm。表面光滑，有灰白色与黑褐

▼ 蓖麻植物图

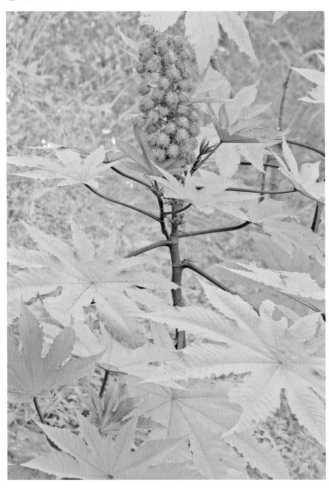

色相间的花斑纹；一面较平，一面较隆起，较平的一面有1条隆起的种脊，一端有灰白色或浅棕色突起的种阜。种皮薄而脆，胚乳肥厚，白色，富油性。无臭，味微苦、辛。有毒。

【功效主治】消肿拔毒，泻下导滞，通络利窍。主治痈疮肿毒，瘰疬，乳痈，喉痹，疥癣，烫伤，水肿胀满，大便燥结，口眼歪斜，跌仆损伤，小儿脱肛。

【用法用量】内服：入丸剂，1～5g，或生研，或炒食。外用：捣敷，或调敷。

【中毒症状】较常见中毒表现为恶心，可有腹痛，偶可引起峻泻，也可发生短时便秘。本品对小肠有刺激性，不宜反复应用。

【经验选方】

1.痈疮：蓖麻、鲜野山药、糯米等适量，捣烂敷于患处。

2.小儿脱肛：蓖麻100g，五倍子、柴胡、升麻各20g，捣烂炒热，熨头顶（百会穴处），并从尾骶处向上熨治。

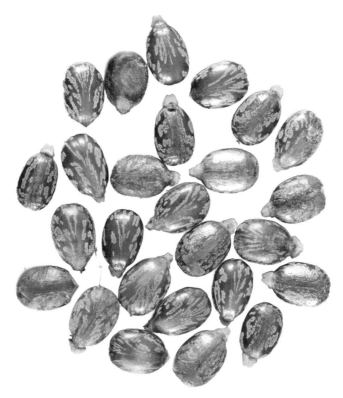

▲ 蓖麻药材图

博落回

【壮名】Gosamcienzsam
【别名】勃勒回，号筒秆，山号筒，猢狲竹，空洞草，角罗吹，三钱三，号桐树

【来源】为罂粟科植物博落回 *Macleaya cordata*（Willd.）R.Br. 的全株。

【植物形态】草本，全体带有白粉，折断后有黄汁流出。茎圆柱形，绿色，有时带红紫色，中空，上部多分枝。单叶互生；叶片宽卵形或近圆形，长 5～27cm，宽 5～25cm，多白粉，基出脉通常 5，叶缘波状或波状牙齿。大型圆锥花序；苞片狭披针形；萼片狭倒卵状长圆形，黄白色；雄蕊 24～30，花药狭条形，与花丝等长；子房倒卵形、狭倒卵形或倒披针形。蒴果倒披针形，扁平，外被白粉。种子通常 4～8 枚，卵球形，种皮蜂窝状，具鸡冠状突起。

【分布】广西主要分布于三江、龙胜、资源、全州、兴安、富川、昭平、苍梧、岑溪。

▽ 博落回植物图

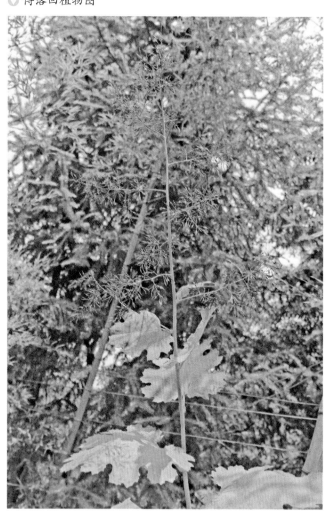

【采集加工】全年均可采收，洗净，切片或切段，晒干。

【药材性状】茎圆柱形，中空，表面白色，易折断。叶有柄，柄基部略抱茎；叶多皱缩，展平后叶片广卵形或近圆形，7～9掌状浅裂，裂片边缘波状或具波状牙齿。偶见圆锥状花序。气微，味微苦。剧毒。

【功效主治】散瘀，祛风，解毒，止痛，杀虫。主治跌仆肿痛，风湿关节痛，痈疮疔肿，臁疮，痔疮，湿疹，蛇虫咬伤，龋齿疼痛，顽癣，滴虫性阴道炎及酒渣鼻。

【用法用量】外用：捣敷，或煎水熏洗，或研末调敷。

【中毒症状】折之有黄汁，不可入口，药入立死。

【经验选方】

1.恶疮，白癜风，蛊毒：博落回、百丈青、鸡桑灰各等份，研末外敷。

2.指疔，早期发炎者：博落回适量，水煎熏洗约15分钟，再将煎过的叶子贴患指，每日2～3次，如此反复熏洗，外贴3～6次愈。

3.中耳炎：博落回适量，同白酒研末，澄清后用灯芯撒滴耳内。

4.水火烫伤：博落回根适量研末，棉花籽油调擦。

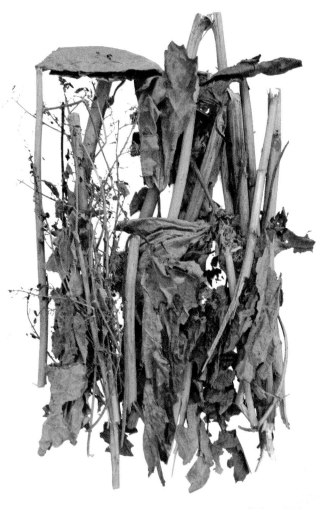

▲ 博落回药材图

苍 耳

【壮名】Cijndouxbox

【别名】粘粘葵，白痴头婆，狗耳朵草，
苍子棵，青棘子，菜耳

【来源】为菊科植物苍耳 *Xanthium sibiricum* Patrin cx Widder 带总苞的果实。

【植物形态】草本。茎直立，下部圆柱形，上部有纵沟，被灰白色糙伏毛。叶互生；有长柄；叶片三角状卵形或心形，近全缘，或有 3～5 不明显浅裂，长 4～9cm，宽 5～10cm，先端尖或钝，基出 3 脉，上面绿色，下面苍白色，被粗糙或短白伏毛。头状花序近于无柄，聚生，单性同株；雄花序球形，总苞片小，密生柔毛，花托柱状，托片倒披针形，小花管状，先端 5 齿裂，雄蕊 5，花药长圆状线形；雌花序卵形，总苞片结成囊状，外面有倒刺毛，顶有 2 个四锥状的尖端，小花 2 朵，无花冠，子房在总苞内，每室有 1 花，花柱线形，突出在总苞外。成熟的瘦果具坚硬的总苞片，外面疏生具钩的刺；瘦果 2，倒卵形。瘦果内含 1 颗种子。

【分布】广西各地有

▼ 苍耳植物图

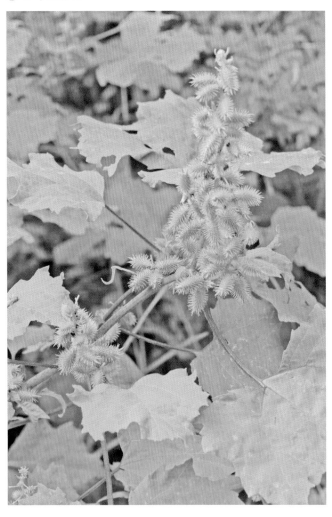

分布。

【采集加工】秋季采收，晒干。

【药材性状】带总苞的果实纺锤形或椭圆形，长 1 ~ 1.5cm，直径 0.4 ~ 0.7cm；表面黄棕色或黄绿色，有钩刺；顶端有 2 枚粗刺，基部有梗痕；质硬而韧；横切面中央有纵隔膜 2 室，各有 1 枚瘦果。瘦果纺锤形，顶端有一突起的花柱基；果皮薄，灰黑色，具纵纹。种皮膜质，浅灰色。气微，味微苦。有毒。

【功效主治】散风寒，通鼻窍，祛风湿，止痒。主治鼻塞不通，风寒头痛，风湿痹痛，风疹，湿疹，疥癣。

【用法用量】内服：煎汤，3 ~ 10g，或入丸、散。外用：捣敷，或煎水洗。

【中毒症状】过量服用会引起中毒，出现恶心、呕吐、腹痛、小便不利、面色苍白、面浮肿、双目无神、浑身无力等症状，严重者可致肾衰竭。

【经验选方】

1. 鼻炎：苍耳 10g，辛夷、薄荷叶各 25g，白芷 50g，研末，每次 10g，温水调服。

2. 耳鸣：苍耳 5g（研末），粳米适量，煮粥食。

3. 鼓胀，小便不利：苍耳灰、葶苈子末等份，每次 10g，温水调服。

4. 湿疹：苍耳 120g，苦参、土茯苓、地肤子各 60g，水煎洗患处。

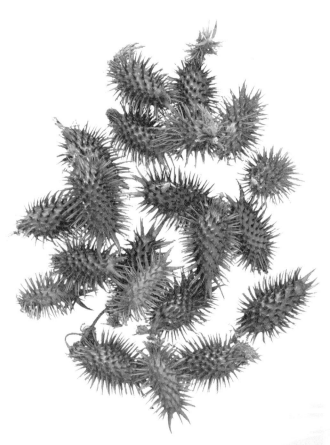

△ 苍耳药材图

侧 柏

【壮名】Meizbag

【别名】柏实，柏子，柏仁，侧柏子，
侧柏仁

【来源】为柏科植物侧柏 *Platycladu sorientalis*（L.）Franco 的种仁。

【植物形态】乔木。树皮浅灰褐色，纵裂成条片。小枝扁平，直展，排成一平面。叶鳞形，交互对生，长 1～3mm，先端微钝，位于小枝上下两面之叶的露出部分倒卵状菱形或斜方形，两侧的叶折覆着上下之叶的基部两侧，呈龙骨状；叶背中部具腺槽。雌雄同株；球花单生于短枝顶端；雄球花黄色，卵圆形。球果卵圆形，熟前肉质，蓝绿色，被白粉；熟后木质，张开，红褐色。种鳞 4 对，扁平，背部近先端有反曲的尖头，中部种鳞各有种子 1～2 颗。种子卵圆形或长卵形，灰褐色或紫褐色，无翅或有棱脊，种脐大而明显。

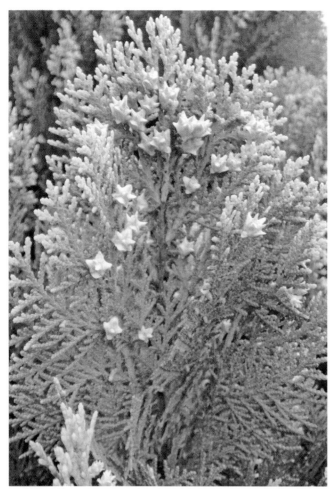
▼ 侧柏植物图

【分布】广西主要分布于那坡、罗城、柳江、来宾、桂平、容县、博白。

【采集加工】全年均可采收，洗净，切段，晒干。

【药材性状】种仁长卵圆形至长椭圆形，长 3～7mm，直径 1.5～3mm，黄棕色，显油性。外包膜质内种皮，先端略光，圆三棱形，有深褐色的小点，基部钝圆，颜色较浅。断面乳白色至黄白色，胚乳较发达，子叶 2 枚或更多，富油性。气微香，味淡而有油腻感。有毒。

【功效主治】养心安神，润肠通便，止汗。主治阴血不足，虚烦失眠，心悸怔忡，肠燥便秘，阴虚盗汗。

【用法用量】内服：煎汤，9～20g；或入丸、散。外用：适量，研末调敷，或鲜品捣敷。

【中毒症状】若久服或过量服药，可出现头晕、恶心、食欲下降、皮肤瘙痒、水肿等症状。

【经验选方】

1. 脱发：当归、侧柏各 250g，共研细末，炼蜜为丸。每日 3 次，每次饭后服 6～9g。

2. 视力减退：侧柏、猪肝，加适量猪油蒸后内服。

3. 腮腺炎，疮肿：鲜侧柏捣烂，用蛋清调敷患处。

附：侧柏叶

侧柏叶凉血，止血，祛风湿，散肿毒。主治吐血、衄血、尿血、血痢、肠风、崩漏、风湿痹痛、细菌性痢疾、高血压、咳嗽、丹毒、痄腮、烫伤。内服：煎汤，6～15g，或入丸、散。外用：煎水洗，或捣敷，或研末调敷。

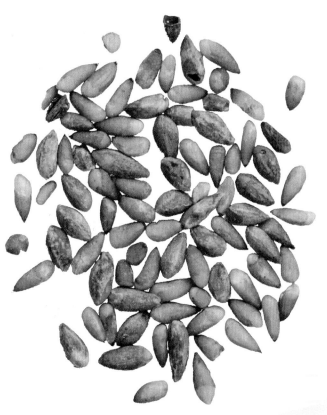

▲ 侧柏药材图

菖 蒲

【壮名】Cingjfouxnaemq

【别名】泥菖，水菖蒲，水宿，茎蒲，
白菖，兰荪，昌蒲

【来源】为天南星科植物菖蒲 *Acorus calamus* L. 的根茎。

【植物形态】草本。根茎横走，稍扁，外皮黄褐色，芳香，肉质根多数，具毛发状须根。叶基生，基部两侧膜质，叶鞘宽 4 ～ 5mm，向上渐狭；叶片剑状线形，长 90 ～ 150cm，中部宽 1 ～ 3cm，基部宽，对折，中部以上渐狭，草质，绿色，光亮，中脉在两面均明显隆起，侧脉 3 ～ 5 对，平行，纤细，大都伸延至叶尖。花序柄三棱形；叶状佛焰苞剑状线形；肉穗花序斜向上或近直立，狭锥状圆柱形。花黄绿色；子房长圆柱形。浆果长圆形，红色。

【分布】栽培。

【采集加工】早春或冬末挖出根茎，剪去叶片和须根，洗净晒干，刮去须毛即成。

【药材性状】根茎扁圆柱形，少有分枝，直径 1 ～ 1.5cm。表面类白色至棕红

▼ 菖蒲植物图

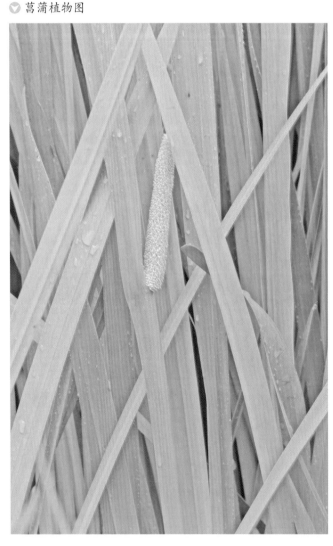

色，有细纵纹；上侧有较大的类三角形叶痕，下侧有凹陷的圆点状根痕，节上残留棕色毛须。质硬，折断面海绵样，类白色或淡棕色。气较浓烈而特异，味苦辛。有毒。

【功效主治】化痰开窍，除湿健脾，杀虫止痒。主治耳鸣耳聋，痰厥昏迷，中风癫痫，惊悸健忘，食积腹痛，风湿疼痛，湿疹，疥疮。

【用法用量】内服：煎汤，3～6g，或入丸、散剂。外用：煎水洗，或研末调敷。

【中毒症状】中毒者表现为恶心、呕吐、腹泻等，严重者出现抽搐、惊厥等不良反应。

【经验选方】

1. 痢疾：菖蒲、凤尾草、忍冬藤各15g，水煎服。

2. 痹证：菖蒲、八角枫各12g，水煎服。

3. 疥疮：菖蒲、小飞扬各20g，水煎服。

4. 妇女产后康复：菖蒲全草、鲜柚叶、鲜大风艾各20g，水煎洗浴。

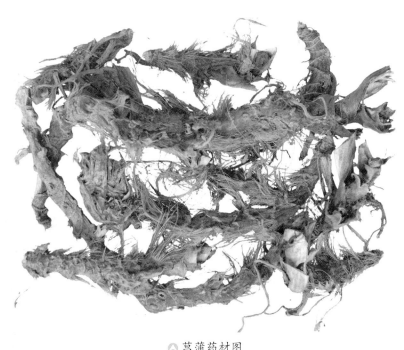

△ 菖蒲药材图

常春藤

【壮名】Gukbinciengz
【别名】三角风，三角尖，爬树龙风藤，
上树蜈蚣，追风藤，散骨风，
三角枫

【来源】为五加科植物常春藤 *Hedera nepalensis* K. Koch var. *sinensis*（Tobler）Rehd. 的茎叶。

【植物形态】常绿攀援灌木。茎灰棕色或黑棕色，光滑，有气生根。单叶互生；叶柄有鳞片；无托叶；叶二型；不育枝上的叶为三角状卵形或戟形，长5～12cm，宽3～10cm，全缘或三裂；花枝上的叶椭圆状披针形，长椭圆状卵形或披针形，稀卵形或圆卵形，全缘；先端长尖或渐尖，基部楔形、宽圆形、心形；叶上表面深绿色，有光泽，下面淡绿色或淡黄绿色，无毛或疏生鳞片；侧脉和网脉两面均明显。伞形花序；花萼密生棕色鳞片，边缘近全缘；花瓣5，三角状卵形，淡黄白色或淡绿白色，外面有鳞片；雄蕊5；子房下位，5室，花柱合生成柱状；花盘隆起，黄色。果实圆球形，红色或黄色，花柱宿存。

▼ 常春藤植物图

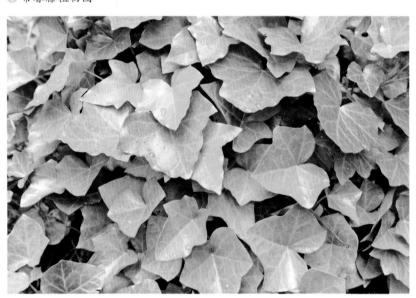

【分布】广西主要分布于乐业、南丹、宾阳、金秀、阳朔、全州、资源、龙胜。

【采集加工】茎叶在生长茂盛季节采收，切段晒干；鲜用时可随采随用。

【药材性状】茎圆柱形，长短不一，直径1～1.5cm；表面灰绿色或灰棕色，有横长皮孔，嫩枝有鳞片状柔毛；质坚硬，不易折断，断面裂片状，黄白色。叶互生，革质，灰绿色；营养枝的叶三角状卵形，花枝和果枝的叶椭圆状卵形、椭圆状披针形。花黄绿色。果实圆球形，黄色或红色。气微，味涩。有小毒。

【功效主治】祛风除湿，和血，解毒。主治风湿痹痛、瘫痪、口眼歪斜、衄血、月经不调、跌仆损伤、咽喉肿痛、疔疖肿痛、肝炎、蛇虫咬伤。

【用法用量】内服：煎汤，6～15g，或研末，或浸酒，或捣汁。外用：捣敷，或煎汤洗。

【中毒症状】中毒时可出现恶心、呕吐、腹痛、腹泻等症状，严重时会引发肠胃炎、昏迷。

【经验选方】

1.头痛：常春藤12g，用黄酒炒黄后，水煎服。

2.脱发：常春藤捣汁，与蜂蜜一勺调匀服之；生姜外擦于患处。

3.痈疽：常春藤15g，用白酒炒后，水煎服。

4.衄血不止：常春藤12g，研末开水冲服。

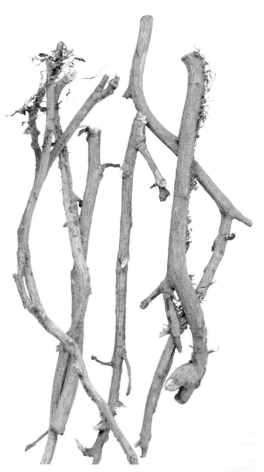

▲ 常春藤药材图

常　山

【壮名】Govuengzyieb

【别名】鸡骨常山，山蜀漆，恒山，
　　　　土常山，黄常山，白常山

【来源】为虎耳草科植物常山 *Dichroa febrifuga* Lour. 的根或枝叶。

【植物形态】落叶灌木。主根木质化，断面黄色。小枝常有4钝棱。叶对生，叶形变化大，叶片薄纸质，常椭圆形或倒卵状矩圆形，长8～25cm，宽4～8cm，边缘有锯齿。伞房状圆锥花序顶生，也有生于上部叶腋；花蓝色或白色；花蕾倒卵形；花萼倒圆锥形，4～6裂；裂片阔三角形，急尖，无毛或被毛；花瓣长圆状椭圆形，稍肉质，花后反折；雄蕊10～20枚，一半与花瓣对生，花丝线形，扁平，初与花瓣合生，后分离，花药椭圆形；花柱4，棒状，柱头长圆形，子房3/4下位。浆果熟时鲜蓝色，有宿存萼齿及花柱。种子极多数，具网纹。

▽ 常山植物图

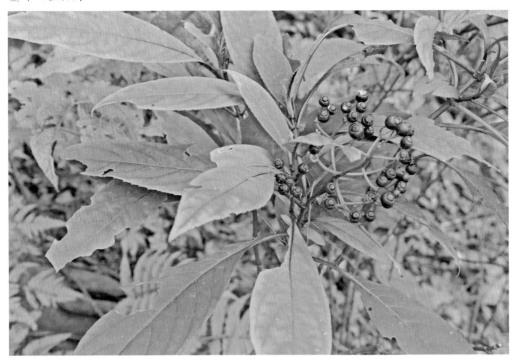

【分布】广西主要分布于那坡、宁明、南宁、凭祥、博白、玉林。

【采集加工】根秋、冬季采挖，叶夏季采，洗净，晒干或鲜用。

【药材性状】根呈圆柱形，稍弯曲，常有分枝；表面暗棕色或灰褐色，皮部薄，常脱落，木部黄色；质坚硬，难折断，折断面裂片状。老枝直径6～8mm，外皮灰褐色，具纵纹，皮孔细小，突起，断面中心髓部细小而中空，木部白色；嫩枝较细，青灰色，外皮易剥离，髓部中空较大。叶对生，多皱缩卷曲，展平后呈椭圆状或卵状矩圆形。气微，味苦。有毒。

【功效主治】化瘀止血，截疟解毒，祛风除湿。主治外伤出血，疟疾，疝气，乳痈，烧烫伤，风湿痹痛，带下。

【用法用量】内服：煎汤，9～15g。外用：适量捣敷。

【中毒症状】中毒时主要表现为恶心、呕吐。

【经验选方】

1.山岚瘴疟，寒热往来：常山、姜厚朴各15g，草豆蔻（去皮）、肉豆蔻（去壳）各5g，乌梅、槟榔、炙甘草各15g，水煎病未发前服。

2.疟疾：常山、草果、槟榔、厚朴、青皮、陈皮、甘草各15g，水酒各半煎，露之，发日早晨温服。

3.胸中多痰，头痛不欲食：常山10g，甘草15g，水煎服，或加蜜煎服。

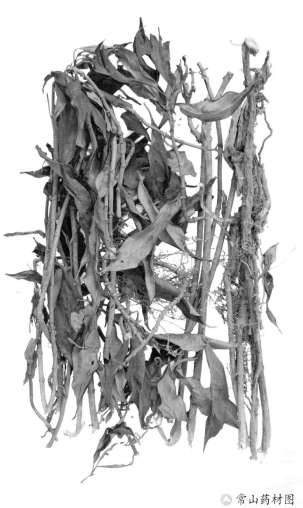

▲ 常山药材图

长春花

【壮名】Vaciengzcin

【别名】雁来红，日日新，四时春，
三万花，五色梅，四时花，
红长春花

【来源】为夹竹桃科植物长春花 *Catharanthus roseus*（L.）G.Don 的全草。

【植物形态】草本。茎近方形，有条纹。叶对生，膜质，倒卵状长圆形，长
3～4cm，宽1.5～2.5cm，先端浑圆，有短尖头，基部广楔形渐狭而成叶柄。聚
伞花序有花2～3朵，花5数；花萼萼片披针形或钻状渐尖；花冠红色，高脚碟
状，花冠筒圆筒状。喉部紧缩，花冠裂片宽倒卵形；雄蕊着生于花冠下半部，但
花药隐藏于花喉之内，与柱头离生；花盘为2片舌状腺体所组成，与心皮互生而
较长；子房为2枚离生心皮组成。蓇葖果2个，外果皮厚纸质。种子黑色，长圆
筒形，两端截形，具有颗粒状小瘤凸起。

▼ 长春花植物图

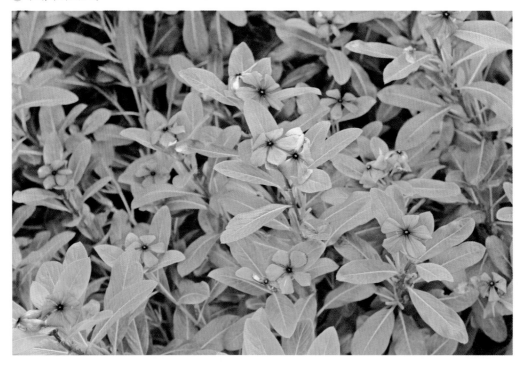

【分布】广西主要分布于合浦、北海、南宁、桂林。

【采集加工】9月下旬至10月上旬采收，收割地上部分，先切除植株茎部木质化硬茎，再切段晒干。

【药材性状】主根圆锥形，略弯曲。茎枝绿色或红褐色，类圆柱形，有棱，折断面纤维性，髓部中空。叶皱缩，展平后呈倒卵形或长圆形，先端钝圆，具短尖，基部楔形，深绿色或绿褐色，羽状脉明显；叶柄甚短。枝端或叶腋有花，花冠高脚碟形，淡红色或紫红色。气微，味微甘、苦。有毒。

【功效主治】解毒抗癌，清热平肝。主治癌肿，高血压，痈肿疮毒，烫伤。

【用法用量】内服：煎汤，5～10g，或将提取物制成注射剂静脉注射。外用：适量捣敷，或研末调敷。

【中毒症状】神经系统毒性主要表现为四肢麻木、感觉异常、全身乏力、腱反射消失、肌肉疼痛，还可致便秘、麻痹性肠梗阻、颅神经麻痹等，亦可致脱发，偶见发热、恶心、呕吐等。

【经验选方】

1.烧伤：长春花6g，水煎服；鲜品捣烂，外敷患处。

2.烧烫伤：长春花10g，毛冬青根皮60g，水煎，汤调鸡蛋清拌匀，外涂患处，干则再涂。

3.腮腺炎：长春花10g，煎水分2次服；部分药汤加青黛2g搅匀敷患处，干则再敷。

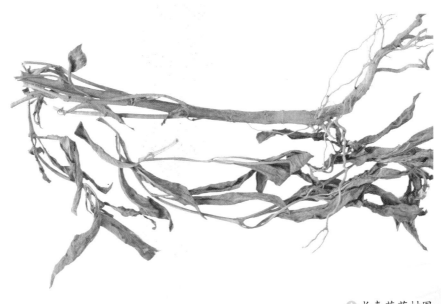

▲ 长春花药材图

朱顶兰

【壮名】gocuhdingjlanz

【别名】朱顶红，百枝莲，绕带蒜

【来源】为石蒜科植物花朱顶红 *Hippeastrum vittaum*（L'Herit.）Herb. 的鳞茎。

【植物形态】草本。鳞茎大，球形。叶 6 ～ 8 枚，通常花后抽出，带形，鲜绿色，长 30 ～ 40cm，宽 2 ～ 6cm。花茎中空；花序伞形，常有花 3 ～ 6 朵，大形，长 12 ～ 18cm；佛焰苞状总苞片 2 枚，披针形；花梗与总苞片近等长；花被漏斗状，红色，中心及边缘有白色条纹；花被管喉部有小型不显著的鳞片，花被裂片 6，倒卵形至长圆形，先端急尖；雄蕊 6，着生于花被管喉部，短于花被裂片，花丝丝状，花药线形或线状长圆形，丁字形着生；子房下位，3 室；花柱与花被等长或稍长，柱头深 3 裂。蒴果球形，3 瓣开裂。种子扁平。

【分布】栽培。

【采集加工】秋季采挖鳞茎，洗去泥沙，鲜用或切片晒干。

【药材性状】肉质鳞片脱

▼ 朱顶兰植物图

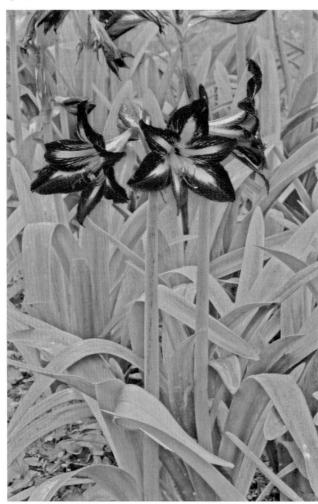

落散在，皱缩，具黄白色边缘，中间褐黄色至黑色，有时基部呈少许红色。鳞茎盘短缩，黄白色，其上留有鳞片着生痕。气微，味辛。有小毒。

【功效主治】活血散瘀，解毒消肿。主治各种无名肿毒，跌仆损伤，瘀血红肿疼痛等。

【用法用量】外用：适量捣敷，或研末水调为膏，涂敷患处。

【中毒症状】本品误食后出现呕吐、腹泻等不良反应。

【经验选方】无名肿毒，跌仆损伤，瘀血红肿疼痛：朱顶兰适量，捣烂外敷于患处。

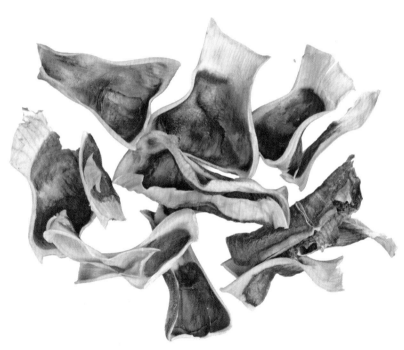

⚠ 朱顶兰药材图

车桑子

【壮名】Goliuxndoi

【别名】坡柳，车桑，山相思，车闩子，
　　　　车桑仔，车栓仔，铁扫巴

【来源】为无患子科植物车桑子 *Dodonaea viscosa*（L.）Jacq. 的枝叶。

【植物形态】灌木或小乔木。小枝扁，有狭翅或棱角，覆有胶状黏液。单叶互生；叶柄短或近无柄；叶片纸质，形状和大小变异很大，线形、线状匙形、线状披针形或长圆形，长 5～12cm，宽 0.5～4cm，先端短尖、钝或圆，全缘或浅波状，两面有黏液，无毛。花单性，雌雄异株；花序顶生或在小枝上部腋生，比叶短，密花，主轴和分枝均有棱角；花梗纤细；萼片 4，披针形或长椭圆形，先端钝，雄蕊 7 或 8，花药内屈，有腺点；子房椭圆形，外面有胶状黏液，2 或 3 室花柱，先端 2 或 3 深裂。蒴果倒心形或扁球形，具 2 或 3 翅宽。种皮膜质或纸质，有脉纹；种子每室 1 或 2 颗，透镜状，黑色。

▼ 车桑子植物图

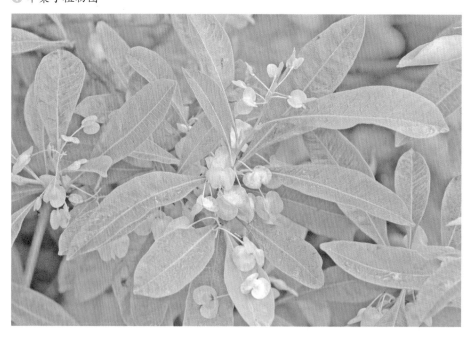

【分布】广西主要分布于上思。

【采集加工】全年均可采，鲜用或晒干备用。

【药材性状】枝条圆柱形，表面黄褐色或灰黄色，有细纵纹。单叶互生，绿色或灰绿色，多皱缩，展开多呈线状披针形。质脆。气微，味微苦。有小毒。

【功效主治】泻火解毒，清热利湿，解毒消肿。主治牙痛，风毒流注，淋证，癃闭，皮肤瘙痒，痈肿疮疖，水火烫伤。

【用法用量】内服：煎汤，9～30g，鲜品30～60g。外用：鲜品适量捣敷。

【中毒症状】误食可引起腹泻。

【经验选方】

1.牙痛：车桑子20g（若是鲜品50g），水煎服。

2.小便淋沥，癃闭：车桑子、金钱草鲜叶30g，水煎调冬蜜服。

3.肩部漫肿：车桑子

鲜叶50g，蝼蛄4～5个，豆豉10g，捣烂外敷。

4.疔，疖：车桑子鲜叶，捣烂外敷。

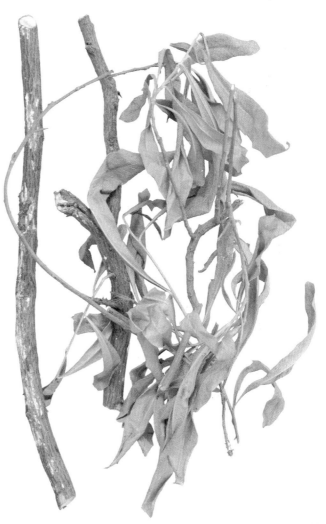

▲ 车桑子药材图

臭矢菜

【壮名】Cousizdwngz

【别名】羊角草，黄花菜，向天癀，
黄花蝴蝶草，蚝猪钻床

【来源】为白花菜科植物黄花草 *Cleome viscosa* Linn. 的全草。

【植物形态】直立草本。全株密被黏质腺毛与淡黄色柔毛，有恶臭气味。叶为具 3 ～ 5 小叶的掌状复叶；小叶倒披针状椭圆形，中央小叶长 1 ～ 5cm，宽 5 ～ 15mm，侧生小叶逐渐减小，边缘有腺纤毛。花单生于叶腋，顶部则成总状或伞房状花序，花梗纤细；萼片狭椭圆形至倒披针状椭圆形，有细条纹，背面及边缘有黏质腺毛；花瓣淡黄色或橘黄色，倒卵形或匙形，基部楔形至多少有爪；雄蕊 10 ～ 20，花期时不露出花冠外；子房无柄，圆柱形，除花柱与柱头外密被腺毛，子房顶部变狭而伸长，柱头头状。果直立，圆柱形，密被腺毛，成熟后果瓣自先端向下开裂，表面有多条纵向平行凸起的棱，花柱宿存。种子黑褐色，表面约有 30 条横向平行皱纹。

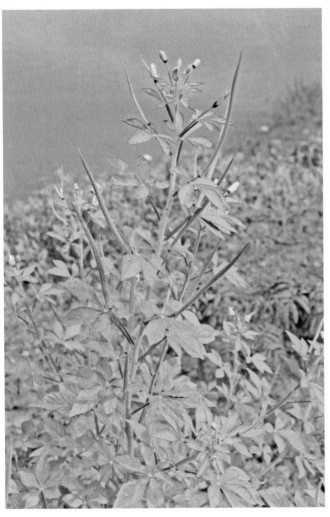

🔻 臭矢菜植物图

【分布】广西分布于各地。

【采集加工】秋季采收，鲜用或晒干。

【药材性状】茎多分枝，密被黏性腺毛。叶具长叶柄，灰绿色，被毛，小叶5，小叶片皱缩，展开呈倒卵形。果实长角状，被毛。气浓，味辛。有小毒。

【功效主治】散瘀消肿，祛风止痛，生肌疗疮。主治跌仆肿痛，劳伤腰痛，疝气疼痛，头痛，痢疾，疮疡溃烂，耳尖流脓，眼红痒痛，白带淋浊。

【用法用量】内服：煎汤，6～9g。外用：适量捣敷，或煎水洗，或研粉撒敷。

【中毒症状】其种子捣碎敷于皮肤，可导致发红、起疱。

【经验选方】

1. 小便不利，淋病：臭矢菜根9g，白茅根15g，水煎服。

2. 月经过少：臭矢菜9g，炖肉服，或水煎服。

3. 大肠下血：臭矢菜根9g，水煎服。

4. 咽喉肿痛：臭矢菜根10g，鱼腥草根15g，水煎服。

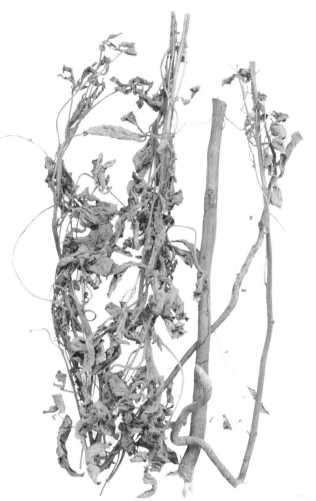

▲ 臭矢菜药材图

垂　柳

【壮名】Goliux
【别名】柳树，清明柳，吊杨柳，线柳，倒垂柳

【来源】为杨柳科植物垂柳 *Salix babylonica* L. 的枝、叶。

【植物形态】落叶乔木，树冠开展疏散。树皮灰黑色，不规则开裂；枝细，下垂，无毛。芽线形，先端急尖。叶狭披针形，长 9～16cm，宽 0.5～1.5cm，先端长渐尖，基部楔形，边缘具锯齿；叶柄有短柔毛；托叶仅生在萌发枝上。花序先叶或与叶同时开放；雄花序有短梗，轴有毛；雄蕊 2，花药红黄色；苞片披针形，外面有毛；腺体 2；雌花序有梗，基部有 3～4 小叶，轴有毛；子房椭圆形，无柄或近无柄，花柱短，柱头 2～4 深裂；苞片披针形，外面有毛；腺体有 1。蒴果。

【分布】广西分布于各地。

【采集加工】枝、叶夏季采，切段，晒干。

【药材性状】枝条圆柱形，表皮灰棕色，有细纹，

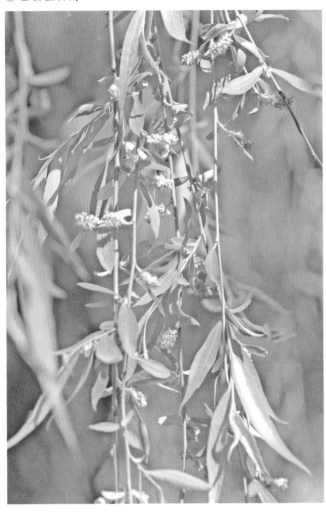

🔻 垂柳植物图

直径3～5mm；质硬。叶片狭披针形，先端长渐尖，基部楔形，边缘具细齿；上面绿色，下面色稍淡。气微，味淡。有小毒。

【功效主治】清热解毒，利尿通淋，平肝，止痛，透疹。主治慢性气管炎，尿道炎，膀胱炎，膀胱结石，白浊，高血压，痈疽肿毒，水火烫伤，关节肿痛，牙痛，痧疹，皮肤瘙痒。

【用法用量】内服：煎汤，15～30g，鲜品30～60g。外用：适量煎水洗，或捣敷，或研末调敷，或熬膏涂。

【中毒症状】本品误食后引起出汗、口渴、呕吐、血管扩张、耳鸣、视觉模糊，严重时出现呼吸困难、昏睡终日、丧失知觉、呼吸深而慢、脉搏变快等症状。

【经验选方】

1.足跟疼痛：垂柳叶适量，捣烂外敷。

2.黄疸，咯血，吐血，便血及女子闭经：垂柳絮

15g，研细，冲水热服。

3.风湿性关节炎、类风湿关节炎：垂柳枝适量，水煎熏洗。

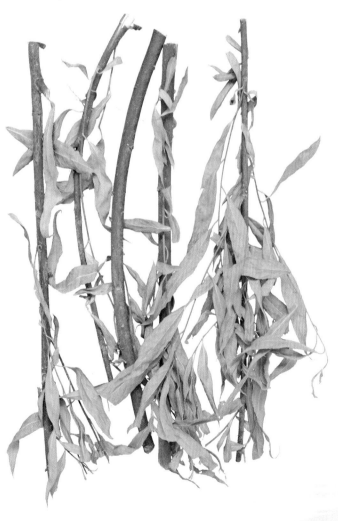

▲ 垂柳药材图

粗糠柴

【壮名】Go'gyauz

【别名】香桂树，香檀，花樟树，将军树，
痢灵树

【来源】为大戟科植物粗糠柴 *Mallotus philippinensis*（Lam.）Muell. –Arg. 的
果实。

【植物形态】小乔木。茎黑褐色或灰棕色。枝较细弱，小枝、幼叶和花序均被
褐色星状柔毛。叶互生或近对生；叶柄密被褐色短柔毛；叶片近革质，卵形、长
圆形至披针形，长 5 ～ 19cm，宽 2 ～ 7.5cm，先端渐尖，基部钝圆或阔楔形，有
基出 3 脉和 2 腺体，全缘或有钝齿，下面绿色，有稀疏红色腺点，下面粉白色。
总状花序，花序枝及花梗被毛及红色腺点；花单性同株；花小，黄绿色，无花
瓣；雄花序成束或单生，多花，雄花萼片 3 ～ 4，卵形，膜质；雌花序单生，雌
花萼管状，3 ～ 5 裂，裂片卵形至披针形。蒴果三棱状球形，密被红色颗粒状腺
体和粉末状毛，成熟时开裂为 3 个分果片。种子球形，黑色，平滑。

▼ 粗糠柴植物图

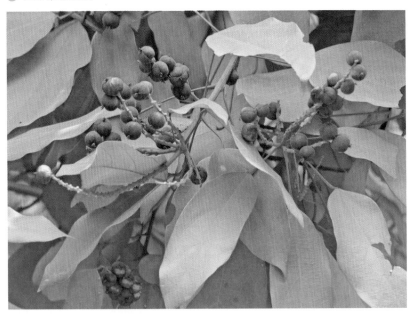

【分布】广西各地有分布。

【采集加工】秋季果实成熟时采收，除去杂质，晒干。

【药材性状】蒴果三棱状球形，黄褐色，直径6～8mm，密被红色颗粒状腺体和粉末状毛，成熟时开裂为3个分果片。气微，味微苦。有毒。

【功效主治】清热祛湿，解毒消肿。主治湿热痢疾，咽喉肿痛。

【用法用量】果上腺体粉末：成人每次2～3钱，小儿5分，入胶囊、丸剂、锭剂等服之。

【中毒症状】果实上腺毛有毒，服用过量可引起中毒，发生恶心、呕吐、强烈腹泻等症状。

【经验选方】驱绦虫、蛲虫、线虫：粗糠柴粉末15g，蜂蜜调成丸状，每日3次，每次1g，空腹服。

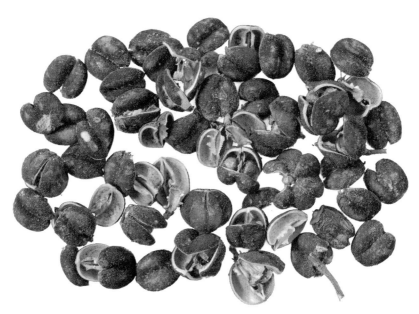

△ 粗糠柴药材图

大一枝箭

【壮名】Gosuenmbwn
【别名】黄花石蒜

【来源】为石蒜科植物忽地笑 *Lycoris aurea*（L'Her.）Herb. 的鳞茎。

【植物形态】鳞茎卵形，直径约 5cm。秋季出叶，叶剑形，长约 60cm，最宽处达 2.5cm，向基部渐狭，宽约 1.7cm，顶端渐尖，中间淡色带明显。花茎高约60cm；总苞片 2 枚，披针形，长约 35cm，宽约 08cm；伞形花序有花 4 ～ 8 朵；花黄色；花被裂片背面具淡绿色中肋，倒披针形，长约 6cm，宽约 1cm，强度反卷和皱缩，花被筒长 12 ～ 15cm；雄蕊略伸出于花被外，比花被长 1/6 左右，花丝黄色；花柱上部玫瑰红色。蒴果具三棱，室背开裂。种子少数，近球形，直径约 0.7cm，黑色。

▼ 大一枝箭植物图

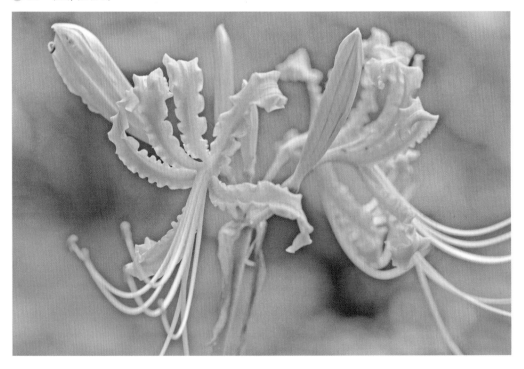

【分布】广西主要分布于那坡、宁明、南宁、凭祥、博白、玉林。

【采集加工】秋、冬季采挖，去除根、叶，洗净，晒干。

【药材性状】鳞茎类球形，表面被1～2层棕褐色外皮，除去后为白色肥厚的鳞叶，层层包合，遇水有黏液渗出；鳞片内有数个叶芽和花芽。气微，味微苦。有大毒。

【功效主治】解疮毒，消痈肿，杀虫。主治痈肿，疔疮结核，汤火灼伤。

【用法用量】外用：适量捣敷，或捣汁涂。

【中毒症状】中毒则出现流涎呕吐、腹泻、舌硬直、惊厥、手脚发冷、脉弱、休克，甚至因呼吸麻痹而死亡。

【经验选方】

1. 痈肿：大一枝箭、野菊花叶、三匹风各适量，同捣绒取汁涂患处。

2. 虫疮作痒：大一枝箭适量，捣碎取汁，涂患处。

3. 耳下红肿：大一枝箭、菊花叶同捣碎取汁，加入黄桷树浆，和匀涂患处。

4. 水火烫伤：大一枝箭捣取汁，和鸡蛋清涂伤处。

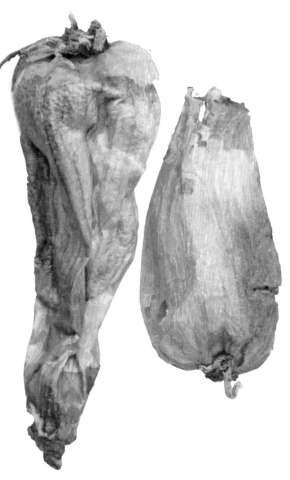

▲ 大一枝箭药材图

大飞扬

【壮名】Gocehyuengz

【别名】大飞羊，飞扬，神仙对座草，
大乳草，马鞍叶，柴米子，
夜合叶，夜关门

【来源】为大戟科植物飞扬草 *Euphorbia hirta* Linn. 的全草。

【植物形态】草本。被硬毛，含白色乳汁。茎通常自基部分枝；枝常淡红色或淡紫色；匍匐状或扩展。叶对生；托叶小，线形；叶片披针状长圆形至卵形或卵状披针形，长 1 ～ 4cm，宽 0.5 ～ 1.3cm，先端急尖而钝，基部圆而偏斜，边缘有细锯齿，稀全缘，中央常有一紫色斑，两面被短柔毛，下面沿脉的毛较密。杯状花序多数密集成腋生头状花序；花单性，腋生；总苞宽钟状，外面密被短柔毛，顶端 4 裂；腺体 4，漏斗状，有短柄及花瓣状附属物。蒴果卵状三棱形，被短柔毛。种子卵状四棱形。

◆ 大飞扬植物图

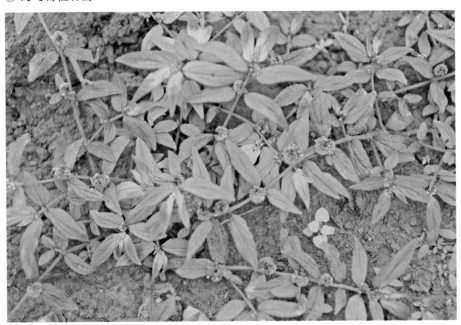

【分布】广西分布于各地。

【采集加工】夏、秋季间采收，晒干。

【药材性状】地上部分被粗毛。根细长而弯曲，表面土黄色。老茎近圆柱形，嫩茎稍扁或具棱，直径1～3mm；表面土黄色；质脆，易折断，断面中空。叶对生，皱缩，展平后呈椭圆状卵形至近棱形，灰绿色；先端急尖，基部偏斜，边缘有细锯齿，有3条较明显的叶脉。无臭，味淡、微涩。有小毒。

【功效主治】祛湿通络，收敛解毒。主治风湿痹痛，睾丸肿痛，久咳盗汗，腹泻，遗精，尿频，瘰疬，湿疹，疥癣，烫伤，痈肿疮毒。

【用法用量】内服：煎汤，15～30g，或浸酒，或研末。外用：适量捣敷，或煎水洗。

【中毒症状】中毒可引起腹泻。

【经验选方】

1. 小便不通，淋血：鲜大飞扬50g，酌加水煎服，日服两次。

2. 乳痈：大飞扬、了哥王各适量，洗净，加红糖少许，捣烂外敷患处。

3. 痢疾：大飞扬、凤尾草、白头翁各15g，水煎服。

4. 小儿疳积：鲜大飞扬全草30g，猪肝120g，炖服。

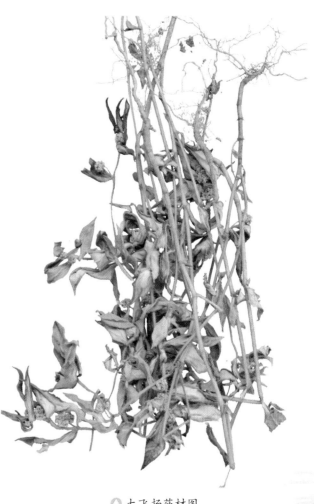

▲ 大飞扬药材图

大 戟

【壮名】Dagiz

【别名】乳浆草，龙虎草，将军草，
膨胀草，黄花大戟，千层塔

【来源】为大戟科植物大戟 *Euphorbia pekinensis* Rupr. 的根。

【植物形态】草本。全株具白色乳汁。根粗壮，圆锥形。茎上部分枝，表面被白色短柔毛。单叶互生；叶片狭长圆状披针形，长 3～8cm，宽 6～12mm，先端钝或尖，基部渐狭，全缘，具明显中脉，下面在中脉上有毛。杯状聚伞花序顶生或腋生，顶生者通常 5 枝，排列成复伞形；基部有叶状苞片 5；每枝再作二至数回分枝，分枝处着生近圆形的苞片 4 或 2，对生；苞片卵状长圆形，先端尖；杯状聚伞花序的总苞钟形或陀螺形，4～5 裂，腺体 4～5，长圆形，肉质肥厚，内面基部有毛，两腺体之间有膜质长圆形附属物；雌雄花均无花被；雄花多数，花丝与花梗间有关节；雌花 1；花柱先端 2 裂。蒴果三棱状球形，密被刺疣。种子卵形，光滑。

【分布】广西主要分布于武鸣、罗城、全州、灌阳。

【采集加工】除去茎苗

▼ 大戟植物图

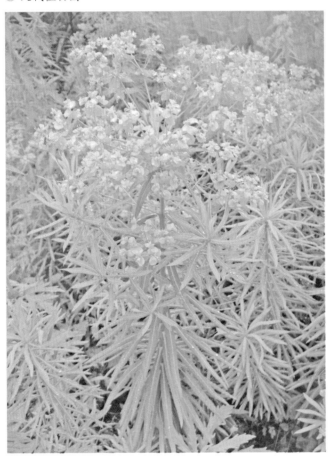

及须根，洗净晒干，或置沸水略烫后晒干。

【药材性状】根呈不规则长圆锥形，略弯曲，常有分枝，直径0.5～2cm，近根头部偶膨大；根头常见茎的残基芽痕。表面灰棕色，粗糙，具纵直沟纹及横向皮孔，支根少而扭曲。质坚硬，不易折断，断面类棕黄色或类白色，纤维性。气微，味微苦、涩。有毒。

【功效主治】泻水逐饮，消肿散结。主治胸腹积水，水肿，痰饮积聚，二便不利，痈肿，瘰疬。

【用法用量】内服：煎汤，0.5～3g，或入丸、散。外用：适量研末，或熬膏敷，或煎水熏洗。

【中毒症状】大戟有强烈的刺激性，接触皮肤可引起皮炎，口服可引发口腔、咽喉黏膜及胃肠黏膜充血、肿胀，甚至糜烂，进而导致腹痛、泄泻、脱水、虚脱、呼吸麻痹，甚则死亡。

【经验选方】

1.淋巴结结核：大戟6g，鸡蛋7个。将药和鸡蛋共放砂锅内，水煮3小时后将蛋取出，去壳食鸡蛋1个。

2.水肿，小便涩痛：大戟1.5g，炮干姜5g，研末用生姜汤调服。

3.水气肿胀：大戟3g，广木香15g，研为末，酒送服5g。忌咸物。

4.腹水胀满，二便不通：大戟1.5g，牵牛子4.5g，红枣5枚。水煎服。

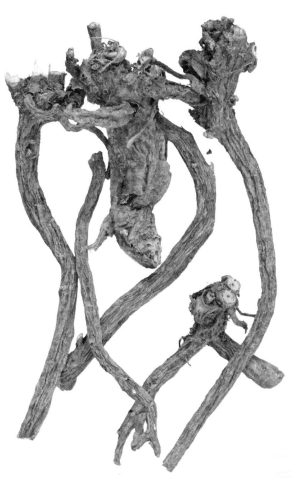

▲ 大戟药材图

丁公藤

【壮名】Gaeulaiz

【别名】麻辣仔藤，斑鱼烈，包公藤，
麻辣子，丁弓藤

【来源】为旋花科植物丁公藤 *Erycibe obtusifolia* Benth. 的藤茎。

【植物形态】高大木质藤本。小枝干后黄褐色，明显有棱。叶革质，椭圆形或倒长卵形，长 6.5～9cm，宽 2.5～4cm，顶端钝或钝圆，基部渐狭成楔形。聚伞花序腋生和顶生，腋生的花少至多数，顶生的排列成总状，长度均不超过叶长的一半，花序轴、花序梗被淡褐色柔毛；花萼球形，萼片近圆形，外面被淡褐色柔毛和有缘毛，毛不分叉；花冠白色，小裂片长圆形，全缘或浅波状，无齿；雄蕊不等长，花药与花丝近等长，顶端渐尖，花丝之间有鳞片，子房圆柱形，柱头圆锥状贴着子房，两者近相等长。浆果卵状椭圆形。

▼ 丁公藤植物图

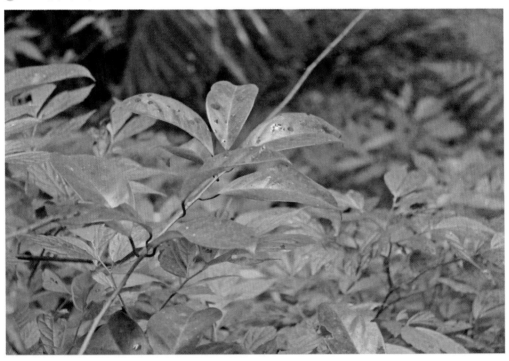

【分布】广西主要分布于上思、钦州。

【采集加工】全年均可采收，切段或片，干燥。

【药材性状】藤茎圆柱形，直径1～10cm。外皮灰黄色、灰褐色或浅棕褐色，稍粗糙，有浅沟槽及不规则纵裂纹或龟裂纹，皮孔点状或疣状，黄白色，老的栓皮呈薄片剥落。质坚硬，纤维较多，不易折断，切面椭圆形，黄褐色或浅黄棕色，有花朵状或块状花纹，木部有点状管孔。气微，味淡。有小毒。

【功效主治】祛风除湿，消肿止痛。主治风湿痹痛，半身不遂，跌仆肿痛。

【用法用量】内服：煎汤，3～6g。外用：适量，配制酒剂外搽。

【中毒症状】中毒时可出现大汗、出血、四肢麻痹等。

【经验选方】

1.风湿痹痛，手足麻木：丁公藤5g，桂枝15g，枳壳15g，麻黄10g，浸酒服。

2.跌仆肿痛：丁公藤浸酒，外搽患处。

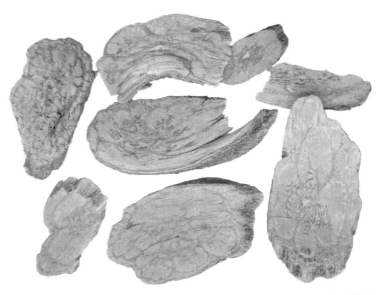

🔺 丁公藤药材图

丢了棒

【壮名】Maegyaeuqvaiz
【别名】咸鱼头，追风棍，赶风柴，
刁了棒，大叶大青

【来源】为大戟科植物白桐树 *Claoxylon indicum*(Reinw. ex Bl.)Hassk. 的全株。

【植物形态】小乔木或灌木。嫩枝被灰色短茸毛，小枝粗壮，灰白色，具散生皮孔。叶纸质，干后有时淡紫色，通常卵形或卵圆形，长 10 ～ 22cm，宽 6 ～ 13cm，顶端钝或急尖，基部楔形或圆钝或稍偏斜，两面均被疏毛，边缘具不规则的小齿或锯齿；叶柄顶部具 2 枚小腺体。雌雄异株，花序各部均被茸毛，苞片三角形；雄花序雄花 3 ～ 7 朵簇生于苞腋；雌花序雌花通常 1 朵生于苞腋；雄花花萼裂片 3 ～ 4 枚，雄蕊 15 ～ 25 枚；雌花萼片 3 枚，近三角形，被茸毛；花盘三裂或边缘浅波状；子房被茸毛，花柱 3 枚，具羽毛状突起。蒴果具 3 个分果爿，脊线凸起，被灰色短茸毛。种子近球形，外种皮红色。

▼ 丢了棒植物图

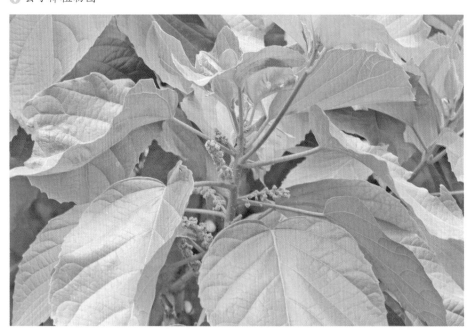

【分布】广西分布于平南、武鸣、邕宁、宁明、龙州、那坡。

【采集加工】全年可采，切片或切段，晒干。

【药材性状】茎圆柱形，嫩枝被短茸毛，小枝具散生皮孔。叶皱缩，灰绿色或有时淡紫色，展平常呈卵形或卵圆形，顶端钝或急尖，基部楔形或圆钝或稍偏斜，两面均被疏毛，边缘具不规则的小齿或锯齿；叶柄顶部具2枚小腺体。气淡，味苦。有毒。

【功效主治】祛风除湿，散瘀止痛。主治风湿痹痛，跌仆肿痛，脚气水肿，烧烫伤，外伤出血。

【用法用量】内服：煎汤或浸酒，9～18g，鲜品15～30g。外用：适量煎水洗，或研粉撒，或捣敷。

【中毒症状】误食后出现恶心、心中不适、全身无力、巩膜及皮肤微黄，严重者出现尿急，且尿呈茶褐色，并有腰痛、食欲消失、呕吐等。

【经验选方】

1.烧伤：丢了棒叶适量，碾末撒于患处。

2.风湿性关节炎，腰腿痛，脚气水肿：丢了棒根10g，水煎服。

3.跌仆肿痛，骨折：丢了棒适量，捣烂敷患处。

4.面神经麻痹：丢了棒15g，鲜何首乌藤20g，水煎服。

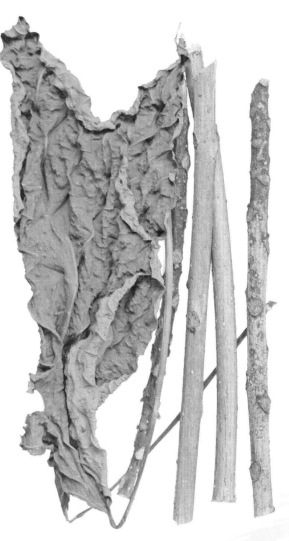

🔺 丢了棒药材图

豆薯

【壮名】Gaenzgatndoi

【别名】土瓜，地瓜，凉瓜，葛瓜，
葛薯，凉薯，草瓜茹，沙葛

【来源】为豆科植物豆薯 *Pachyrhizus erosus*（L.）Urban 的种子。

【植物形态】草质藤本。块根肉质肥大，圆锥形或纺锤形，肉白色，味甜多汁。茎缠绕状。三出复叶，互生；顶端小叶菱形，长 5～7cm，宽 5.5～18cm，两侧小叶卵形或菱形，两面均有毛。总状花序生于枝端；苞片小，卵形；花萼钟形，绿色，有毛，先端 5 裂，裂片披针形，蝶形花冠蓝紫色或淡紫红色，旗瓣近四形，先端微凹，基部两侧有耳，翼瓣稍呈倒卵形，基部有两爪，龙骨瓣分离；雄蕊 10，二体；子房长柱形而扁，有毛，花柱内弯，柱头圆形。荚果扁平，表面有茸毛，褐色。种子近方形而扁，棕褐色，平滑，有光泽。

▼ 豆薯植物图

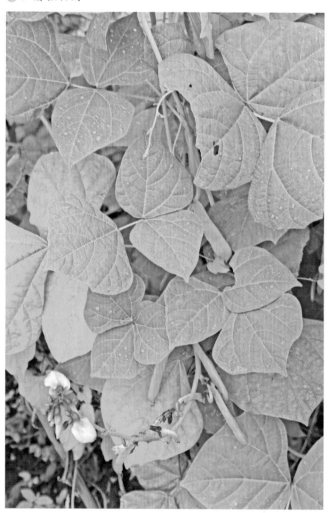

【分布】广西全区有栽培。

【采集加工】秋季采摘，晒干。

【药材性状】种子表面淡黄绿色，近方形，长和宽 5 ～ 10mm，扁平。质坚硬不易破碎，断面黄白色。微有豆腥气，味苦。种子有毒。

【功效主治】杀虫止痒。主治疥癣，皮肤瘙痒，痈肿。

【用法用量】外用：捣烂醋浸，涂。

【中毒症状】豆薯肉质无毒，其有毒部分是种子，误食后出现头晕、恶心呕吐、全身无力，甚至昏迷。

【经验选方】

疥疮、皮肤瘙痒：豆薯种子焙开研粉。取药粉 30g，用 60g 好醋浸 10 小时后，取药液外涂。

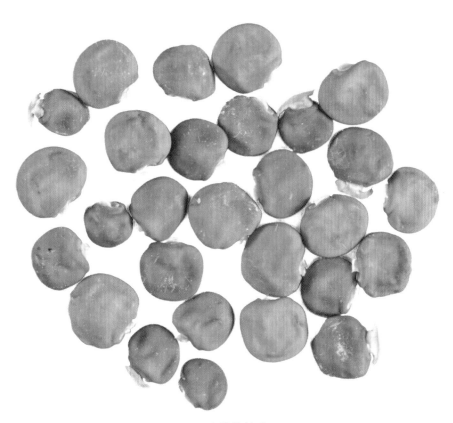

△ 豆薯药材图

毒根斑鸠菊

【壮名】Gogaeufatsa

【别名】过山龙，惊风红，夜牵牛，
虎三头，大木菊，藤牛七，
蔓斑鸡菊，软骨山川

【来源】为菊科植物毒根斑鸠菊 *Vernonia cumingiana* Benth. 的藤茎和根。

【植物形态】攀援藤本。根粗壮。茎基部木质，具纵细沟纹。枝圆柱形，密被黄褐色柔毛。叶互生；叶柄密被锈色或灰褐色短茸毛和腺体；叶片卵形、椭圆状披针形至卵状披针形，长5～21cm，宽3～8cm，先端渐尖，有锐尖头，基部楔形，近圆形或稍心形全缘，下面被密茸毛，侧脉4～7对，网脉明显。头状花序圆锥状；总苞片5层，绿色，外面有黄褐色茸毛，外层短，内层长圆形；花托平，被锈色短柔毛，具窝孔；花淡红或淡红紫色，花冠管状，具腺。瘦果圆柱形，有10条纵肋；冠毛红褐色。

【分布】广西主要分布于南宁、武鸣、龙州、靖西、都安、宜山、罗城、来宾、柳江。

【采集加工】夏、秋季采

🔻 毒根斑鸠菊植物图

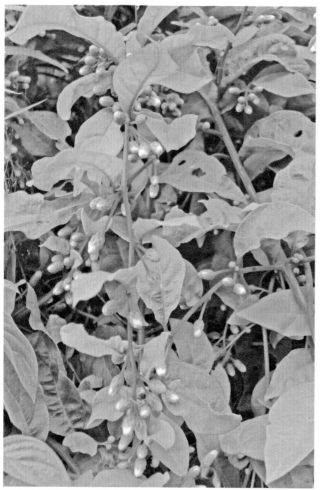

收，洗净，切段晒干。

【药材性状】根呈圆柱形，表面棕黄色，具细皱纹及稀疏的细根痕；直径 0.3 ～ 2.5cm；皮部较厚，淡黄白色；木部具明显的放射状纹理；质坚韧，不易折断。茎表面灰褐色，直径 0.4 ～ 2.8cm，具较多的皮孔和纵沟，皮部棕褐色；木部灰白色，具放射状纹理，中央具较大白色的髓部；质坚韧，不易折断。气微，味苦、辛。有大毒。

【功效主治】祛风解表，舒筋活络。主治感冒，风湿痹痛，疟疾，喉痛，牙痛，风火赤眼，腰肌劳损，跌仆损伤。

【用法用量】内服：煎汤，9 ～ 15g。外用：适量鲜品捣敷，或煎水洗，或含漱。

【中毒症状】中毒症状有腹痛、腹泻、头晕、眼花、说胡话或精神失常。

【经验选方】

1. 防治疟疾：鲜毒根斑鸠菊 15g，鲜黄皮叶、鲜土牛膝各 20g，水煎服。

2. 眼结膜炎：毒根斑鸠菊适量，煎水洗眼。

3. 风湿关节痛，腰腿痛，跌仆损伤：毒根斑鸠菊 150g，水煎，患处浸泡于药液中。

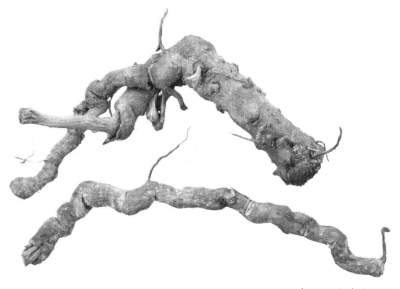

▲ 毒根斑鸠菊药材图

短柱八角

【壮名】Makgak
【别名】野八角

【来源】为木兰科植物短柱八角 *Illicium brevistylum* A. C. Smith 的果实。

【植物形态】灌木或乔木。顶芽卵圆形，侧芽侧扁，芽鳞厚，有细缘毛。树皮有香气。叶 3 ～ 5 片簇生或互生，薄革质，狭长圆状椭圆形或倒披针形，长 5 ～ 14cm，宽 1.5 ～ 4.5cm，先端急尖或短尾状渐尖，基部渐狭，下延成狭翅；中脉在叶上面凹陷，在下面凸起，侧脉在两面均不明显。花腋生或近顶生；花被片 9 ～ 11 片，淡红色，外面的纸质，内面的肉质，最大的花被片近圆形；雄蕊 1 或 2 轮，14 ～ 20 枚；心皮 12 ～ 13 枚。蓇葖 11 ～ 13 枚，长 13 ～ 29mm，宽 6 ～ 10mm，厚 3 ～ 4mm。

◯ 短柱八角植物图

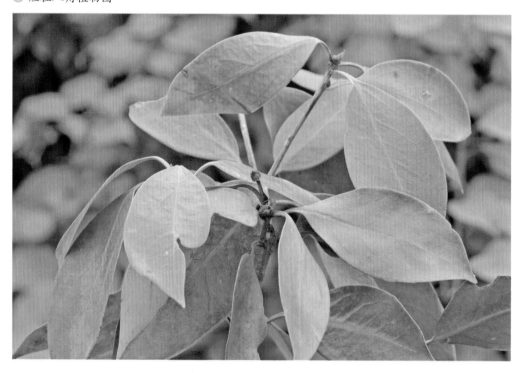

【分布】广西主要分布于防城、金秀、象州、龙胜。

【采集加工】秋、冬季采收，晒干。

【药材性状】果实由 10～13 个蓇葖果放射排列于中轴上，直径 1～1.5cm，表面褐色。单一蓇葖果呈小艇形，先端极尖，顶端不弯曲，果皮略厚。种子扁卵形，种皮棕色。气微，味微苦、辣，麻舌。有毒。

【功效主治】祛寒毒，调气止痛。主治呕吐，腹痛，痛经，疝气，腰痛，腰肌劳损。

【用法用量】内服：煎汤，3～6g，或入丸、散。外用：适量研末调敷。

【中毒症状】误食会引起头晕、恶心呕吐症状，大量食入还会产生癫痫样反应，出现四肢抽搐、口吐白沫等，甚至因心衰而死亡。

【经验选方】

1.中寒呕逆，腹部冷痛：短柱八角 15g，小茴香 15g，干姜适量，炒热敷于腹部。

2.胃部胀闷：短柱八角 15g，陈皮 10g，水煎服。

3.腰痛、腰肌劳损：短柱八角 6g，猪肾 1 副，炖服。

4.痛经：短柱八角 6g，益母草 10g，与猪肉适量炖服。

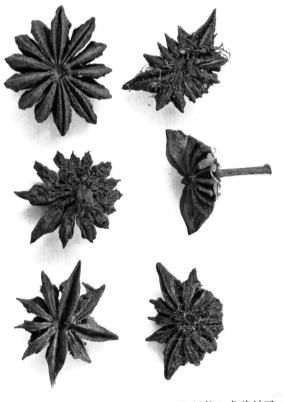

⚠ 短柱八角药材图

断肠草

【壮名】Gaeunguenx
【别名】黄花苦晚，苦晚藤，胡蔓藤，
大茶藤，胡蔓草，大茶药

【来源】为马钱科植物钩吻 *Gelsemium elegans*（Gardn.et Champ.）Benth. 的地上部分。

【植物形态】藤本。枝光滑，幼枝具细纵棱。单叶对生，短柄；叶片卵状长圆形到卵状披针形，长 5～12cm，宽 2～6cm，先端渐尖，基部楔形或近圆形，全缘。聚伞花序多顶生，三叉分枝，苞片 2，短三角形；萼片 5，分离；花小，黄色，花冠漏斗形，先端 5 裂，内有淡红色斑点，裂片卵形，先端尖，较花筒短；雄蕊 5；子房上位，2 室，花柱丝状，柱头 4 裂。蒴果卵状椭圆形，下垂，基部有宿萼，果皮薄革质。种子长圆形，多数，具刺状突起，边缘有翅。

❤ 断肠草植物图

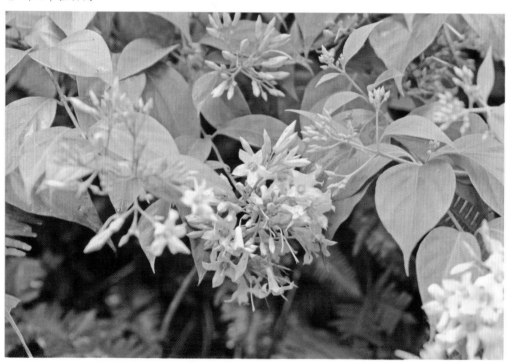

【分布】广西全区各地均有分布。

【采集加工】全年均可采收，切段，晒干或鲜用。

【药材性状】茎呈圆柱形，外皮灰黄色到黄褐色，具深纵沟及横裂隙；幼茎较光滑，黄绿色，具细纵纹及纵向椭圆形突起的点状皮孔；节稍膨大，可见叶痕；质坚，不易折断。叶皱缩，完整者展平后呈卵形或卵状披针形，先端渐尖，基部楔形或钝圆，淡棕褐色。气微，味微苦。剧毒。

【功效主治】祛风攻毒，散结消肿，止痛。主治痈肿，疔疮，风湿痹痛，瘰疬。

【用法用量】外用：适量捣敷，或研末调敷，或煎水洗，或烟熏。

【中毒症状】药量小者先出现消化系统症状，继而出现神经系统症状；药量大者可迅速出现昏迷，严重者出现呼吸困难、呼吸肌麻痹窒息而死亡，多在进食即刻及 30 分钟内发病。消化系统主要表现为口腔及咽喉灼痛、恶心、呕吐、腹胀痛，出现腹水。神经系统主要表现为眩晕、眼睑下垂、吞咽困难、四肢麻木无力、肌震颤、言语不清、烦躁不安、昏迷、抽搐、角弓反张，甚至死亡。呼吸、循环系统表现为呼吸先快后慢，呼吸不整，呼吸衰竭；心慌，心率先快后慢，心音低，血压下降。其他表现有皮肤变黑、发热、瞳孔散大、复视、视物不清。

【经验选方】

1. 压疮：鲜断肠草 500g，煎水洗患处。

2. 痈疽：鲜断肠草叶、石灰适量，捣烂敷患处。

3. 风湿痹痛：断肠草 30g，防风 6g，独活 3g，研末，用纸卷烧烟熏患处。

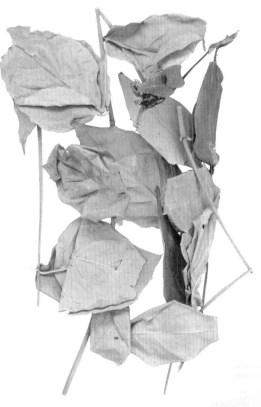

△ 断肠草药材图

对叶榕

【壮名】Meizdw

【别名】乳汁麻木，牛奶稔，猪母茶，
猪奶树，牛乳药，大牛奶，
多糯树，稔水冬瓜

【来源】为桑科植物对叶榕 *Ficus hispida* L. 的根。

【植物形态】灌木或小乔木。全株具乳汁；幼枝被刚毛。单叶通常对生；叶柄被短粗毛；托叶 2 枚，阔披针形，常 4 枚合生成环状，早落；叶片革质或纸质，卵状长椭圆形，长 6～20cm，宽 4～12cm，先端短尖或尾尖，基部圆形或楔形，全缘或有不规则细锯齿，两面被短刚毛。隐头花序，花序托成对着生于叶腋或簇生于无叶的枝上，倒卵形或近梨形，成熟后黄色，具柄，密生短硬毛，顶端略有脐状突起，中部以下常散生数枚苞片，基生苞片 3 枚；雄花、瘿花多数着生于花序托内壁的顶部，花被片 3，雄蕊 1；瘿花无明显花被，花柱近顶生；雌花无花被，花柱侧生，被毛。瘦果卵形。

【分布】广西分布于各地。

【采集加工】全年均可采，

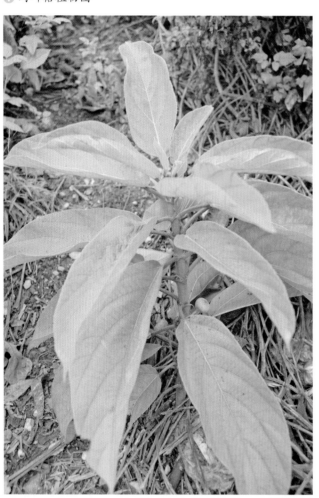

▼ 对叶榕植物图

鲜用或晒干。

【药材性状】根类圆柱形，稍弯曲，有小分枝，直径 1 ～ 10cm。表面灰褐色，具纵皱纹及横向皮孔。质硬，不易折断，断面皮部厚 1 ～ 2mm，浅棕褐色，显纤维性，木部浅黄棕色，具细的环纹。气微，味淡微涩。有小毒。

【功效主治】疏风清热，消积化痰，健脾除湿，行气散瘀。主治感冒发热，结膜炎，痧症，支气管炎，消化不良，痢疾，脾虚带下，乳汁不下，风湿痹痛，跌仆肿痛。

【用法用量】内服：煎汤，15 ～ 30g。外用：适量捣敷，或煎水洗。

【中毒症状】大量生食可引起头晕。

【经验选方】

1.风湿痹痛：对叶榕20g，九龙藤、九节风各15g，水煎服。

2.痧症：对叶榕15g，山芝麻、路边青各10g，水煎服。

3.痢疾：对叶榕、地桃花、凤尾草各15g，水煎服。

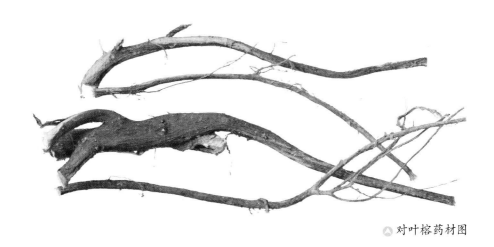

△对叶榕药材图

多须公

【壮名】Niuzcaetdoj
【别名】广东土牛膝，六月霜，六月雪，飞机草，大泽兰

【来源】为菊科植物多须公 *Eupatorium chinense* L. 的根。

【植物形态】草本或半灌木。根多数，细长圆柱形，根茎粗壮。茎上部或花序分枝被细柔毛。单叶对生；有短叶柄；叶片卵形、长卵形或宽卵形，长3.5～10cm，宽2～5cm，先端急尖、短尖或长渐尖，基部圆形或截形，边缘有不规则的圆锯齿，上面无毛，下面被柔毛及腺点。头状花序多数，在茎顶或分枝顶端排成伞房或复伞房花序；总苞狭钟状；总苞片3层，先端钝或稍圆；头状花序含5～6朵小花，花两性，筒状，白色，或有时粉红色；花冠长5mm。瘦果圆柱形，有5纵肋，被短毛及腺点，冠毛1列，刺毛状。

🔻 多须公植物图

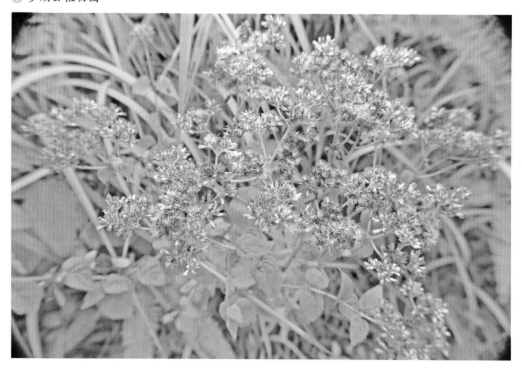

【分布】广西分布于全区各地。

【采集加工】秋季采挖，洗净，切段，晒干。

【药材性状】根呈须状圆柱形，长10～35cm，最长可达50cm，直径0.2～0.4cm，外表黄棕色。质坚硬而脆，易折断，断面白色。略有甘草气，味淡。有毒。

【功效主治】清热利咽，凉血散瘀，解毒消肿。主治咽喉肿痛，白喉，吐血，血淋，赤白下痢，跌仆损伤，痈疮肿毒，关节肿痛，毒蛇咬伤，水火烫伤。

【用法用量】内服：煎汤，10～20g，鲜品30～60g。外用：适量捣敷，或煎水洗。

【中毒症状】用叶擦皮肤可引起皮肤红肿、起疱；误食嫩叶可引起头晕、呕吐。

【经验选方】

1.急性关节炎：多须公、威灵仙各30g，半枫荷、山香根各15g，水煎服。

2.吐血：多须公30g，藕节120g，水煎冲蜜空腹服。

3.血淋：鲜多须公60g，加少许米酒，水煎服。

4.水火烫伤：多须公全草，水煎取浓汁，冷敷患处。

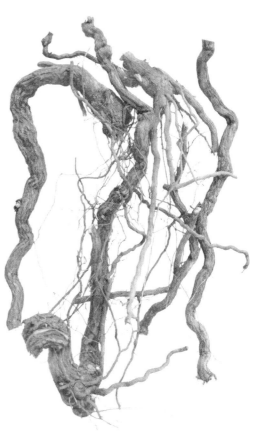

▲ 多须公药材图

繁 缕

【壮名】Byaeknyinz

【别名】鹅肠菜，鹅馄饨，圆酸菜，
乌云草，鹅儿肠

【来源】为石竹科植物繁缕 *Stellaria media*（L.）Cry. 的全草。

【植物形态】草本。匍匐茎纤细，直立枝圆柱形，肉质多汁而脆，中空，茎表一侧有一行短柔毛。单叶对生；下部叶有柄，上部叶无柄；叶片卵圆形或卵形，长 1.5～2.5cm，宽 1～1.5cm，先端急尖或短尖，基部近截形或浅心形，全缘或呈波状。花两性；聚伞花序，花梗细长，一侧有毛；萼片 5，披针形，外面有白色短腺毛，边缘干膜质；花瓣 5，白色，短于萼，2 个深裂直达基部；雄蕊 10，花药紫红色，后变为蓝色；子房卵形，花柱 3～4。蒴果卵形，先端 6 裂。种子多数，黑褐色；表面密生疣状小突点。

▼ 繁缕植物图

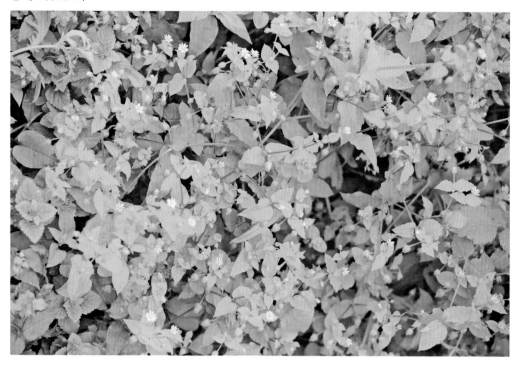

【分布】广西主要分布于南宁、邕宁、武鸣、横县、天峨、藤县、平南。

【采集加工】秋、冬季采收，洗净，切段晒干。

【药材性状】全草多扭缠成团。茎呈细圆柱形，直径约2mm，多分枝，有纵棱，表面黄绿色；质较韧。叶小，无柄，展平后完整叶片卵形或卵圆形，先端锐尖，灰绿色，质脆易碎。偶见淡棕色小花。气微，味淡。有毒。

【功效主治】清热解毒，凉血消痈，活血止痛，下乳。主治痢疾、肠痈、肺痈、乳痈、疔疮肿毒、跌仆伤痛、产后瘀血腹痛、乳汁不下、淋证。

【用法用量】内服：煎汤，15～30g，鲜品30～60g，或捣汁。外用：适量捣敷，或烧存性研末调敷。

【中毒症状】中毒时表现为心动过缓、流涎、流泪、多汗、瞳孔缩小、支气管分泌液过多、呕吐、腹泻、多尿，严重时可导致肺水肿。

【经验选方】

1. 产后瘀血腹痛：繁缕40g，水煎服。

2 中暑呕吐：鲜繁缕30g，白茅根12g，水煎饭前服。

3. 肠痈：鲜繁缕60g，捣烂煮汁，加黄酒适量温服。

4. 淋证：繁缕50g，金钱草30g，水煎服，亦可代茶饮。

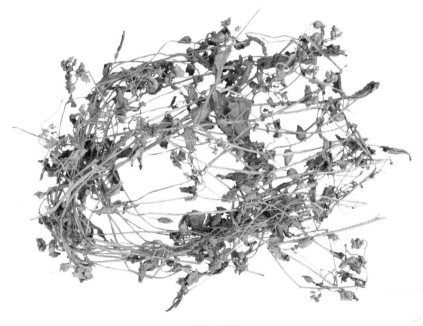

▲繁缕药材图

飞机草

【壮名】Rumfeihgih
【别名】香泽兰，民国草

【来源】为菊科植物飞机草 *Eupatorium odoratum* L. 的全草。

【植物形态】粗壮草本。茎直立，有细纵纹，被灰白色柔毛，中上部的毛较密，分枝与主茎成直角射出。单叶对生；叶片三角形或三角状卵形，长 4～10cm，宽 1.5～5.5cm，先端渐尖，基部楔形，边缘有粗大钝锯齿，两面粗糙，均被茸毛，下面的毛较密而呈灰白色，基出 3 脉。头状花序生于分枝顶端和茎顶端，排成伞房花序，花粉红色，全为管状花；总苞圆柱状，紧抱小花；总苞片有褐色纵条纹；冠毛较花冠稍长。瘦果无毛，无腺点。

◆ 飞机草植物图

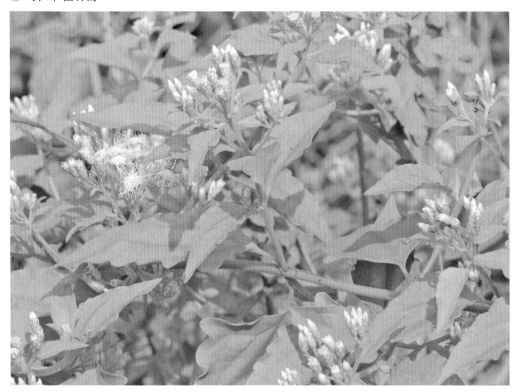

【分布】广西主要分布于防城、那坡、大新、百色、南宁、邕宁、武鸣、上思。

【采集加工】夏、秋季采收，洗净，鲜用，或晒干备用。

【药材性状】全草被灰白色柔毛。主根明显，圆柱形，须根多，黄白色。茎表面绿黄色，木部黄白色，中央具较大髓部。单叶对生，绿黄色，皱缩，展开叶片三角形或三角状卵形，长 3 ～ 9cm，宽 1.2 ～ 5cm，先端渐尖，基部楔形，边缘有粗大钝锯齿。有时可见白色头状花序。气微，味淡。有毒。

【功效主治】散瘀消肿，解毒，止血。主治跌仆肿痛，疮疡肿毒，稻田性皮炎，湿疹、疥癣，外伤出血，旱蚂蟥咬后流血不止。

【用法用量】外用：适量，鲜品捣敷，或揉碎涂擦。

【中毒症状】误食可引起心慌胸闷、气短、恶心呕吐等不适。

【经验选方】

1. 跌仆损伤肿痛，外伤出血：鲜飞机草全草，捣烂外敷。

2. 稻田性皮炎：飞机草鲜叶，揉烂外擦。

3. 皮肤湿疹，疥癣：飞机草250g，五色梅叶200g，羊角拗100g，飞扬草50g，水煎外洗患处。

4. 旱蚂蟥咬伤：飞机草适量，捣烂敷伤口。

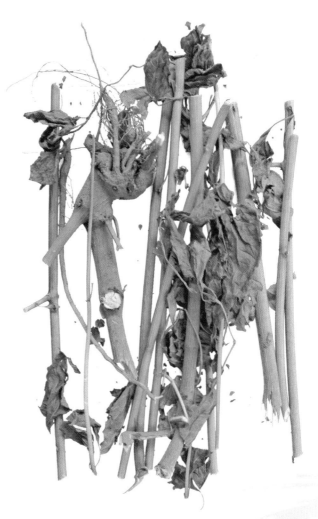

△ 飞机草药材图

飞龙掌血

【壮名】Goraenlwedsanq

【别名】血莲肠，见血飞，飞龙斩血，小金藤，血见愁，散血丹

【来源】为芸香科植物飞龙掌血 *Toddalia asiatica*（L.）Lam. 的根。

【植物形态】木质蔓生藤本。枝干均密被倒钩刺，老枝褐色，幼枝淡绿色或黄绿色，具白色皮孔。叶互生，具柄，三出复叶；小叶片椭圆形、倒卵形、长圆形至倒披针形，长 3～6cm，宽 1.5～2.5cm，先端急尖或微尖，基部楔形，边缘具细圆锯齿或皱纹，革质，有隐约的腺点。花单性，白色，青色或黄色；苞片极细小；萼片 4～5，边缘被短茸毛；花瓣 4～5；雄花雄蕊 4～5，较花瓣长；雌花不育雄蕊 4～5，子房被毛。果橙黄色至朱红色，有深色腺点，果皮肉质，表面有 3～5 条微凸起的肋纹。种子肾形，黑色。

▼ 飞龙掌血植物图

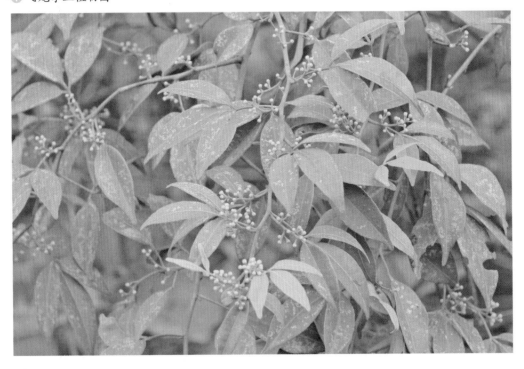

【分布】广西全区各地均有分布。

【采集加工】秋、冬季采收，洗净，切段晒干。

【药材性状】根棒状，直径2～3cm，表面灰棕色，有细纵纹及多数疣状突起；突起处栓皮多脱落，露出鲜黄色或红黄色皮层，质粗糙；剥去皮层，可见木质中柱，纹理平直细密。质硬，不易折断，断面平坦。气微，味淡。有毒。

【功效主治】祛风止痛，散瘀止血，解毒消肿。主治风湿痹痛，腰痛，胃痛，痛经，经闭，跌仆损伤，劳伤吐血，衄血，瘀滞崩漏，疮痈肿毒。

【用法用量】内服：煎汤，9～15g，或浸酒，或入散剂。外用：适量，鲜品捣敷，或干品研末撒，或调敷。

【中毒症状】本品的不良反应为嗜睡、心搏骤停、血压下降、恶心、呕吐、面色苍白、抽搐，大量服用可引起肌肉麻痹，孕妇可致流产。

【经验选方】

1. 风湿痹痛：飞龙掌血根皮15g，五指毛桃15g，八角枫15g，水煎服，亦可浸酒服。

2. 腰痛：飞龙掌血、下山虎各30g，活血藤、山萎各50g，浸酒外擦

患处。

3. 各种血证：飞龙掌血、红白二丑、茅根各15g，水煎服。

4. 闭经，痛经：飞龙掌血、艾叶、陈棕炭、百草霜各15g，水煎服。

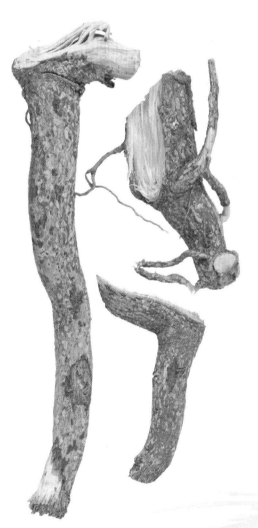

飞龙掌血药材图

凤凰木

【壮名】Maexvahungz

【别名】金凤花，红花楹树，火树，洋楹

【来源】为豆科植物凤凰木 *Delonix regia*（Boj.）Raf. 的花。

【植物形态】落叶乔木。树皮粗糙，灰褐色；小枝常被短柔毛并有明显的皮孔。叶为二回偶数羽状复叶，具托叶；下部的托叶明显羽状分裂，上部的成刚毛状；叶柄光滑至被短柔毛，上面具槽，基部膨大呈垫状；羽片对生，15～20 对，长 5～10cm；小叶 25 对，密集对生，长圆形，两面被绢毛，先端钝，基部偏斜，边全缘；中脉明显；小叶柄短。总状花序顶生或腋生；花大而美丽，鲜红至橙红色，具花梗；花托盘状或短陀螺状；萼片 5，里面红色，边缘绿黄色；花瓣 5，匙形，红色，具黄色及白色花斑，开花后向花萼反卷，瓣柄细长；雄蕊 10 枚，红色，长短不等，向上弯，花丝粗，下半部被棉毛，花药红色；子房黄色，被柔毛。荚果带形，扁平，稍弯曲，暗红褐色，成熟时黑褐色，顶端有宿存花柱。

◆ 凤凰木植物图

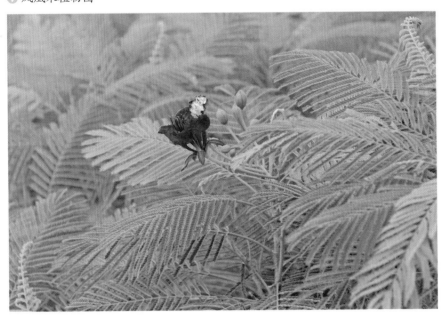

【分布】广西主要分布于南宁、梧州、百色、宁明、龙州。

【采集加工】花开放时采收，除去杂质，晒干。

【药材性状】花多皱缩。花梗灰白色，长短不等。花萼5裂，边缘有较长的细毛。花瓣5，匙形，长至3cm，5裂，顶端卷折，红色，具黄色及白色花斑；雄蕊10枚，红色，长短不等，向上弯；花丝粗，下半部被棉毛，弯曲；花药红色。气微，味微苦。有毒。

【功效主治】平肝潜阳，解热。主治肝热型高血压，眩晕，心烦不宁。

【用法用量】内服：煎汤，6～15g。外用：适量，水煎洗。

【中毒症状】误食种子中毒后有头晕、流涎、腹胀、腹痛、腹泻等消化道症状。茎皮的水提取物对猫和猴有催吐作用和中枢神经抑制作用。

【经验选方】

1.眩晕：凤凰木10g，与猪肉炖服。

2.高血压：凤凰木适量，水煎代茶饮。

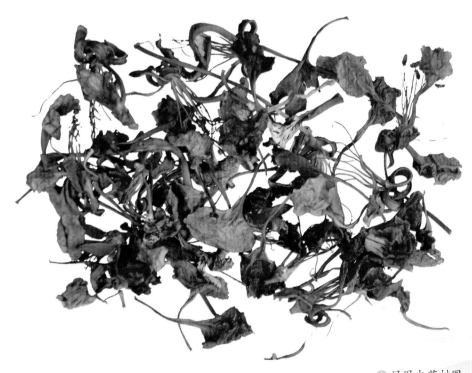

△ 凤凰木药材图

格 木

【壮名】faexgek

【别名】赤叶木，铁木，东京木，铁力水，斗登风，孤坟柴，赤叶柴

【来源】为豆科植物格木 *Erythrophloeum fordii* Oliv. 的种子。

【植物形态】乔木。嫩枝和幼芽被铁锈色短柔毛。叶互生，二回羽状复叶，无毛；羽片通常3对，对生或近对生，每羽片有小叶8～12片；小叶互生，卵形或卵状椭圆形，长5～8cm，宽2.5～4cm，先端渐尖，基部圆形，两侧不对称，边全缘。有穗状花序排成的圆锥花序；总花梗上被铁锈色柔毛；萼钟状，外面被疏柔毛，裂片长圆形，边缘密被柔毛；花瓣5，淡黄绿色，长于萼裂片，倒披针形，内面和边缘密被柔毛；雄蕊10枚，无毛，常为花瓣的2倍；子房长圆形，具柄，外面密被黄白色柔毛。荚果长圆形，扁平，厚革质，有网脉。种子长圆形，稍扁平，种皮黑褐色。

▼ 格木植物图

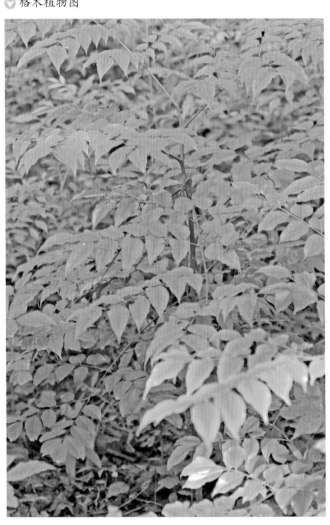

【分布】栽培。

【采集加工】果实成熟时采收，晒干，取出种子，除去果皮、杂质。

【药材性状】种子长圆形，稍扁，长 2 ～ 2.5cm，宽 1.5 ～ 2cm，种皮黑褐色，表面可见裂纹，基部具种柄痕。质硬，不易破碎。气微，味淡。有毒。

【功效主治】益气活血。主治心气不足，气虚血瘀所致的失眠、夜盲等，以及风湿骨痛，跌仆损伤，腰肌劳损。

【用法用量】内服：煎汤，1 ～ 3g。

外用：适量，捣烂外敷。

【中毒症状】格木的种子和树皮含强心苷，服用过量中毒后，产生强烈而持久的局部麻醉。

【经验选方】

1. 风湿骨痛，跌仆损伤，腰肌劳损：格木适量，捣烂外敷。

2. 夜盲：格木 6g，决明子 15g，密蒙花 10g，水煎服。

3. 失眠：格木 6g，茯神 15g，龙眼肉 15g，夜交藤 10g，水煎服。

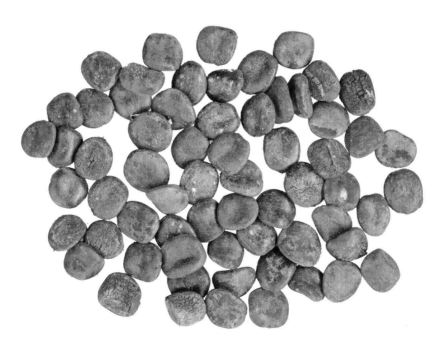

▲ 格木药材图

钩 藤

【壮名】Gaeugvaqngaeu

【别名】莺爪风，金钩藤，挂钩藤，
钩丁，倒挂金钩，双钩藤，
鹰爪风，倒挂刺

【来源】为茜草科植物钩藤 *Uncaria rhynchophylla*（Miq.）Miq. ex Havil. 的带钩茎枝。

【植物形态】木质藤本。小枝四棱柱形，褐色，无毛。叶腋有成对或单生的钩，向下弯曲，先端尖。叶对生；具短柄；叶片卵形、卵状长圆形或椭圆形，长5～12cm，宽3～7cm，先端渐尖，基部宽楔形，全缘，上面光亮，下面在脉腋内常有束毛，略呈粉白色，干后变褐红色；托叶2深裂，裂片条状钻形。头状花序单个腋生或为顶生的总状花序式排列；总花梗纤细；花黄色，花冠合生，上部5裂，裂片外被粉状柔毛；雄蕊5；子房下位。蒴果倒卵形或椭圆形，被疏柔毛，有宿存萼。种子两端有翅。

🔻 钩藤植物图

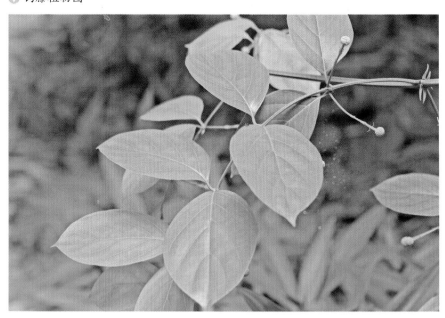

【分布】广西主要分布于防城、上思、武鸣、德保、那坡、凌云、融水、金秀等地。

【采集加工】秋、冬季采收，去叶，切段晒干。

【药材性状】茎枝圆柱形或类方柱形，直径 2～6mm。表面红棕色至紫棕色或棕褐色，上有细纵纹。茎上具略突起的环节，对生两个向下弯曲的钩或仅一侧有钩，钩长 1～2cm，形如船锚，先端渐尖，基部稍圆。钩基部的枝上可见叶柄脱落后的凹点及环状的托叶痕。体轻，质硬。断面外层棕红色，髓部淡棕色。气微，味淡。有毒。

【功效主治】息风止痉，清热平肝。主治小儿惊风、夜啼，以及热盛动风、肝阳上亢所致的眩晕、中风，肝火上炎所致的头胀、头痛、瘰症。

【用法用量】内服：煎汤，6～30g，不宜久煎；或入散剂。

【中毒症状】中毒表现为活动少、全身乏力，服用过量甚至导致死亡。本品可使心、肝、肾有明显的病理改变，大剂量或长期服用时，应注意肝、肾功能的检查。

【经验选方】

1. 眩晕，头痛：钩藤 15g，水煎服。

2. 瘰症，小儿惊风：钩藤 20g，山芝麻、三叉苦各 15g，水煎服。

3. 小儿夜啼：钩藤 15g，僵蚕 10g，水煎服。

4. 中风：钩藤 20g，天麻 15g，炖猪脑食用。

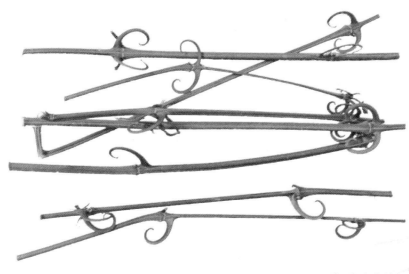

▲ 钩藤药材图

古钩藤

【壮名】Gaeunuem

【别名】白叶藤，白马连鞍，牛角藤，半架牛，白浆藤，大奶浆藤，海上霸王

【来源】为萝藦科植物古钩藤 *Cryptolepis buchananii* Roem. et Schult. 的根。

【植物形态】木质藤本。全株具乳汁。茎皮红褐色，有斑点，小枝无毛。叶对生；叶片纸质，长圆形或椭圆形，长 10 ～ 18cm，宽 4.5 ～ 7.5cm，先端圆形，具小尖头，基部阔楔形，表面绿色，背面苍白色，两面均无毛；侧脉近水平横出，每边约 30 条。聚伞花序腋生，花蕾长圆形，先端尾状渐尖，旋转；花萼 5 裂，裂片阔卵形，内面基部具 10 个腺体；花冠黄白色，裂片披针形，向右覆盖；副花冠裂片 5，先端钝，着生于花冠筒喉部之下；雄蕊离生，着生于花冠筒的中部；子房由 2 枚离生心皮组成。蓇葖 2，叉开成直线，外果皮具纵条纹。种子卵圆形，先端具白色绢质种毛。

🔻 古钩藤植物图

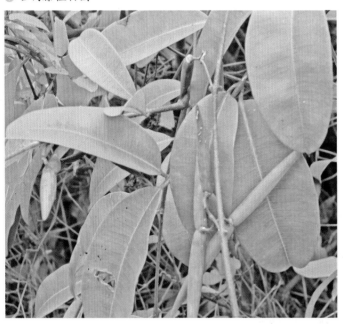

【分布】广西主要分布于上思、龙州、上林、马山、靖西、那坡、百色、乐业。

【采集加工】夏、秋季采挖，洗净，切片，晒干或鲜用。

【药材性状】根长圆柱形，直径0.5～2cm。外皮棕黄色至暗棕色，有小瘤状凸起和不规则的纵皱纹。质坚硬，不易折断，断面略平坦，皮部类白色，稍带粉性，木部微黄色。气微，味苦。有毒。

【功效主治】舒筋活络，消肿解毒，利尿。主治胁痛，腰痛，腹痛，水肿，跌仆骨折，痈疮，疥癣。

【用法用量】内服：研末，0.3g；或浸酒。外用：鲜品适量，捣敷，或干品研末敷。

【中毒症状】过量服用可引起心律失常。

【经验选方】

1.乳痈：鲜古钩藤、土常山、鹰不扑根、相思藤叶、芙蓉叶各适量，加酒糟、生盐适量，捣烂敷患处。

2.水臌：古钩藤、小拦路、南蛇簕各20g，红吹风、地桃花各25g，白及、水田七、生地各15g，水煎服。

3.胁痛：古钩藤、七叶一枝花、胭脂花各20g，研末，每次10g，开水冲服。

4.催乳：古钩藤研末，每次0.5～1分口服；或浸酒服。

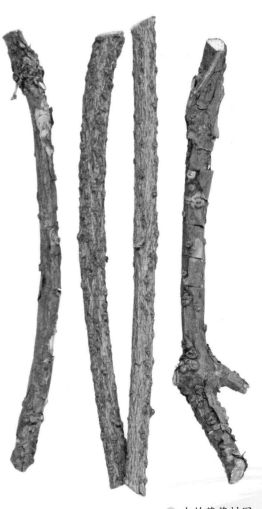

△ 古钩藤药材图

093

光棍树

【壮名】Bouxdogfaex

【别名】绿珊瑚，宜呼端，铁树

【来源】为大戟科植物绿玉树 *Euphorbia tirucalli* L. 的茎叶。

【植物形态】多年生无刺灌木或小乔木。分枝对生或轮生，圆柱状；小枝细长，绿色，稍肉质。叶少数，散生于小枝顶部，或退化为不明显的鳞片状；无托叶。杯状聚伞花序通常有短总花梗，簇生于枝端或枝杈上；总苞陀螺状，内面被柔毛；腺体5，无花瓣状附片；雄花少数，苞片易撕裂，基部多少合生；雌花淡黄白色，子房3室，花柱下部合生，先端短2裂，柱头头状。蒴果，暗黑色，被贴伏的柔毛。种子卵形，平滑。

【分布】广西有栽培。

【采集加工】全年均可采，鲜用或切段晒干，备用。

【药材性状】茎细长圆柱形，黄绿色，具纵皱纹，节部稍膨大，长 3～5cm，直径 0.2～0.5cm。叶细

▼ 光棍树植物图

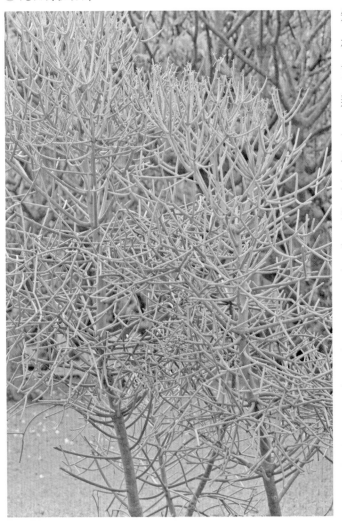

小，少数。味辛、微酸。有小毒。

【功效主治】催乳，杀虫。主治缺乳，癣，皮肤瘙痒。

【用法用量】内服：煎汤，6～9g。外用：适量外敷。

【中毒症状】其汁液有毒，不慎入眼可引起失明，接触皮肤可导致皮肤红肿、瘙痒、化脓，误食则引起腹泻、呕吐等症状。

【经验选方】

1. 缺乳：光棍树9g，水煎服。

2. 癣疮，皮肤瘙痒：光棍树汁液适量，涂患处。

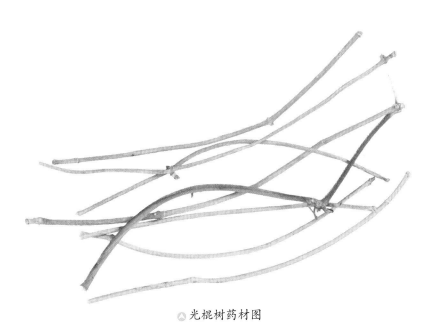

▲光棍树药材图

广西地不容

【壮名】Maengzbaegmbouj

【别名】山乌龟，地乌龟，金线吊乌龟，
金不换，地不容

【来源】为防己科植物广西地不容 *Stephania kwangsiensis* H.S.Lo 的块根。

【植物形态】草质藤本。块根扁球形或不规则球形，通常露于地面，外皮灰褐色，粗糙，散生皮孔状小突点。茎枝圆，有直条纹。叶互生，叶片盾状着生；叶片纸质，三角状圆形或近圆形，长、宽均为 5～12cm，两面无毛，上面淡绿色，下面苍白色，密生小乳突。花小，单性，雌雄异株，均为复伞形聚伞花序，腋生；雄花萼片 6，排成 2 轮，外面均密生透明小乳突；花瓣 3，肉质，外面密生透明小乳突，内面有 2 个垫状大腺体；雌花萼片 1，近卵形。花瓣 2，阔卵形。核果红色，内果皮阔倒卵形，背部有 4 行钩刺状雕纹。

▼ 广西地不容植物图

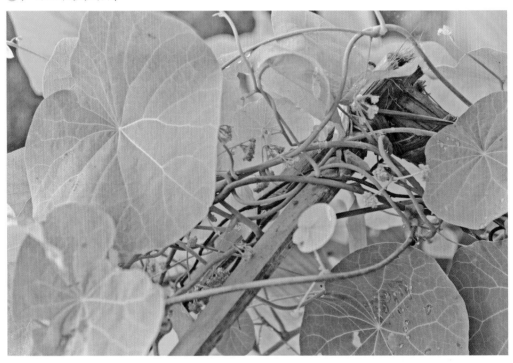

【分布】广西主要分布于龙州、德保、靖西、那坡、田东、凌云。

【采集加工】秋、冬季采收，洗净，切片晒干。

【药材性状】块根类球形或扁球形，或为不规则块状，直径10～40cm，表面褐色、灰褐色至黑褐色，有不规则的龟裂纹，散生众多小凸点。新鲜切面淡黄色至黄色，放置后呈深黄棕色；断面常可见筋脉纹，环状排列呈同心环状，干后略呈点状突起。气微，味苦。有毒。

【功效主治】清热解毒，散瘀止痛。主治咽喉肿痛，胃痛，跌仆损伤，疮疖痈肿，毒蛇咬伤。

【用法用量】内服：煎汤，6～15g。外用：适量鲜品，捣敷患处。

【中毒症状】服用后出现恶心、胃部不适、呕吐、头痛、烦躁等不良反应时，应停用。

【经验选方】

1. 胃痛：广西地不容15g，鸡屎藤10g，三七3g，水煎服。

2. 咽喉肿痛：广西地不容、白点秤、山芝麻各10g，水煎服。

3. 毒蛇咬伤：广西地不容取汁，同雄黄末调，共敷患处。

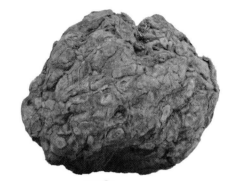
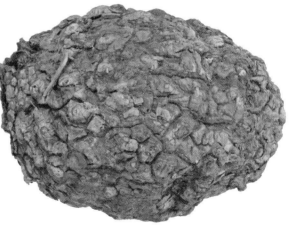

▲ 广西地不容药材图

广西马兜铃

【壮名】Gaemmaenzdaez

【别名】圆叶马兜铃，金银袋，大总管，
萝卜防己，大青木香

【来源】为马兜铃科植物广西马兜铃 *Aristolochia kwangsiensis* Chun et How 的块根。

【植物形态】木质大藤本。块根椭圆形。嫩枝有棱，密被污黄色长硬毛。叶柄密被长硬毛；叶片厚纸质，卵状心形或圆形，长 11 ～ 25cm，宽 9 ～ 22cm，先端钝，基部宽心形，边全缘，嫩叶上面疏被长硬毛，成长叶两面均密被污黄色长硬毛，基出脉 5 条，网脉下面明显隆起。总状花序腋生；花梗常向下弯垂，密被污黄色长硬毛；小苞片钻形，密被长硬毛；花被管中部急剧弯曲，弯曲处至檐部与下部近等长而较狭，外面淡绿色，具褐色纵脉纹和纵棱，密被淡棕色长硬毛；檐部盘状，上面蓝紫色而有暗红色棘状突起，具网脉，外面密被棕色长硬毛，边缘浅 3 裂，裂片阔三角形；花药成对贴生于合蕊柱近基部；子房圆柱形，6 棱；合蕊柱

◆ 广西马兜铃植物图

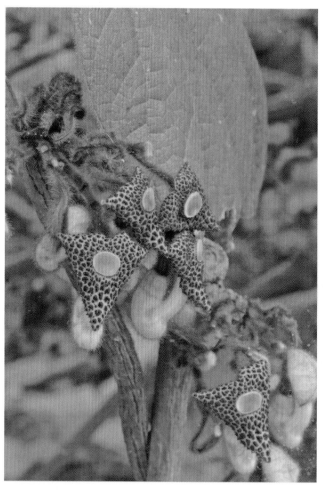

裂片边缘向下延伸而翻卷，具乳头状突起。蒴果暗黄色，长圆柱形，有6棱，成熟时自先端向下6瓣开裂。种子卵形。

【分布】广西主要分布于桂西南。

【采集加工】夏、秋季采挖，洗净，鲜用或切片晒干。

【药材性状】块根肥大，椭圆形，长30～60cm。表面棕褐色，有时有须根或须根痕。质坚而硬，断面类白色。气微，味微苦。有小毒。

【功效主治】行气止痛，清解热毒，止血。主治喘咳、喘促，痉挛性胃痛、腹痛，水臌，跌仆损伤，疮痈肿毒，蛇咬伤，骨结核，外伤出血。

【用法用量】内服：煎汤，6～9g；研末，1.5～3g。外用：适量，干品研末撒患处，或鲜品捣敷。

【中毒症状】过量服用可引起胃中不适、恶心、滑肠等反应，蜜炙后可减轻胃肠道不良反应。

【经验选方】

1. 肺热喘咳：广西马兜铃3g，甘草3g，水煎服。

2. 小儿肺虚，气粗喘促：广西马兜铃1g，阿胶2g，炒鼠黏子2g，甘草5g，杏仁4g，水煎饭后服。

3. 水臌：广西马兜铃9g，水煎服。

4. 胃痛：广西马兜铃6g，水煎服。

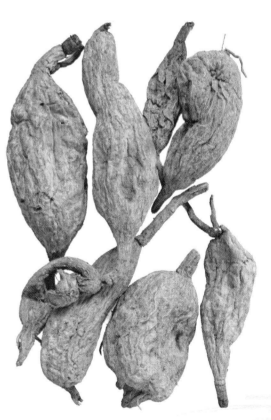

▲ 广西马兜铃药材图

桄 榔

【别名】砂糖椰子，莎木，糖树，糖棕

【来源】为棕榈科植物桄榔 *Arenga pinnata*（Wurmb.）Merr. 的果实。

【植物形态】乔木状。茎较粗壮，有疏离的环状叶痕。叶簇生于茎顶，羽状全裂，羽片呈2列排列，线形或线状披针形，长80～150cm，宽4～5.5cm，顶端有啮蚀状齿，基部有2个不等长的耳垂，下面苍白色；叶鞘粗纤维质，包茎，黑色。肉穗花序腋生，从上往下部抽生几个花序；总花梗粗壮，下弯，分枝很多，下垂的圆锥花序式；佛焰苞5～6枚，披针形；雄花成对着生，萼片3，近圆形，花瓣3，长圆形，革质，雄蕊70～80；雌花常单生，萼片宽过于长，花瓣长1.3cm；子房具3棱。果实倒卵状球形，具3棱，棕黑色，基部有宿存的花被片。种子3颗，黑色，卵状三棱形。

【分布】广西主要分布于隆安、田林、龙州、靖

◆ 桄榔植物图

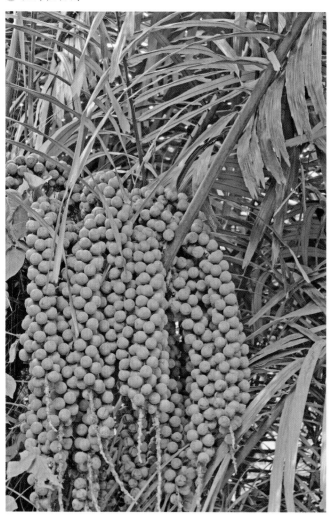

西、大新。

【采集加工】果实成熟时采收，除去杂质，晒干。

【药材性状】果实呈球形或扁球形，直径 2.5 ～ 5cm；果皮灰黄色，坚硬，顶端具三角形的花萼。种子 2 ～ 3 枚，呈半球形，外包具有细毛的膜，种仁土棕色，在种脐处有几条白色的裂纹。有毒。

【功效主治】活血祛瘀，破积止痛。主治小儿疳积、厌食，咽喉肿痛，肥胖病，以及产后血瘀腹痛，心腹冷痛。

【用法用量】内服：磨汁或研末，每次 1.5 ～ 3g。

【中毒症状】过量服用可引起恶心呕吐、腹痛腹泻等。

【经验选方】

1. 小儿疳积，厌食，腹泻：桄榔粉适量，加入少许红糖，开水冲服。

2. 发热，咽喉肿痛：桄榔粉 3g，粳米 20g，甘草 15g，水煎服。

3. 肥胖病：桄榔粉 2g，鲜荷叶 15g，水煎服。

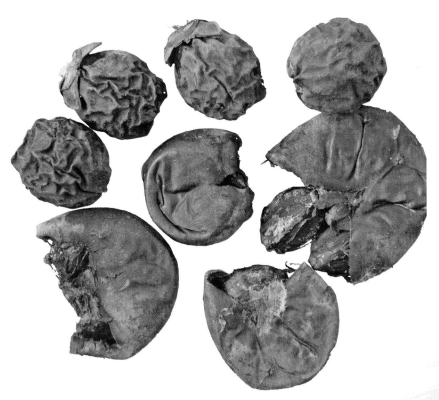

△桄榔药材图

过岗龙

【壮名】Gaeulumx

【别名】老鸦肾，象豆，眼镜豆

【来源】为豆科植物榼藤子 *Entada phaseoloides*（L.）Merr. 的种子。

【植物形态】多年生常绿木质大藤本。茎扭旋，枝无毛。二回羽状复叶，通常有羽片2对，顶生1对羽片变为卷须；小叶2～4对，革质，长椭圆形，长3～3.5cm，先端钝，微凹，基部略偏斜。穗状花序单生或排列成圆锥状，花序轴密生黄色绒毛；花淡黄色；花萼5；花瓣5，基部稍连合；雄蕊10，分离，略突出花冠；子房有短柄，花柱丝状，柱头凹下。荚果木质，弯曲，扁平，成熟时逐节脱落，每节内有1颗种子。种子近圆形，扁平，暗褐色，成熟后种皮木质，有光泽，具网纹。

【分布】广西主要分布于东兰、隆安、龙州、上思、桂平、金秀。

【采集加工】冬、春季种子成熟后采集，去外壳，晒干。

【药材性状】种子为扁圆形，直径4～5cm，厚

● 过岗龙植物图

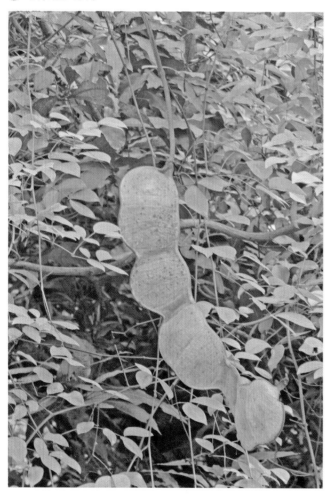

102

10 ～ 18mm。表面棕褐色，具光泽，少数两面中央微凹，被棕黄色粉状物，除去后可见细密的网状纹理。种脐长椭圆形，种皮极坚硬，难破碎。种仁乳白色，子叶两片，甚大，子叶间中央部分常有空腔，近种脐处有细小的胚。气微，味淡，嚼之有豆腥味。有大毒。

【功效主治】行气止痛，利湿消肿。主治风湿痹痛，脘腹胀痛，喉痹，黄疸，脚气水肿，痢疾，痔疮，脱肛，跌仆挫伤。

【用法用量】内服：烧存性研末，1 ～ 3g；或煎服。外用：适量捣敷，或研末调敷。

【中毒症状】树皮浸液能催吐、泻下，有强烈的刺激性，误入眼中可引起眼结膜炎。服用种仁过量，可出现头晕、呕吐、血压急剧下降、呼吸减缓乃至死亡。

【经验选方】

1.风湿骨痛：过岗龙、走马风根各15g，五指毛桃根30g，半枫荷10g，同猪骨煲汤服。

2.风湿性关节炎：过岗龙、杜仲、伸筋草、扁藤各 30g，浸酒没过药材，浸泡 30 天，每次服 15mL。

3.跌仆挫伤：过岗龙、黑老虎、救必应各等量，碾末，加入樟脑粉少许搅匀，用凡士林调成软膏外敷患处。

4.咽喉肿瘤肿痛：过岗龙烧研，每次 3g，加清酒调服。

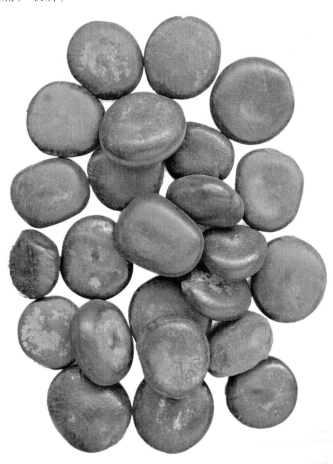

▲ 过岗龙药材图

103

过山枫

【壮名】Yw'ngwz
【别名】窄叶南蛇藤，锐叶过山枫，
具刺南蛇藤，皮刺南蛇藤，
过山风

【来源】为卫矛科植物过山枫 *Celastrus aculeatus* Merr. 的藤茎。

【植物形态】攀援木质藤本。小枝幼时被棕褐色短毛；冬芽圆锥状，基部芽鳞宿存，有时坚硬呈刺状。叶多椭圆形或长方形，长 5 ~ 10cm，宽 3 ~ 6cm，先端渐尖或窄急尖，基部阔楔形或近圆形，边缘上部具疏浅细锯齿，下部多为全缘，侧脉多为 5 对。聚伞花序，通常 3 花，花序梗、小花梗长均被棕色短毛，关节在上部；萼片三角卵形；花瓣长方披针形，花盘稍肉质，全缘，雄蕊具细长花丝，长 3 ~ 4mm，具乳突，在雌花中退化长仅 1.5mm，子房球状，在雄花中退化，长 2mm 以下。蒴果近球状，宿萼明显增大。种子新月状或弯成半环状，表面密布小疣点。

▼ 过山枫植物图

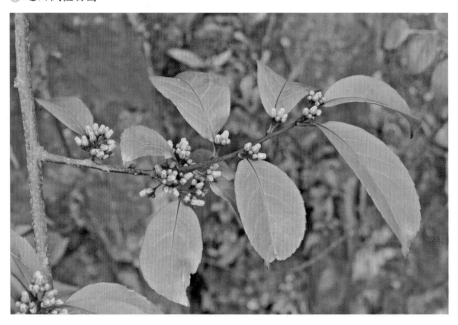

【分布】广西分布于全区各地。

【采集加工】全年均可采收，除去杂质，晒干。

【药材性状】藤茎圆柱形，直径0.5～3.5cm，表面灰褐色或灰绿色，有白色圆点状皮孔，粗糙，具纵皱纹。质坚硬，不易折断，断面纤维性，皮部灰褐色，木部灰白色，可见同心性环纹及密集的小孔，髓部明显。气微，味微辛。有毒。

【功效主治】祛风除湿，行气活血，消肿解毒，主治风热头痛，咽喉肿痛，风湿痹痛，跌仆肿痛，水火烫伤。

【用法用量】内服：煎汤，15～20g。外用：适量，研末调敷。

【中毒症状】服用本品，必须煮熟或炒熟后使用，过量会出现头晕、呕吐、血压下降、呼吸缓减，甚至死亡。

【经验选方】

1.外感风热头痛：过山枫15g，水煎服。

2 咽喉肿痛：过山枫10g，水煎作茶饮。

3.跌仆肿痛：过山枫适量研末，蜂蜜15g，开水冲服。

4.水火烫伤：过山枫适量研末，冷开水调成糊状，敷患处。

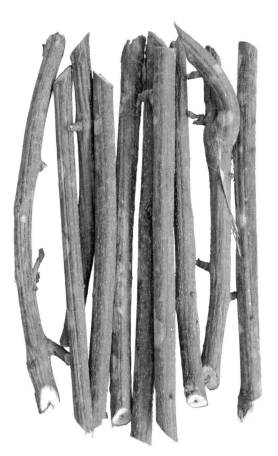

△ 过山枫药材图

海红豆

【壮名】Sanghaijmaklimz
【别名】鄂西红豆树，江阴红豆树

【来源】为豆科植物海红豆 *Adenanthera pavonina* L. var. *microsperma*（Teijsm et Binnend）Nielsen 的种子。

【植物形态】乔木。树皮灰绿色，平滑；小枝绿色，幼时有黄褐色细毛；冬芽有褐黄色细毛。奇数羽状复叶，小叶1～4对，薄革质，卵形或卵状椭圆形，长3～10.5cm，宽1.5～5cm；先端急尖或渐尖，基部圆形或阔楔形，上面深绿色，下面淡绿色，全缘。圆锥花序顶生或腋生，下垂；花疏，有香气；花萼钟形，浅裂，萼齿三角形，紫绿色，密被褐色短柔毛；花冠白色或淡紫色，旗瓣倒卵形，翼瓣与龙骨瓣均为长椭圆形；雄蕊10，花药黄色；子房无毛，内有胚珠5～6，花柱紫色，线状，弯曲，柱头斜生。荚果近圆形，扁平，先端有短喙。种子1～2颗，近圆形，红色。

▼ 海红豆植物图

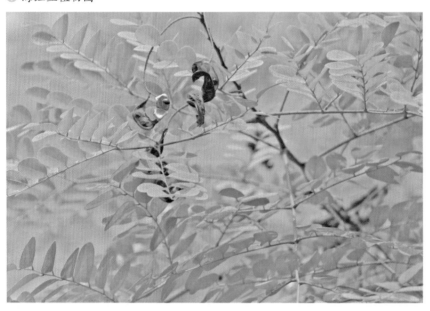

【分布】广西主要分布于隆林、田阳、天峨、桂林。

【采集加工】红豆在栽后15～20年开花结果，10～11月种子成熟时，打下果实，晒到果荚开裂后，筛出种子，再晒至全干。

【药材性状】种子椭圆形，或近圆形，长1.3～1.8cm，表面鲜红色或暗红色，有光泽，侧面有条状种脐，长约8mm。种皮坚脆，子叶发达，2枚，富油性。气微。有小毒。

【功效主治】疏风清热，燥湿止痒，润肤养颜。主治面部黑斑，痤疮，酒渣鼻，头面游风，花斑癣，食物中毒。

【用法用量】本品有毒，一般不作内服。外用：研末涂。

【中毒症状】本品误食，可引起恶心、呕吐、腹泻、肠绞痛等症状，数日后出现溶血现象，表现为呼吸困难、发绀、脉搏细弱、心跳乏力等，严重者可因昏迷、呼吸和循环衰竭、肾功能衰竭而死亡。

【经验选方】

面部黑斑、头面游风、花斑癣：宜入面药及澡豆。

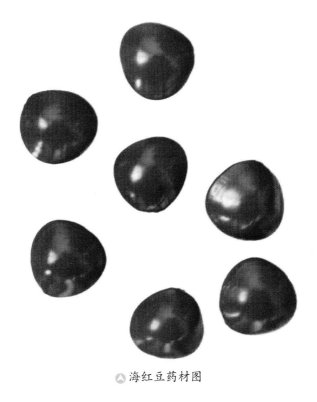

海红豆药材图

海杧果

【壮名】Haijmangzgoj

【别名】海芒果，黄金茄，牛心荔，
牛心茄，山杧果，牛金茄

【来源】为夹竹桃科植物海杧果 *Cerbera manghas* L. 的叶。

【植物形态】乔木。树皮灰褐色；枝条粗厚，绿色，具不明显皮孔。全株具丰富乳汁。叶厚纸质，倒卵状长圆形或倒卵状披针形，稀长圆形，顶端钝或短渐尖，基部楔形，长 6～37cm，宽 2.3～7.8cm，叶面深绿色，叶背浅绿色；中脉和侧脉在叶面扁平，在叶背凸起，侧脉在叶缘前网结。花萼裂片长圆形或倒卵状长圆形，不等大，向下反卷，黄绿色；花冠筒圆筒形，上部膨大，下部缩小，外面黄绿色，无毛，内面被长柔毛，喉部染红色，具 5 枚被柔毛的鳞片；花冠裂片白色，背面左边染淡红色，倒卵状镰刀形，水平张开；雄蕊着生在花冠筒喉部；心皮 2，离生。核果双生或单个，阔卵形或球形，顶端钝或急尖，外果皮纤维质或木质，成熟时橙黄色。种子通常 1 颗。

▼ 海杧果植物图

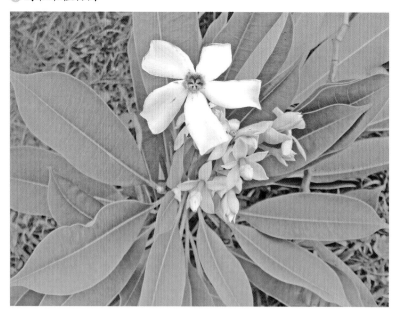

【分布】广西主要分布于合浦、钦州、东兴、浦北。

【采集加工】全年均可采收，切段，晒干。

【药材性状】叶表面黑褐色，常皱缩，展平呈倒卵状长圆形或倒卵状披针形，稀长圆形，顶端钝或短渐尖，基部楔形，两面无毛；中脉和侧脉在叶背凸起；叶柄长 2.5 ～ 5cm。气微，味淡。全株有毒，果实剧毒。

【功效主治】催吐，泻下，强心，祛风湿。

【用法用量】外用：适量捣敷。

【中毒症状】本品少量即可致死，烤后毒性更大。其茎、叶、果均含有剧毒的白色乳汁，食后会引起恶心、呕吐、腹痛、腹泻、手脚麻痹、出冷汗、血压下降、呼吸困难等症状，严重者可能致命。

【经验选方】

风湿痹痛：海杧果适量，捣烂外敷。

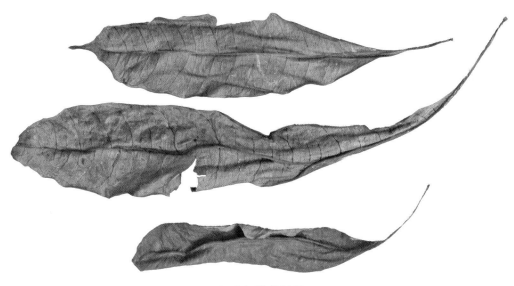

海杧果药材图

海南大风子

【壮名】Haijnanzdafengz

【别名】龙角，高根，乌壳子，大风子，海南麻风树，大枫子

【来源】为大风子科植物海南大风子 *Hydnocarpus hainanensis*（Merr.）Sleum. 的种子。

【植物形态】乔木。树皮灰褐色。小枝圆柱形。叶薄革质，长圆形，长 9～13cm，宽 3～5cm，先端短渐尖，有钝头，基部楔形，边缘有不规则浅波状锯齿。花 15～20 朵，呈总状花序；花序梗短；萼片 4，椭圆形；花瓣 4，肾状卵形，边缘有睫毛，内面基部有肥厚鳞片，鳞片不规则 4～6 齿裂，被长柔毛；雄花：雄蕊约 12 枚，花丝基部粗壮，有疏短毛，花药长圆形；雌花：退化雄蕊约 15 枚，子房卵状椭圆形，密生黄棕色茸毛，1 室，侧膜胎座 5，胚珠多数，花柱缺，柱头 3 裂，裂片三角形，顶端 2 浅裂。浆果球形，密生棕褐色茸毛，果皮革质，果梗粗壮。种子约 20 粒。

◆ 海南大风子植物图

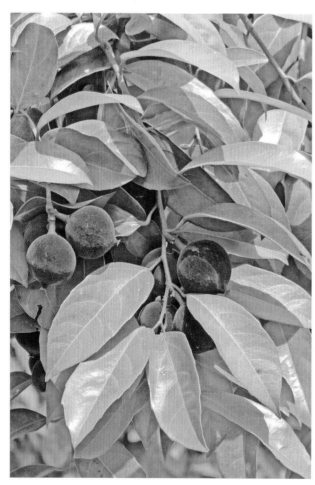

【分布】广西主要分布于靖西、那坡、宁明、龙州。

【采集加工】采收后摊放晾

干，砸破果皮，取出种子晒干。

【药材性状】种子略呈不规则卵圆形，稍有钝棱，长 1 ～ 2.5cm，直径 4 ～ 2cm，种皮坚硬，表面灰棕色至黑棕色；较小一端有凹纹射出，全体有细的纵纹；内表面浅黄色至黄棕色，与外表面凹纹末端相应处有一棕色圆形环纹。种仁外被红棕色或黑棕色薄膜，较小一端略皱缩，并有一环纹。气微，味淡，有油性。有大毒。

【功效主治】攻毒杀虫，祛风燥湿。主治麻风病、梅毒、疥疮、疥癣、风湿病等。

【用法用量】内服：煎汤，0.3 ～ 1g，或入丸、散。外用：适量捣敷；或煅存性，研末调敷。

【中毒症状】本品一般只作外用，内服宜慎重。中毒时可出现头晕、头痛、胸腹痛、恶心、呕吐、四肢乏力、全身发热感，严重时可出现溶血、蛋白尿及管型、肝脂肪变性等症状。

【经验选方】

1. 麻风病：海南大风子适量，烧存性，研末，与轻

粉等份，用麻油调敷疮上。

2. 疥疮：羊尾油 2 片，海南大风子 20 个（去皮），白硫黄 3g，楂肉 30 个（去尖），共捣烂，生绢布袋装，每日放在手中闻。

3. 癣遍身及面：海南大风子、槟榔各 15g，硫黄 9g，醋煎滚调擦。

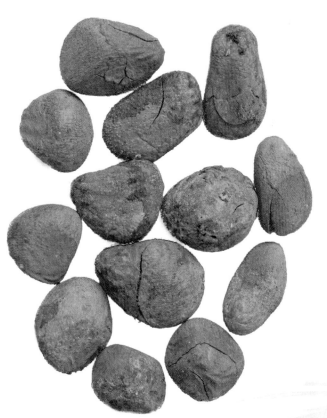

▲ 海南大风子药材图

111

海南韶子

【壮名】Nganzlaehbya
【别名】山韶子，毛龙眼

【来源】为无患子科植物红毛丹 *Nephelium lappaceum* L. 的果皮。

【植物形态】常绿乔木。小枝圆柱形，有皱纹，灰褐色，仅嫩部被锈色微柔毛。叶连柄长 15 ～ 45cm，叶轴稍粗壮，干时有皱纹；小叶 2 或 3 对，很少 1 或 4 对，薄革质，椭圆形或倒卵形，长 6 ～ 18cm，宽 4 ～ 7.5cm，顶端钝或微圆，有时近短尖，基部楔形，全缘，两面无毛；侧脉 7 ～ 9 对，干时褐红色，仅在背面凸起，网状小脉略呈蜂巢状，干时两面可见。花序常多分枝，与叶近等长或更长，被锈色短茸毛；花梗短；萼革质，裂片卵形，被茸毛；无花瓣；雄蕊长约 3mm。果阔椭圆形，红黄色，连刺长约 5cm，宽约 4.5cm，刺长约 1cm。

🔻 海南韶子植物图

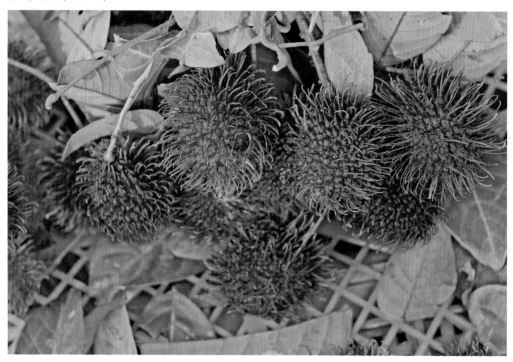

【分布】广西主要分布于武鸣、龙州、凭祥。

【采集加工】秋季果实成熟时采摘，剥取果皮，晒干。

【药材性状】干燥果皮皱缩，毛刺状，黄褐色或红褐色，毛刺长约1cm。质硬，易破碎。气微，味淡。有小毒。

【功效主治】散寒，止痢，解毒。主治痢疾，心腹冷痛，疮疡。

【用法用量】内服：煎汤，9～15g。外用：适量，水煎漱口，或湿敷。

【中毒症状】种子多食可引起腹痛、头晕、呕吐等症状。

【经验选方】

1. 痢疾：海南韶子15g，水煎服。

2. 口腔炎：海南韶子20g，水煎漱口。

3. 溃疡：海南韶子200g，湿敷于患处。

4. 心腹冷痛：海南韶子10g，红花12g，延胡索10g，干姜15g，水煎服。

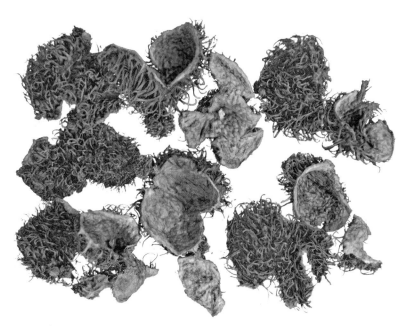

△海南韶子药材图

海 漆

【壮名】Sanghaij

【别名】土沉香，海漆树，水贼，水贼仔

【来源】为大戟科植物海漆 *Excoecaria agallocha* L. 的枝叶。

【植物形态】常绿乔木。枝具多数皮孔。叶互生，厚，近革质，叶片椭圆形或阔椭圆形，顶端短尖，基部钝圆或阔楔形，边全缘或有不明显的疏细齿；中脉粗壮，侧脉约10对；叶柄粗壮，顶端有2个圆形的腺体；托叶卵形。花单性，雌雄异株，聚成腋生总状花序，雄花序长3～4.5cm，雌花序较短；雄花的苞片阔卵形，肉质，基部腹面两侧各具1腺体，每个苞片内含1朵花，小苞片2，披针形，基部两侧各具1腺体，萼片3，线状渐尖，雄蕊3枚。雌花的苞片和小苞片与雄花相同，萼片阔卵形或三角形，顶端尖，基部稍连合，子房卵形，花柱3，分离，顶端外卷。蒴果球形，具3沟槽；分果爿尖卵形，顶端具喙。种子球形。

▼ 海漆植物图

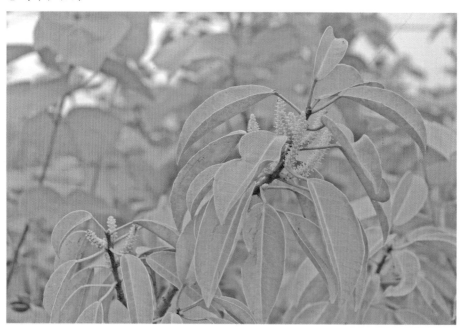

【分布】广西主要分布于北海、东兴、防城、合浦、钦州。

【采集加工】全年均可采收，切段，干燥。

【药材性状】茎枝圆柱形，表面黄棕色至黄褐色，直径 1 ~ 8cm，有多数细小圆形皮孔或枝痕；质脆，易折断。叶互生，叶柄粗壮，顶端有 2 个圆形的腺体，叶片黄褐色，略皱卷，展开椭圆形或阔椭圆形，长 6 ~ 8cm，宽 3 ~ 4.2cm，顶端短尖，尖头钝，基部钝圆或阔楔形，边全缘或有不明显的疏细齿；质脆，易碎。气微，味淡。有毒。

【功效主治】祛风除湿，消肿解毒。主治风湿性关节炎、体实便秘、溃疡、手足肿毒等。

【用法用量】内服：煎汤，5 ~ 10g。外用：适量，水煎外洗。

【中毒症状】本品树干的白色汁液有毒性，可引起皮肤红肿、发炎；入眼可引起暂时失明，严重者可致永久失明。

【经验选方】

1. 风湿性关节炎：海漆 8g，黄花倒水莲 15g，海桐皮 10g，水煎服。

2. 便秘：海漆 10g，水煎服，也可适当加蜂蜜调服。

3. 手足肿毒：海漆 150g，水煎外洗。

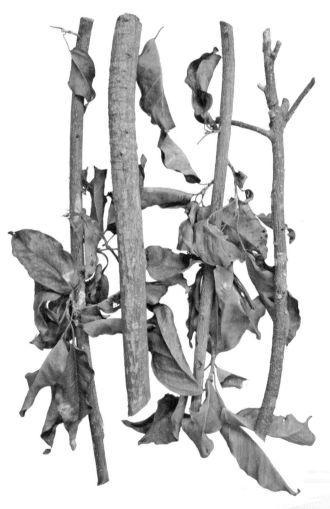

▲ 海漆药材图

海桐皮

【壮名】Godongz

【别名】钉铜皮，鼓铜皮，丁皮，刺桐皮，
刺通，接骨药，刺桐

【来源】为豆科植物刺桐 *Erythrina varieate* L. 的茎皮或根皮。

【植物形态】乔木。树皮灰棕色，枝淡黄色至土黄色，密被灰色茸毛，具黑色圆锥状刺，后即脱落。叶互生或簇生；托叶 2，线形，早落；三出复叶；小叶阔卵形至斜方状卵形，长 10～15cm，顶端小叶宽大于长，先端渐尖而钝，基部近截形或阔菱形，两面叶脉均有稀疏毛茸。总状花序，被茸毛；花萼佛焰苞状，萼片斜裂，由背开裂至基部；花冠蝶形，大红色，雄蕊 10，二体；花柱 1，淡绿色，柱头密被紫色软毛。荚果串珠状，微弯曲。种子 1～8 颗，球形，暗红色。

▼ 海桐皮植物图

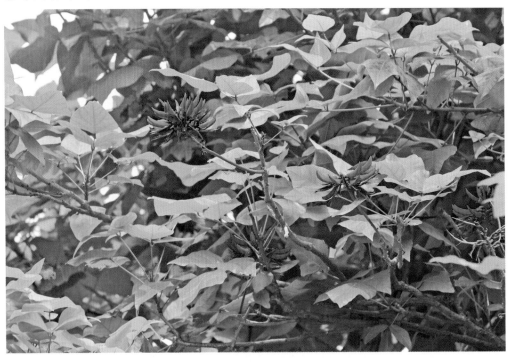

【分布】广西主要分布于南宁、上林、北流。

【采集加工】夏、秋季剥取树皮，有剥取干皮、砍枝剥皮和挖根剥皮3种方法。剥皮后，刮去灰垢，晒干。

【药材性状】茎皮和根皮呈半圆筒状或板片状，两边略卷曲，厚0.25～1.5cm；茎皮外表面黄棕色至棕黑色，常有纵沟纹，栓皮有时被刮去，未除去栓皮的表面粗糙，有黄色皮孔，并散布有钉刺，或除去钉刺后的圆形疤痕；内表面黄棕色，较平坦，有细密纵网纹，根皮无刺。质坚韧，易纵裂，不易折断，断面浅棕色，裂片状。气微，味微苦。有小毒。

【功效主治】祛风除湿，舒筋通络，杀虫止痒。主治风湿痹痛，跌仆损伤，蛔虫病，牙痛，疥癣，湿疹。

【用法用量】内服：煎汤,6～12g;或浸酒。外用：适量，煎汤熏洗，或浸酒擦，或研末调敷。

【中毒症状】过量服用易引起心慌、胸闷、腹痛腹胀等。

【经验选方】

1.风湿痹痛：海桐皮、麻骨风各10g，红杜仲15g，水煎服。

2.蛔虫病：海桐皮3g，研末，开水冲服。

3.牙痛：海桐皮适量，水煎漱口。

4.疥癣：海桐皮、蛇床子各等份，研末，以腊猪脂调擦。

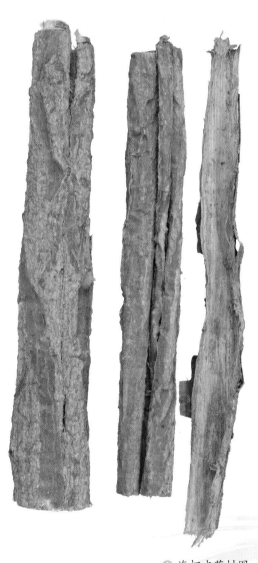

⚠ 海桐皮药材图

117

海 芋

【壮名】Gofangzlengj
【别名】广狼毒，观音莲，狼毒头，
　　　　独脚莲，野芋，木芋头，
　　　　老虎芋

【来源】为天南星科植物海芋 *Alocasia macrorrhiza*（L.）Schott 的根茎。

【植物形态】草本。茎粗壮，圆柱形，黄棕色。叶螺状排列，叶柄粗壮，绿色或污紫色，下部粗大，抱茎；叶片阔卵形，长 30 ～ 90cm，宽 20 ～ 60cm，先端短尖，基部广心状箭头形，边缘波状，侧脉 9 ～ 12 对，粗而明显，绿色。花雌雄同株；花序柄粗壮；佛焰苞的管粉绿色，苞片舟状，绿黄色，先端锐尖；肉穗花序短于佛焰苞；雌花序位于下部；中性花序位于雌花序之上；雄花序位于中性花序之上；附属器长约3cm，有网状槽纹；子房 3 ～ 4 室。浆果红色。种子 1 ～ 2 颗。

🔻 海芋植物图

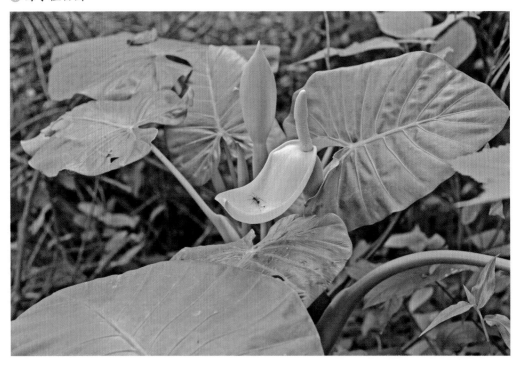

【分布】广西各地有分布。

【采集加工】全年均可采收，用刀削去外皮，鲜用或切片晒干；或清水浸漂 5 ～ 7 天，并多次换水，取出鲜用或晒干。加工时以布或纸垫手，以免中毒。

【药材性状】干燥根茎圆柱形，直径 6 ～ 10cm，有时可见未除尽的栓皮及环状的节和圆形的根痕，表面棕色或棕褐色。质轻，易折断，断面白色或黄白色，显颗粒性。气微，味淡，嚼之麻舌而刺喉。有大毒。

【功效主治】清热解毒，行气止痛，散结消肿。主治流感，普通感冒，痧症，腹痛，肺结核，风湿痹痛，疔疮，痈疽肿毒，瘰疬，附骨疽，斑秃，疥癣，蛇虫咬伤。

【用法用量】内服：煎汤，3 ～ 9g，鲜品 15 ～ 30g，需切片与大米同炒至米焦后加水煮至米烂，去渣用，或久煎 2 小时后用。外用：适量捣敷（不可敷健康皮肤），或焙贴，或煨热擦。

【中毒症状】全株有毒，不宜生食。体虚者及孕妇慎服。其中毒表现：皮肤接触汁液发生瘙痒；眼与汁液接触致失明；误食茎、叶引起舌、喉发痒、肿胀，流涎，肠胃灼痛，恶心，呕吐，腹泻，出汗，惊厥，严重者可窒息，或因心脏麻痹而死亡。

【经验选方】

1. 痧症，腹痛：海芋 9g（炒黄），岗松 20g（炒黄）。将海芋煎煮至水沸，再将岗松放入煎煮片刻，去渣温服。

2. 风湿痹痛：取海芋厚片，先将樟脑少许置于芋片中央，用火烤樟脑，趁火未熄，速敷患处。

3. 痈疮：海芋鲜根茎适量，加酒 30g，捣烂，用野芋头叶包，煨热外敷。

4 蛇虫咬伤：海芋 30g，生油柑木皮 30g，用盐水和药捣烂，以湿纸或树叶包裹煨热，敷患处。

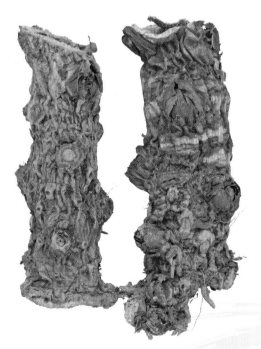

△ 海芋药材图

豪猪刺

【壮名】Gooennou
【别名】三颗针，铜针刺，刺黄连，
　　　　土黄连，蠓猪刺，老鼠刺

【来源】为小檗科植物豪猪刺 *Berberis julianae* Schneid. 的茎。

【植物形态】常绿灌木。老枝黄褐色或灰褐色，具条棱和稀疏黑色疣点；茎刺三分叉，长 2～3.5cm，有槽，坚硬，黄色。叶革质，坚厚，椭圆形、披针形或倒披针形，边缘有 10～20 个刺状锯齿。花 15～30 朵，簇生；花黄色；小苞片 3，卵形或披针形；萼片 6，花瓣状，2 轮；花瓣长椭圆形，顶端微凹；基部缢缩呈爪，具 2 枚长圆形腺体。浆果矩圆形，蓝黑色，有白粉，顶端有宿存花柱。

▼ 豪猪刺植物图

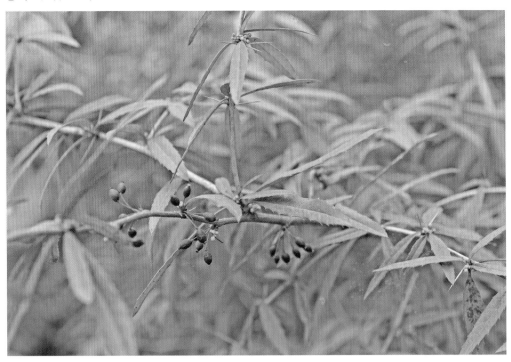

【分布】广西主要分布于融水、兴安、全州。

【采集加工】茎于春、秋二季采收，晒干。

【药材性状】茎类圆柱形，稍弯曲，有少数分枝，长短粗细不一。表面灰棕色，有细皱纹。质坚硬，不易折断；折断面纤维性，鲜黄色，切断面近圆形或长圆形，有略呈放射状的纹理。髓小，黄白色。气微，味苦。有毒。

【功效主治】清利湿热，清热解毒。主治湿热泻痢、黄疸、胆囊炎、淋浊、湿疹、口疮、咽喉肿痛、目赤、丹毒、疮疡肿毒、水火烫伤。

【用法用量】内服：煎汤，9～15g。外用：适量，煎水洗。

【中毒症状】中毒时表现为腹痛、恶心、呕吐，甚则出现呼吸抑制等症状。

【经验选方】

1. 胆囊炎：豪猪刺15g，鸡骨草15g，夹竹菜30g，木通藤9g，千金拔根9g，水煎服。

2. 肝硬化：豪猪刺15g，黄姜30g，鸡血藤9g，了刁竹6g，车前草30g，五指牛奶30g，两面针3g，水煎服。

3. 泄泻：豪猪刺15g，凤尾草15g，金樱根12g，水煎服。

4. 细菌性痢疾：豪猪刺10g，水煎服。

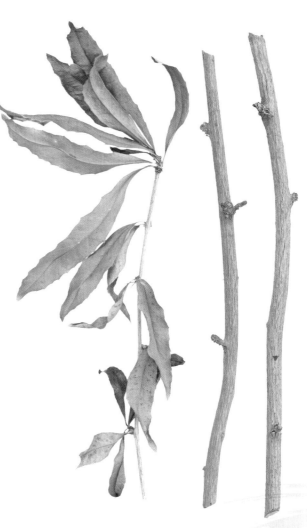

▲豪猪刺药材图

核　桃

【壮名】Haekdouz

【别名】虾蟆，胡桃穰，胡桃肉，核桃仁

【来源】为胡桃科植物胡桃 *Juglans regia* Linn. 的种仁。

【植物形态】落叶乔木。树皮灰白色。小枝被短腺毛，具明显的叶痕和皮孔；髓部白色，薄片状。奇数羽状复叶，互生，小叶 5～9 枚，先端 1 片常较大，椭圆状卵形至长椭圆形，长 6～15cm，宽 3～6cm，先端钝圆，基部偏斜，全缘，背面脉腋内有 1 簇短柔毛。花单性，雌雄同株；雄花葇荑花序腋生，下垂，花小而密集，苞片 1，长圆形，小苞片 2，长卵形，花被片 1～4，均被腺毛，雄蕊 6～30；雌花序穗状，雌花 1～3 朵，总苞片 3 枚，长卵形，花后随子房增大；花被 4 裂，裂片线形；子房下位，柱头羽毛状，鲜红色。果实近球形，核果状，外果皮绿色，表面有斑点；中果皮肉质；内果皮骨质，表面凹凸不平，有 2 条纵棱，先端具短尖头，内果皮壁内具空隙而有皱褶，隔膜较薄。

🔻 核桃植物图

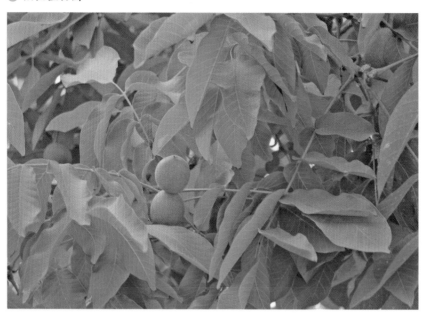

【分布】广西主要分布于隆林、田林、乐业、凌云、那坡。

【采集加工】9～10月采集果实，除去肉质果皮，晒干，敲去果壳，取出种子。

【药材性状】种仁完整者类球形，由两片呈脑状的子叶组成，直径1～3cm，一端可见三角状突起的胚根。通常两瓣裂或破碎成不规则块状。种皮薄，淡棕色至深棕色，有深色纵脉纹。子叶黄白色，碎断后内部黄白色或乳白色，富油性。气微香，味甜。有小毒。

【功效主治】温肺定喘，补肾益精，润肠通便。主治久咳，喘促，失眠，瘰疬，遗精，阳痿，腰痛脚弱，尿频，遗尿，肠燥便秘，石淋，疮疡。

【用法用量】内服：煎汤，9～15g；嚼服，10～30g；或入丸、散。外用：适量，榨油滴耳。

【中毒症状】服用过量可导致严重的腹泻，严重者甚至因泻水样便，出现身体脱水的情况。

【经验选方】

1.咳嗽，哮喘：核桃适量，捣烂，与蜂蜜和匀，开水送服。

2.失眠：核桃15g，益智仁、柏子仁各10g，五味子、补骨脂各6g，水煎服。

3.遗精：核桃15g，五味子3g，水煎服。

4.中耳炎：核桃榨油，加适量冰片滴耳。

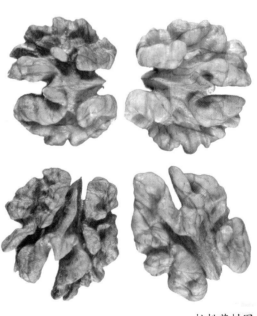

◎核桃药材图

黑面神

【壮名】Go'ndied

【别名】青凡木，庙公仔，鸡肾叶，
乌漆臼，青漆，鬼画符，
山桂花

【来源】为大戟科植物黑面神 *Breynia fruticosa*（L.）Hank. f. 的枝叶。

【植物形态】灌木。树皮灰褐色，枝上部常呈压扁状，紫红色，多叉状弯曲，表面有细小皮孔，小枝灰绿色。单叶互生；托叶三角状披针形；叶片革质，菱状卵形、卵形或阔卵形，长3～7cm，宽1.8～3.5cm，下面粉绿色，具细点。花小，单性，雌雄同株，单生或2～4朵成簇；雌花位于小枝上部，雄花位于小枝下部叶腋内，或雌花及雄花生于同一叶腋内，或分别生于不同小枝上；雌花花萼陀螺状，6细齿裂；雄蕊3，紧包于花萼内，花丝合生成柱状，无退化雌蕊；雄花花萼钟状，6浅裂，裂片顶端近截平，中间具小突尖，果时增大，上部辐射张开呈盘状；子房卵圆形。蒴果

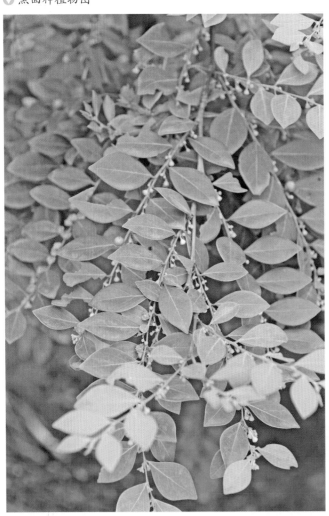

▼ 黑面神植物图

124

球形。

【分布】广西各地有分布。

【采集加工】全年均可采收，晒干或鲜用。

【药材性状】嫩枝紫红色。叶具短柄；叶片革质，卵形或阔卵形，先端钝或急尖，全缘，灰白色，上面有虫蚀斑纹，下面具细点；托叶三角状披针形。枝及叶干后变为黑色。气微，味淡微涩。有小毒。

【功效主治】清热祛湿，活血解毒。主治腹痛吐泻，湿疹，疔疮疖肿，缠腰火丹，皮炎，漆疮，产后乳汁不通，风湿痹痛，阴痒，虫咬伤，刀伤出血。

【用法用量】内服：煎汤，15～30g；或捣汁。外用：适量捣敷，或煎水洗，或研末撒。

【中毒症状】服用过量可导致中毒性肝炎，出现头晕、头痛、上腹不适、频繁呕吐、胃纳减退、黄疸，甚者出现深度昏迷，肝肿大、压痛，肝功能检查明显异常。

【经验选方】

1. 疔疮：黑面神叶适量，捣烂敷患处。

2. 产后乳汁不通而乳少：黑面神叶捣烂，和酒糟、蜂蜜服之。

3. 烂疮：黑面神叶30g，半边莲15g，墨旱莲6g。捣烂敷患处。

4. 疮疖，蜘蛛咬伤，刀伤出血：黑面神叶适量，捣烂外敷。

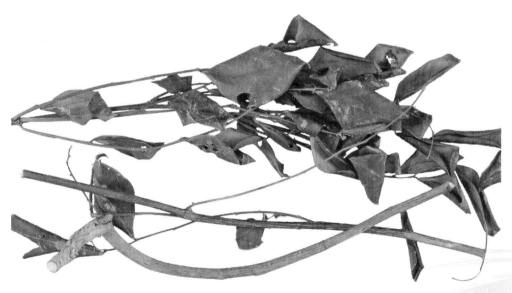

▲黑面神药材图

红花八角

【壮名】makgakvahoengz

【别名】野八角，石莽草

【来源】为八角科植物红花八角 *Illicium dunnianum* Tutch. 的树皮。

【植物形态】常绿灌木。根粗壮，红褐色，有樟木香气。小枝纤细，棕褐色，具皱纹，老枝灰白色。单叶互生，常 3 ~ 8 片集生于枝顶；革质或薄革质，狭长披针形或狭长倒披针形，长 4 ~ 10cm，宽 0.8 ~ 2cm，先端尾状渐尖或急尖，基部窄楔形，全缘，干后稍后卷。花单生或 2 ~ 3 朵簇生于叶腋或近枝顶，花梗纤细；花被片 12 ~ 20，粉红色或红色，最大一片椭圆形或近圆形；雄蕊通常 24；心皮 8 ~ 13。聚合果直径 2 ~ 2.5cm，蓇葖果 8 ~ 11，木质，有明显钻形尖头，稍反曲。种子亮褐色，有光泽。

▼ 红花八角植物图

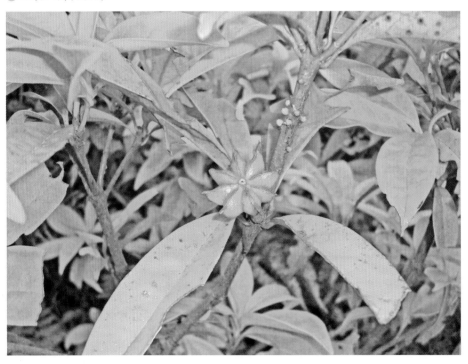

126

【分布】广西主要分布于上思、金秀、融水、龙胜、全州、兴安。

【采集加工】秋季剥皮，晒干。

【药材性状】树皮不规则块状，大小不一，厚度可达3mm。外表面灰棕色，有苔藓和地衣附着，皮孔明显，多数横向，栓皮较易剥落；内表面棕色。质较硬。有樟木气，嚼之有黏感，味辛、甜。有小毒。

【功效主治】祛风除湿，散瘀消肿，止痛。主治风湿痹痛，跌仆损伤，筋伤骨折，腹泻。

【用法用量】内服：煎汤，15～30g。外用：适量，水煎外洗，或炒热敷肚脐，或研粉酒调敷，或浸酒擦。

【中毒症状】误食可出现呕吐、流涎、喉咙灼辣、口渴、烦躁、腹痛、手足发冷、口吐白沫、瞳孔散大等症状。

【经验选方】

1.风湿痹痛：红花八角、木瓜各15g，水煎服。

2.跌仆损伤：红花八角适量，水煎，将患处浸泡于药水中。

3.腹泻：红花八角、小茴香适量，炒热敷于肚脐处。

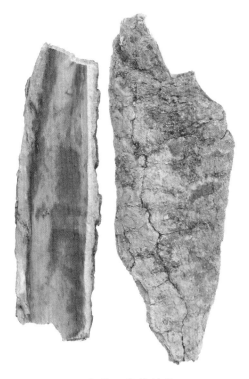

▲ 红花八角药材图

水红花子

【壮名】Go'nyazlaz
【别名】水荭子，荭草实，河蓼子，
川蓼子，东方蓼

【来源】为蓼科植物红蓼 *Polygonum orientale* L. 的果实。

【植物形态】草本。茎直立，中空，多分枝，密生长毛。叶互生；托叶鞘筒状，下部膜质，褐色，上部草质，被长毛，上部常展开成环状翅；叶片卵形或宽卵形，长 10～20cm，宽 6～12cm，先端渐尖，基部近圆形，全缘，两面疏生软毛。总状花序由多数小花穗组成，顶生或腋生；苞片宽卵形；花淡红色或白色；花被 5 深裂，裂片椭圆形；雄蕊通常 7，长于花被；子房上位，花柱 2。瘦果近圆形，扁平，黑色，有光泽。

🔻 水红花子植物图

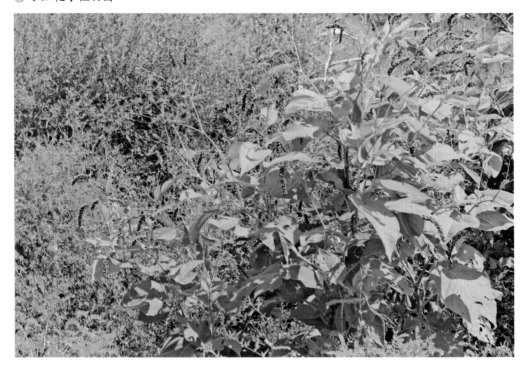

【分布】广西主要分布于南宁、武鸣、上林、隆林、南丹、河池、都安、金秀、藤县、阳朔、全州。

【采集加工】秋季果实成熟时，采收果穗，晒干，打下果实，除杂质。

【药材性状】瘦果扁圆形，直径3～4mm，厚约1mm。表面棕黑色、棕色或红棕色，平滑，有光泽，两面微凹陷，中部略有纵向隆起，先端有突起的柱基，基部有黄色点状果柄痕，有的残留灰白色膜质花被。质坚硬。除去果皮，可见一粒扁圆形种子，外面包被有浅棕色膜质种皮，先端有浅棕色突起的珠孔，基部有一圆形种脐，胚乳白色，粉质，胚细小，弯曲，位于胚乳的周围。气微，味微辛。有小毒。

【功效主治】祛风，燥湿，清热解毒，活血，截疟。主治腹胀，鼓胀，风湿痹痛，痢疾，腹泻，吐泻转筋，水肿，脚气，痈疮疔疖，蛇虫咬伤，小儿疳积，跌仆损伤，疟疾。

【用法用量】内服：煎汤，15～30g；或浸酒；或研末。外用：适量，研末敷，或捣敷，或水煎外洗。

【中毒症状】本品毒性小，目前未见中毒的相关报道。

【经验选方】

1. 慢性肝炎，肝硬化腹水：水红花子20g，大腹皮10g，黑丑9g，水煎服。

2. 脾大，腹胀：水红花子30g，水煎熬膏。每次1汤匙，每日2次，黄酒或开水送服。

3. 瘰疬，破者亦治：水红花子30g，水煎服。

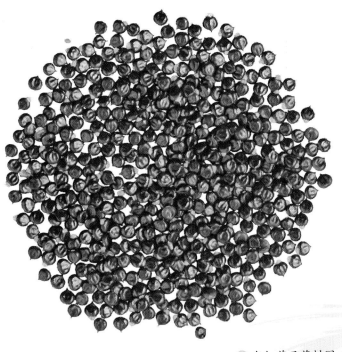

水红花子药材图

虎 杖

【壮名】Godiengangh
【别名】大虫杖，苦杖，酸杖，斑杖，
苦杖根，蛇总管，大力王，
土大黄

【来源】为蓼科植物虎杖 *Polygonum cuspidatum* Sieb. et Zucc. 的根茎。

【植物形态】灌木状草本。根茎横卧地下，木质，黄褐色，节明显。茎直立，丛生，无毛，中空，散生紫红色斑点。叶互生；叶柄短；托叶鞘膜质，褐色，早落；叶片宽卵形或卵状椭圆形，长 6～12cm，宽 5～9cm，先端急尖，基部圆形或楔形，全缘，无毛。花单性，雌雄异株，成腋生的圆锥花序；花梗细长，中部有关节，上部有翅；花被 5 深裂，裂片 2 轮，外轮 3 片在果时增大，背部生翅；雄花雄蕊 8；雌花花柱 3，柱头头状。瘦果椭圆形，有 3 条棱，黑褐色。

◎ 虎杖植物图

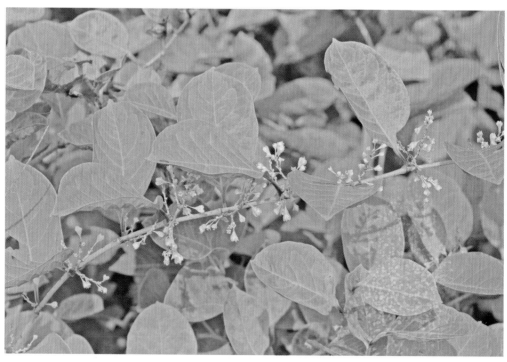

【分布】广西主要分布于罗城、资源、富川、钟山、昭平、岑溪、博白等地。

【采集加工】全年均可采挖，洗净，切片晒干。

【药材性状】根茎圆柱形，长短不一，直径 0.5～2.5cm，节部略膨大。表面棕褐色至灰棕色，有明显的纵皱纹、须根和点状须根痕，分枝顶端及节上有芽痕及鞘状鳞片。节间长 2～3cm。质坚硬，不易折断，折断面棕黄色，纤维性，皮部与木部易分离，皮部较薄，木部占大部分，呈放射状，中央有髓或呈空洞状，纵剖面具横隔。气微，味微苦、涩。有毒。

【功效主治】活血散瘀，祛风通络，清热利湿，解毒。主治妇女闭经、痛经、产后恶露不下、淋浊带下、癥瘕积聚，跌仆损伤，风湿痹痛，湿热黄疸，疮疡肿毒，毒蛇咬伤，水火烫伤。

【用法用量】内服：煎汤，10～15g；或浸酒；或入丸散。外用：适量，水煎浸泡，研末调敷，或煎浓汁湿敷，或熬膏涂擦。

【中毒症状】本品长期使用可引起白细胞减少。

【经验选方】

1.妇女闭经：虎杖根 15g，土瓜根、牛膝各取汁 20mL，水煎，酒送服。

2.损伤瘀血：虎杖 15g，赤芍 9g，水煎服，或加酒适量服。

3.疫毒攻手足，肿痛欲断：虎杖根适量，煮汁浸泡。

4.月经不调：虎杖 15g，凌霄花、没药各 10g，为末，每次 3g，热酒送服。

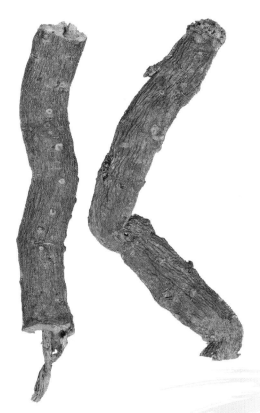

▲ 虎杖药材图

131

黄 蝉

【壮名】Ragheujma

【别名】硬枝黄蝉，没心没肺花，黄兰蝉

【来源】为夹竹桃科植物黄蝉 *Allemanda neriifolia* Hook. 的全株。

【植物形态】直立灌木，具乳汁。枝条灰白色。叶 3 ～ 5 片轮生，全缘，椭圆形或倒披针状矩圆形，被短柔毛，先端渐尖或急尖，基部楔形；叶脉在下面隆起，叶柄极短，基部及腋间具腺体。聚伞花序顶生，花梗被秕糠状短柔毛；花冠橙黄色，漏斗状，内面具红褐色条纹，花冠下部圆筒状，基部膨大，喉部被毛，花冠裂片 5 枚，向左覆盖，圆形或卵圆形，顶端钝；雄蕊 5 枚，着生冠筒喉部，花药与柱头分离。蒴果球形，具长刺。种子扁平，具薄膜质边缘。

▼ 黄蝉植物图

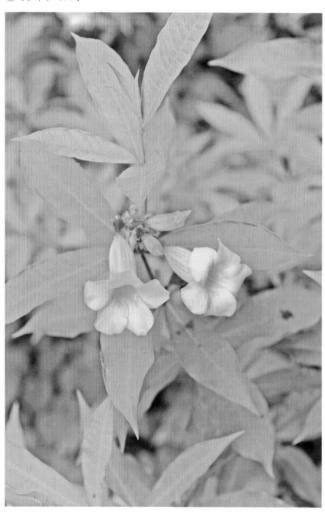

【分布】栽培。

【采集加工】全年可采挖，洗净切成块晒干。

【药材性状】根呈圆柱形，稍弯曲，有分枝，直径 1.5 ～ 7mm，表面黄棕色，具纵向皱纹及根痕；味微，质脆，易折断；断面皮部黄褐色，木部黄白色，断面有细小的放射状纹理。茎呈圆柱形，直径3～8mm，表面黄棕色，具较高皮孔及纵沟纹，枝粗壮，叶痕大而明显；味微，质脆，易折断；断面皮部棕褐色，木部黄白色，中央具较大的髓部。叶暗绿色，稍皱缩，叶片纸质，披针形或卵状披针形，完整者展开长5～6.5cm，宽1.8～2.6cm；气微，味淡。有毒，乳汁毒性最强。

【功效主治】消肿，杀虫。用于跌仆损伤等。

【用法用量】内服：煎汤，3～6g。外用：适量，捣烂外敷。

【中毒症状】误食有高热、泻痢、呕吐、嘴唇红肿等症状，皮肤接触汁液会出现红疹。

【经验选方】

1. 跌仆损伤：黄蝉适量，捣烂敷于患处。

2. 杀虫：黄蝉10g，打粉外用。

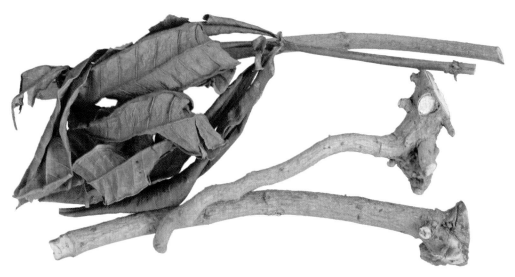

▲ 黄蝉药材图

黄　独

【壮名】Ywhenj

【别名】黄药子，苦药子，三慈姑，
金钱吊蛤蟆，红药子

【来源】为薯蓣科植物黄独 *Dioscorea bulbifera* L. 的块茎。

【植物形态】缠绕草质藤本。块茎卵圆形至长圆形，表面密生多数细长须根。茎圆柱形。单叶互生，叶片宽卵状心形或卵状心形，长 5～26cm，宽 2～26cm，先端尾状，渐尖，全缘或微波状；叶腋内紫褐色的球形或卵圆形珠芽，外有圆形斑点。花单性，雌雄异株；雄花序穗状下垂，雄花基部有卵形苞片 2 枚；花被片披针形，新鲜时紫色；雌花序与雄花序相似，常二至数个丛生叶腋。蒴果反折下垂，三棱状长圆形，成熟时淡黄色，表面密生紫色小斑点。种子深褐色，扁卵形，种翅栗褐色。

【分布】广西主要分布于上林、南宁、龙州、靖西、田林、隆林、罗城、资源、全州、岑溪、玉林。

【采集加工】挖出后，洗净泥土，剪去毛须，切成

▼ 黄独植物图

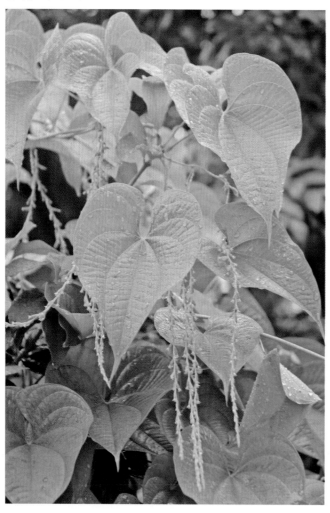

片，晒干或烘干即可。

【药材性状】块茎近圆形，直径 2.5～7cm。表面棕黑色，皱缩，有众多白色、点状突起的须根痕，或有弯曲残留的细根，栓皮易剥落；切面黄白色至黄棕色，颗粒状，并散有橙黄色麻点。气微，味苦。有小毒。

【功效主治】清热解毒，散结消瘿，凉血止血。主治百日咳，肺热咳喘，吐血、衄血、咯血，痈疮肿毒，肿瘤，瘿瘤，喉痹，毒蛇咬伤。

【用法用量】内服：煎汤，3～9g；或浸酒；或研末，1～2g。外用：适量，鲜品捣敷，或研末调敷，或磨汁涂。

【中毒症状】误食可引起口、舌、喉等处烧灼痛，流涎，恶心，呕吐，腹痛，腹泻，瞳孔缩小，严重者出现昏迷、呼吸困难和心脏麻痹而死亡。

【经验选方】

1. 百日咳：黄独 9～15g，冰糖为引，水煎分 3～5 次服。

2. 吐血：黄独、真蒲黄各等份，用生麻油调，以舌舐之。

3. 鼻衄不止：黄独 30g，捣罗为散。每服 4g，煎阿胶汤调服。

4. 胃痛：黄独、陈皮、炒苍术、金钱草各 6g，土青木香 4.5g，研末服或水煎服。

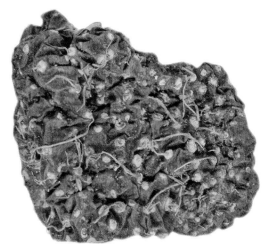
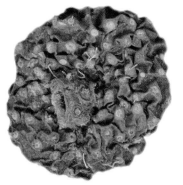

▲黄独药材图

黄花杜鹃

【壮名】Gosamcenz

【别名】黄杜鹃，闹羊花，三钱三，
玉枝，毛老虎，羊不食草

【来源】为杜鹃花科植物羊踯躅 *Rhododendron molle*（Blume）G. Don 的花。

【植物形态】落叶灌木。枝条幼时密被灰白色柔毛及疏刚毛。叶纸质，长圆形至长圆状披针形，先端钝，具短尖头，基部楔形，边缘具睫毛，幼时上面被微柔毛，下面密被灰白色柔毛，沿中脉被黄褐色刚毛。总状伞形花序顶生，花多达 13 朵；花梗被微柔毛及疏刚毛；花萼裂片小，圆齿状，被微柔毛和刚毛状睫毛；花冠阔漏斗形，黄色或金黄色，内有深红色斑点，花冠管向基部渐狭，圆筒状，外面被微柔毛，裂片 5，椭圆形或卵状长圆形，外面被微柔毛；雄蕊 5，不等长，长不超过花冠；子房圆锥状，密被灰白色柔毛及疏刚毛。蒴果圆锥状长圆形，具 5 条纵肋，被微柔毛和疏刚毛。

▽ 黄花杜鹃植物图

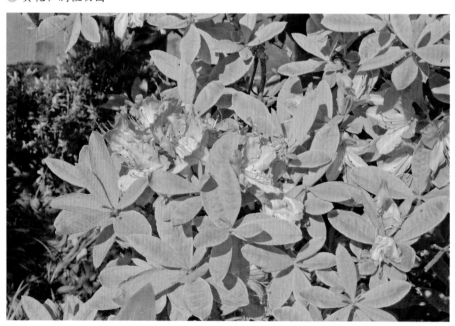

【分布】广西主要分布于灌阳、凌云、罗城、临桂、全州、钟山。

【采集加工】每年4～5月开花，可在开花盛期采摘，晒干。

【药材性状】花多皱缩。花梗灰白色，长短不等。花萼5裂，边缘有较长的细毛。花冠钟状，长至3cm，5裂，顶端卷折，表面疏生短柔毛，灰黄色至黄褐色。雄蕊较花冠长，弯曲，露出花冠外，花药棕黄色，2室，孔裂。商品不带子房，花萼及花梗也常除去。气微，味微苦。有毒，花和果毒性最大。

【功效主治】祛风除湿，定痛，杀虫。主治风湿痹痛，偏正头痛，跌仆损伤，牙痛，慢性支气管炎，皮肤顽癣，疥疮。

【用法用量】内服：研末，0.3～0.6g；或煎汤，0.3～0.6g；或入丸、散；或浸酒。外用：适量，研末调敷，或鲜品捣敷。

【中毒症状】中毒时可见明显心慌胸闷，甚则恶心、剧烈呕吐等。

【经验选方】

1. 风湿痹痛：黄花杜鹃0.4g，虎杖10g，秦艽15g，水煎服。

2. 跌仆损伤：黄花杜鹃适量，捣烂敷于患处。

3. 牙痛：黄花杜鹃0.5g，研末，调成糊状置于牙痛处。

4. 慢性气管炎：黄花杜鹃3g，五指毛桃20g，水煎饭后服。

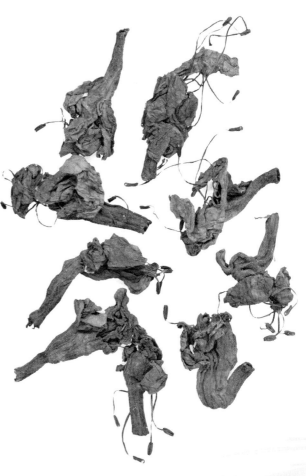

▲ 黄花杜鹃药材图

137

黄花夹竹桃

【壮名】Gyazcuzdauz
【别名】柳木子，相等子，台湾柳，
　　　　黄花状元竹，美国黄蝉，
　　　　夹竹桃

【来源】为夹竹桃科植物黄花夹竹桃 *Thevetia peruviana*（Pers.）K.Schum. 的果实。

【植物形态】小乔木，有乳液。树皮棕褐色，皮孔明显；小枝下垂，灰绿色。叶互生，无柄；叶片革质，线形或线状披针形，长 10～15cm，宽 7～10cm，两端长尖，鲜绿色，光亮，边稍背卷；中肋明显。聚伞花序顶生；有总柄，通常 6 花成簇，黄色，芳香；萼片 5，三角形；花冠大形，漏斗形，花冠筒喉部具 5 个被毛的鳞片，花冠裂片 5，向左覆盖，比花冠筒长；雄蕊着生于花冠筒喉部，花丝被银白色毛；柱头圆形，先端 2 裂；花盘缺；子房 2 裂。核果扁三角球形，干时黑色。种子长圆形，淡灰色。

▼ 黄花夹竹桃植物图

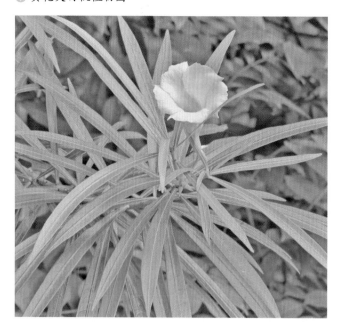

【分布】广西各地有栽培。

【采集加工】秋季果熟时采收，晒干。

【药材性状】果实扁三角状球形，表面皱缩，黑色，先端微凸起，基部有宿萼及果柄，外果皮稍厚，中果皮肉质，内果皮坚硬。质脆，易破碎。气微，味极苦。有大毒。

【功效主治】强心，利尿，消肿。主治各种心脏病引起的心力衰竭、阵发性室上性心动过速、阵发性心房纤颤，以及跌仆损伤，痈肿，水肿。

【用法用量】用提取物制成片剂口服；或制成注射液静脉注射。

【中毒症状】生药不可内服。中毒时表现为口腔有灼热感、舌刺痛、喉干、头痛头晕、恶心呕吐、腹痛、烦躁、瞳孔放大、心脏麻痹等。

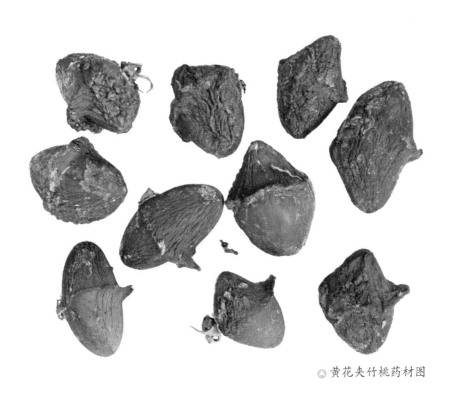

▲ 黄花夹竹桃药材图

黄毛楤木

【壮名】Gaemnaujgaeb
【别名】鸟不企，鹰不泊，鸟不宿

【来源】为五加科植物黄毛楤木 *Aralia decaisneana* Hance 的根。

【植物形态】灌木。茎皮灰色，有纵纹和裂隙；新枝密生黄棕色茸毛，有刺；刺短而直，基部稍膨大。叶为二回羽状复叶；叶柄粗壮，疏生细刺和黄棕色茸毛；托叶和叶柄基部合生，先端离生部分锥形，外面密生锈色茸毛；叶轴和羽片轴密生黄棕色茸毛；羽片有小叶 7 ~ 13；小叶片革质，卵形至长圆状卵形，长 7 ~ 14cm，宽 4 ~ 10cm，先端渐尖或尾尖，基部圆形，上面密生黄棕色茸毛，下面毛更密，边缘有细尖锯齿，侧脉两面明显。圆锥花序大，密生黄棕色茸毛，疏生细刺；伞形花序有花 30 ~ 50 朵，苞片线形，外面密生茸毛，花梗密生细毛，小苞片宿存，萼边缘有 5 小齿；花瓣卵状三角形，淡绿白色；雄蕊 5；子房 5 室，花柱 5，基部合生，上部离生。果实球形，黑色，有 5 棱。

▼ 黄毛楤木植物图

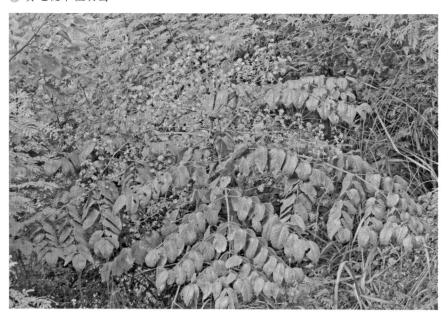

【分布】广西主要分布于平南、桂平、贵港、梧州、藤县、南宁、武鸣、邕宁。

【采集加工】全年均可采收，洗净，切段，晒干。

【药材性状】根呈圆柱形，有分枝，表面棕黄色，具少数须根，具纵皱纹。质硬，不易折断，断面皮部棕黄色，易与木部分离，木部淡黄色，中间具淡黄白色髓部。气微，味淡。有小毒。

【功效主治】祛除风湿，活血通络，清热解毒，消肿止痛。主治风湿痹痛，湿热黄疸，风热感冒，头痛咳嗽，淋浊，带下，腰酸腿痛，咽喉肿痛，胃脘痛，牙龈肿痛，跌仆肿痛。

【用法用量】内服：煎汤，6～15g；或泡酒。外用：适量捣敷。

【中毒症状】本品使用不当易引起腹泻、恶心呕吐等不适。

【经验选方】

1.风湿痹痛：黄毛楤木、红龙船花叶、鸡爪风叶、爬山虎各 10g，水煎服。

2.牙痛：黄毛楤木 15g，水煎，含于口中。

3.跌仆肿痛：黄毛楤木鲜根适量，捣烂，酒炒，敷患处。

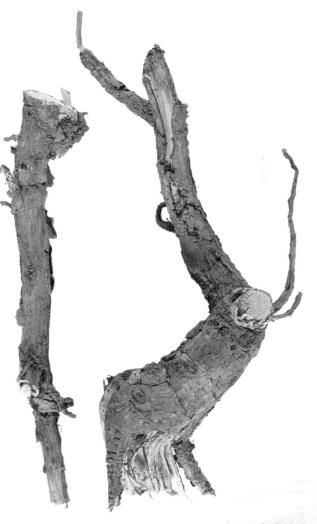

▲ 黄毛楤木药材图

141

黄 麻

【壮名】Vangzmaz

【别名】苦麻叶，老麻叶，麻叶，
麻仔叶，嫩叶心，络麻，
圆蒴黄麻

【来源】为椴树科植物黄麻 *Corchorus capsularis* L. 的根。

【植物形态】直立木质草本，无毛。叶纸质，卵状披针形至狭窄披针形，长5～12cm，宽2～5cm，先端渐尖，基部圆形，两面均无毛，三出脉的两侧脉上行不过半，中脉有侧脉6～7对，边缘有粗锯齿；叶柄有柔毛。花单生或数朵排成腋生聚伞花序，有短的花序柄及花柄；萼片4～5片，花瓣黄色，倒卵形，与萼片约等长；雄蕊18～22枚，离生；子房无毛，柱头浅裂。蒴果球形，顶端无角，表面有直行钝棱及小瘤状突起，5片裂开。

【分布】广西主要分布于东兰、上林、博白、玉林、苍梧。

【采集加工】根于11月到第二年2月前挖取，抖去

▼ 黄麻植物图

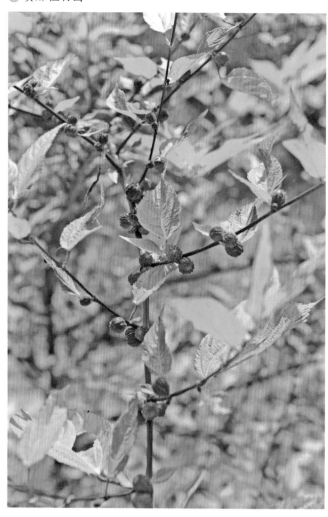

142

泥土，晒干或烘干。

【药材性状】根呈圆柱形，主根直径约1.5cm。有分枝，表面土黄色，皮孔点状，较多。断面皮部纤维性，质韧，皮部与木部易于分离，木部黄白色。气微，味淡。有毒。

【功效主治】理气，止血，解毒，排脓。主治咯血，吐血，便血，跌仆瘀肿，妇女崩漏、干血痨等月经不调，腹痛，痢疾，疮痈，还可以预防中暑。

【用法用量】内服：煎汤，6～10g。外用：适量，鲜品捣敷。

【中毒症状】本品大剂量或长期使用可引起精神兴奋、震颤、焦虑、失眠、心痛、心悸、心动过速等。

【经验选方】

1.预防中暑，中暑发热，痢疾：黄麻10g，水煎服。

2.妇女干血痨及月经不调：黄麻10g，水煎服。

3.跌仆瘀肿：鲜黄麻根皮适量，捣烂，酒炒外敷。

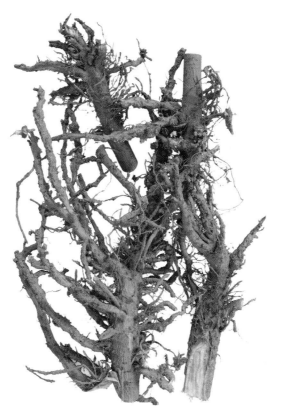

△ 黄麻药材图

黄 藤

【壮名】Gaeuhenj

【别名】藤黄连，古山龙，土黄连，
伸筋藤，山大王，天仙藤，
金锁匙，大黄藤

【来源】为防己科植物天仙藤 *Fibraurea recisa* Pierre 的茎。

【植物形态】木质大藤本。根和茎的木质部均鲜黄色。茎粗壮，常扭曲，灰棕色，具深沟状裂纹。叶柄两端明显膨大；叶片革质，长圆状卵形或长圆状椭圆形，有时阔卵形，长 10 ～ 25cm，宽 4 ～ 11cm，先端急尖或短渐尖，基部圆或钝，两面均有光泽，离基 3 ～ 5 脉，侧脉及网脉均在背面凸起。圆锥花序生于无叶的老枝或老茎上，阔大而疏散；花单性异株，花被片 8 ～ 12，自外向内渐大；雄蕊 3，分离，花丝肥厚；雌花具 3 心皮。核果长圆状椭圆形，黄色，内果皮木质。

▼ 黄藤植物图

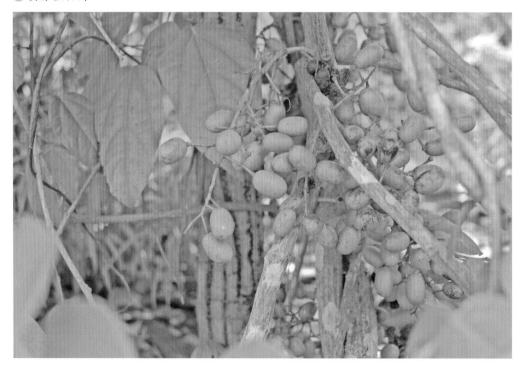

144

【分布】广西主要分布于钦州、南宁、百色。

【采集加工】茎全年可采收，切片，晒干。

【药材性状】茎呈圆柱形，稍弯曲，粗达3cm以上，外表面土灰色，节微隆起，具多数细纵沟和横裂。质坚硬，难折断，断面皮部暗棕色，有空隙；木部黄色至棕黄色，中心有髓，射线色较暗。气微臭，味极苦。有大毒。

【功效主治】清热利湿，泻火解毒。主治肠炎，肝炎，疟疾，疮肿，湿疹，阴道炎，支气管炎，百日咳，扁桃体炎，眼结膜炎，烫伤。

【用法用量】内服：煎汤，10～20g。外用：适量，煎水洗，或研末敷。

【中毒症状】误食中毒后，可出现头晕、瞳孔散大、呼吸深快、心跳加快、血压上升，最初呈呼吸兴奋状态，继则昏厥，最后因中枢神经麻痹而死亡。

【经验选方】

1.肝炎：黄藤、山栀子、虎杖、穿心草各10g，水煎服。

2.骨折：用（黄藤）根、茎适量研粉，配成20%凡士林软膏，均匀涂于纱布上，将骨折复位后敷于患处，夹板固定，5～7天换药1次。

3.烫伤：黄藤适量，研成粉末，加入麻油调匀，外敷于患处。

4.外伤感染：黄藤250g，水煎洗涤伤口处。

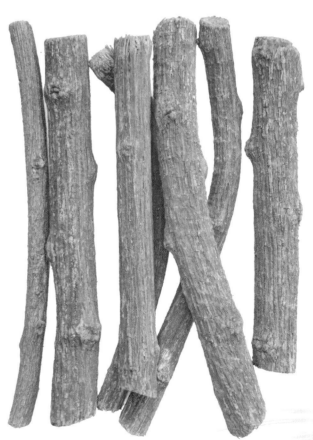

▲ 黄藤药材图

火殃簕

【壮名】Gooenlunzgoe
【别名】纯阳草，阿黎树，龙骨刺，杨丫，
火虹，火巷，美泽大戟

【来源】为大戟科植物火殃簕 *Euphorbia antiquorum* Linn. 的茎。

【植物形态】灌木，含白色乳汁。分枝圆柱状或具不明显的 3～6 棱；小枝肉质，绿色，扁平或有 3～5 个肥厚的翅，翅的凹陷处有一对利刺。单叶互生；具短柄；托叶皮刺状，坚硬；叶片肉质，倒卵形、卵状长圆形至匙形，长 4～6cm，宽 1.5～2cm，先端钝圆有小尖头，基部渐狭，两面光滑无毛。杯状聚伞花序，总花梗短而粗壮；总苞半球形，黄色，5 浅裂，裂片边缘撕裂；雌雄花同生于总苞内；雄花多数，有一具柄雄蕊，鳞片倒披针形，边缘撕裂，中部以下合生；腺体 4 枚，2 唇形，下唇大，宽倒卵形；雌花无柄，生于总苞中央，仅有一个 3 室的上位子房。蒴果球形，光滑无毛。

▼ 火殃簕植物图

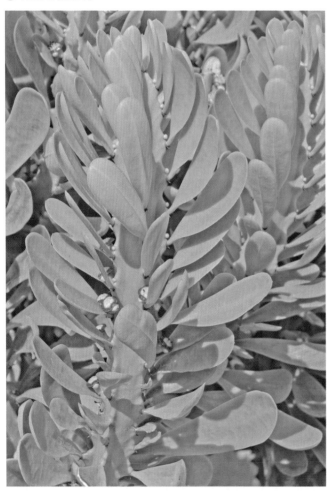

【分布】广西各地有分布。

【采集加工】全年均可采收，去皮、刺，鲜用；或切片，晒干，炒成焦黄。

【药材性状】茎枝肥厚，圆柱状，或有3～6钝棱，棕绿色，直径2～3.5cm，小枝肉质，绿色，扁平，有3～5翅状纵棱。气微，味苦。有毒。

【功效主治】利尿通便，拔毒祛腐，杀虫止痒。主治鼓胀，水肿，痢疾，便秘，疔疮，痈疽，疥癣。

【用法用量】内服：煎汤，1～3g；或入丸剂。外用：适量，剖开焙热贴敷，或取汁涂。

【中毒症状】本品内服过量会引起泄泻，汁液与皮肤接触可引起皮炎、起水疱，入眼可致失明。

【经验选方】

1. 疔疮肿毒：火殃簕适量，捣烂外敷患处。

2. 疥癣：火殃簕适量，加醋磨汁涂患处。

3. 便秘：火殃簕取汁，加适量番薯粉，为小丸，如绿豆大，用新瓦焙干候用。每次服1丸。

4. 无名肿毒：火殃簕适量，割开，用火焙热，贴敷患处。

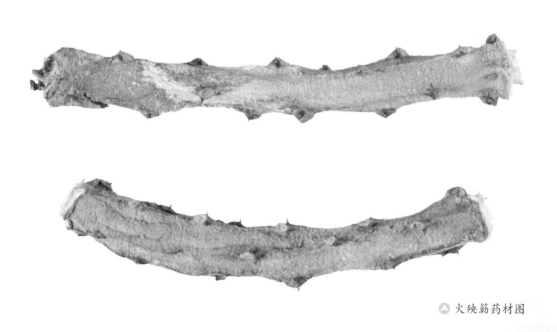

▲ 火殃簕药材图

147

鸡屎藤

【壮名】Gaeudaekmaj
【别名】雀儿藤，甜藤，鸡矢藤，狗屁藤

【来源】为茜草科植物鸡矢藤 *Paederia scandens*（Lour.）Merr. 的茎叶。

【植物形态】草质藤本。基部木质，多分枝。叶对生；托叶三角形，早落；叶片卵形、椭圆形、长圆形至披针形，长 5～15cm，宽 1～6cm，先端急尖至渐尖，基部宽楔形，两面无毛或下面稍被短柔毛；叶纸质，新鲜揉之有臭气。聚伞花序排成顶生的带叶的大圆锥花序或腋生而疏散少花；花紫色，几无梗；萼狭钟状；花冠先端 5 裂，镊合状排列。浆果成熟时光亮，淡黄色，分裂为 2 个小坚果。

🔻 鸡屎藤植物图

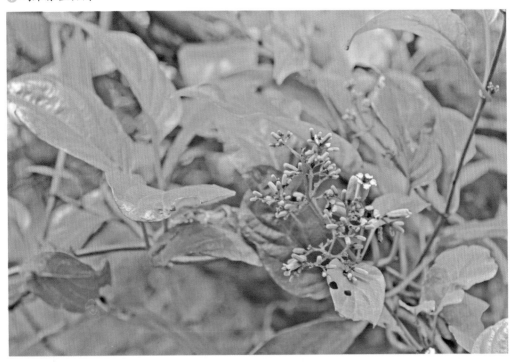

【分布】广西主要分布于南宁、上思、防城、资源、全州、桂林、金秀、鹿寨、三江、罗城等地。

【采集加工】春、夏季采收，洗净，鲜用或晒干。

【药材性状】茎呈扁圆柱形，稍扭曲，老茎灰棕色，栓皮常脱落，有纵皱纹及叶柄断痕；易折断，断面平坦，灰黄色；嫩茎黑褐色，质韧，不易折断，断面纤维性，灰白色或浅绿色。叶对生，多皱缩或破碎，完整者展平后呈宽卵形或披针形，先端尖，基部楔形、圆形或浅心形，全缘，绿褐色。气特异，味微苦、涩。有毒。

【功效主治】祛痰止咳，祛风除湿，消食化积，活血止痛，解毒消肿。主治咳嗽，风湿痹痛，食积腹胀，小儿疳积，腹泻，痢疾，黄疸，湿疹，皮炎，水火烫伤，跌仆损伤。

【用法用量】内服：煎汤，10～15g，大剂量30～60g；或浸酒。外用：适量捣敷，或煎水洗。

【中毒症状】本品过量服用可引起呕吐、腹泻等不适。

【经验选方】

1. 咳嗽：鸡屎藤 15g，下山虎、磨盘根、土地骨皮、桑白皮、龙葵根、千层纸、枇杷、寄生各 9g，水煎服。

2. 小儿疳积：鸡屎藤、怀山药各 10g，紫背金牛 6g，鸡内金 5g，陈皮 3g，水煎服。

3. 痢疾：鸡屎藤、毛算盘、地榆、蛇莓、旱莲草各 15g，水煎服。

4. 烧伤：鸡屎藤 1500g，山枣木根皮 2500g，水煎浓缩成膏，涂患处。

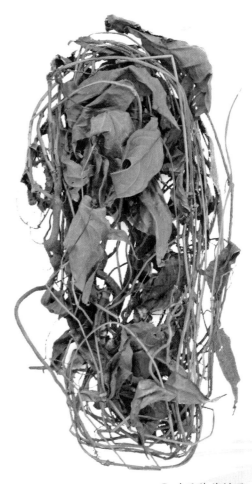

△ 鸡屎藤药材图

夹竹桃

【壮名】Yisudao

【别名】桃叶桃，水甘草，大节肿，
白羊桃，洋桃，柳叶桃

【来源】为夹竹桃科植物夹竹桃 *Nerium oleander* L. 的叶。

【植物形态】常绿灌木。全株含水液。叶 3～4 枚轮生，下枝为对生，叶柄扁平，基部稍宽；叶片窄披针形，长 11～15cm，宽 2～2.5cm；先端急尖，基部楔形，叶缘反卷，表面深绿色，背面淡绿色，有多数注点，侧脉扁平，密生而平行，每边达 120 条，直达叶缘。顶生聚伞花序；着花数朵；苞片披针形，花萼 5 深裂，内面基部具腺体；花芳香；花冠白色，花冠筒内被长柔毛，花冠裂片 5，倒卵形；副花冠鳞片状，先端撕裂；雄蕊 5，着生于花冠筒中部以上；心皮 2，离生，具细纵条纹。种子长圆形，先端钝，基部窄，种皮被锈色短柔毛，先端具黄褐色绢质种毛。

▼ 夹竹桃植物图

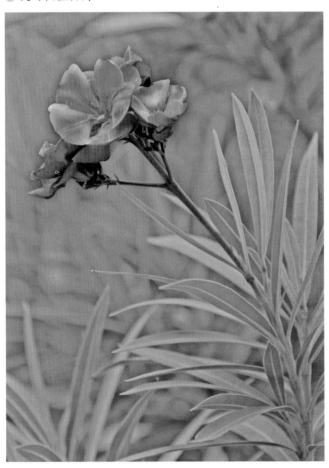

【分布】广西各地有栽培。

【采集加工】全年可采，晒干备用。

【药材性状】叶多皱缩，展开后呈窄披针形，先端急尖，基部楔形，全缘稍反卷，上面深绿色，下面淡绿色，主脉于下面凸起，侧脉细密而平行；叶柄长约5mm。叶厚革质而硬。气特异，味苦。有大毒。

【功效主治】强心利尿，祛痰定喘，祛瘀止痛。主治心脏病心力衰竭，喘咳，癫痫，跌仆肿痛，血瘀经闭。

【用法用量】内服：煎汤,0.3～0.9g；研末,0.05～0.1g。外用：适量，捣敷，或制成酊剂外涂。

【中毒症状】急性夹竹桃中毒的临床表现有恶心、呕吐、腹痛、腹泻、心动过缓、房室传导阻滞和各种心律失常，甚至心跳骤停。

【经验选方】

1.哮喘：夹竹桃7片，黏米1小杯，同捣烂，加片糖煮粥食之，但不宜多服。

2.癫痫：夹竹桃小叶3片，铁落10g，水煎，日服3次，2日服完。

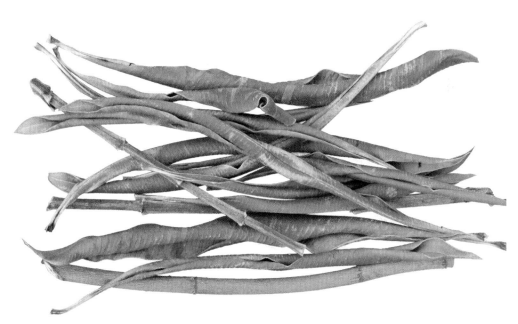

▲夹竹桃药材图

假菠菜

【壮名】Goywgyak
【别名】假大黄，海滨酸模

【来源】为蓼科植物刺酸模 *Rumex maritimus* L. 的全草。

【植物形态】草本。茎直立，自中下部分具深沟槽。茎下部叶披针形或披针状长圆形，长 4 ～ 15cm，宽 1 ～ 3cm，顶端急尖，基部狭楔形，边缘微波状；茎上部近无柄；托叶鞘膜，早落。花序圆锥状，具叶，花两性，多花轮生；花梗基部具关节；外花被片椭圆形，内花被片果时增大，狭三角状卵形，顶端急尖，基部截形，边缘每侧具 2 ～ 3 个针刺，全部具长圆形小瘤。瘦果椭圆形，两端尖，具 3 锐棱，黄褐色，有光泽。

【分布】广西主要分布于南宁、梧州、合浦、凌云、凤山。

【采集加工】全年均可采收，洗净，切段，晒干。

【药材性状】根单条或数条簇生，表面棕褐色，断面黄色。茎皱缩，淡黄色。基生叶较大，叶具长柄，叶片披针形至长圆形，基部多为楔形；茎生叶柄短，叶片较

▼ 假菠菜植物图

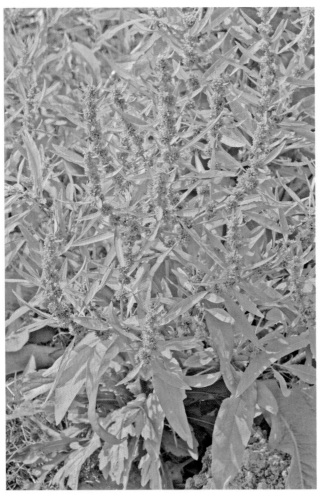

小，先端急尖，基部圆形、截形或楔形，边缘波状皱褶，托叶鞘筒状，膜质。圆锥花序，小花黄色或淡绿色。气微，味苦、涩。有小毒。

【功效主治】凉血，解毒，杀虫。主治肺痨咯血，痔疮出血，痈疮疖肿，疥癣，皮肤瘙痒。

【用法用量】内服：煎汤，10～15g，鲜品用量加倍。外用：适量，捣敷，或水煎洗。

【中毒症状】本品使用不当可引起腹泻、腹胀等不适。

【经验选方】

1. 痔疮出血：假菠菜鲜全草10g，水煎服。

2. 痈疮疖肿：假菠菜鲜全草适量，加红糖少许，捣烂外敷。

3. 皮肤瘙痒：假菠菜适量，水煎外洗。

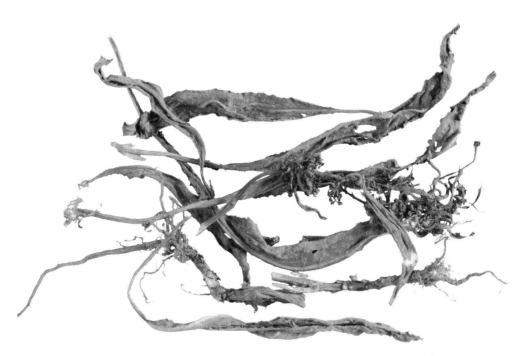

▲ 假菠菜药材图

假黄麻

【壮名】Yaedgya

【别名】甜麻，假麻区，野黄麻，野木槿，长果山油麻，山黄麻，野麻，络麻

【来源】为椴树科植物假黄麻 *Corchorus acutangulus* Lam. 的全草。

【植物形态】草本。茎红褐色，稍被淡黄色柔毛；枝细长，披散。叶互生；叶柄被淡黄色长粗毛；叶片卵形或阔卵形，长 4.5 ~ 6.5cm，宽 3 ~ 4cm，先端短渐尖或急尖，基部圆形，两面均有稀疏的长粗毛，边缘有锯齿，近基部一对锯齿往往延伸成尾状的小裂片；基出脉 5 ~ 7 条。花单独或数朵组成聚伞花序，生于叶腋或腋外，花序柄或花柄均极短或近于无；萼片 5 片，狭窄长圆形，上部半凹陷如舟状，先端具角，外面紫红色；花瓣 5 片，与萼片近等长，倒卵形，黄色；雄蕊多数，黄色；子房长圆柱形，被柔毛，花柱圆棒状，柱头如喙，5 齿裂。蒴果长筒形，具 6 条纵棱，其中 3 ~ 4 棱呈翅状突起，先端有 3 ~ 4 条向外延伸的角，

◤ 假黄麻植物图

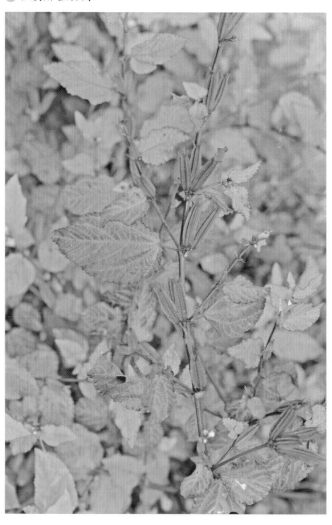

角2叉，成熟时3～4瓣裂，果瓣有浅横隔。种子多数。

【分布】广西分布于全区各地。

【采集加工】9～10月选晴天挖取全株，洗去泥土，切段，晒干。

【药材性状】茎3～6mm，棕褐色，表面常见棱状凹陷网眼，皮薄而强纤维性，难折断。叶片皱缩，枯黄色，易脱落。蒴果多数开裂，外表棕褐色。气微，味淡。有小毒。

【功效主治】清热利湿，消肿拔毒。主治小儿疳积，中暑，发热，痢疾，咽喉疼痛，疥癣麻疹，疮疖肿毒，跌仆肿痛。

【用法用量】内服：煎汤，15～30g。外用：适量，煎水洗，或捣敷。

【中毒症状】本品过量服用可引起腹痛、腹泻、恶心等不适。

【经验选方】

1.小儿疳积：假黄麻15g，水煎饮用。

2.中暑：假黄麻嫩叶，作汤食用。

3.疥癣，麻疹：假黄麻适量，煎水外洗。

4.跌仆肿痛：假黄麻适量，捣烂外敷。

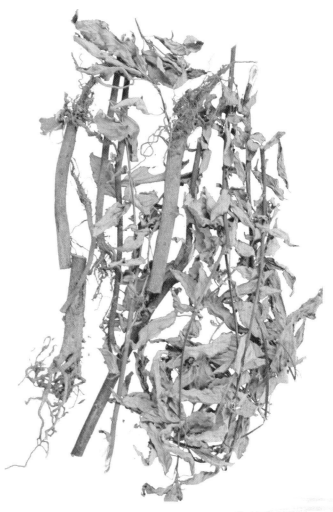

▲假黄麻药材图

假黄皮

【壮名】Makmoedcah

【别名】山黄皮，过山香，鸡母黄，大棵，臭皮树，野黄皮

【来源】为芸香科植物假黄皮 *Clausena excavata* Burm. f. 的根。

【植物形态】灌木。小枝及叶轴密被向上弯的短柔毛且散生微凸起的油点。小叶 21~27 枚，幼龄植株的多达 41 枚，花序邻近的有时仅 15 枚，不对称，斜卵形或斜披针形，长 2~9cm，宽 1~3cm，边缘波浪状，两面被毛或仅叶脉有毛，老叶几无毛。花序顶生；花蕾圆球形；苞片对生；花瓣白或淡黄白色，卵形或倒卵形，雄蕊 8 枚，长短相间，花蕾时贴附于花瓣内侧，盛花时伸出于花瓣外，花丝中部以上线形，中部屈膝状，下部宽，花药在药隔上方有 1 油点；子房上角四周各有 1 油点，密被灰白色长柔毛，花柱短而粗。果椭圆形，初时被毛，成熟时由暗黄色转为淡红色，毛尽脱落。种子 1~2 颗。

▼ 假黄皮植物图

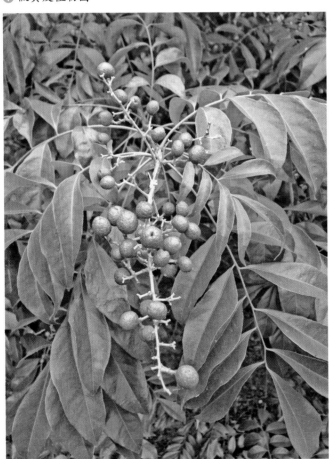

【分布】广西主要分布于横县、北海、合浦、防城、上思、桂平、博白、那坡、田林、隆林、扶绥、龙州。

【采集加工】全年可采，根切片晒干。

【药材性状】根圆柱形，表面土灰色，具不规则纵纹。质硬，不易折断，切断皮薄，木部黄白色。气香，味微辛。有小毒。

【功效主治】疏风解表，除湿消肿，行气散瘀。主治感冒，麻疹，哮喘，水肿，胃痛，风湿痹痛，湿疹。

【用法用量】内服：煎汤,6～12g。

外用：适量，煎汤洗。

【中毒症状】本品多食可引起头晕。

【经验选方】

1.感冒高热：假黄皮、桑枝、香薷、淡竹叶各 12g，水煎服。

2.哮喘：假黄皮 10g，水煎服。

3.水肿：假黄皮、松树皮、麦秆、紫苏梗、蝉蜕各适量，水煎外洗；并内服萝卜子 2 次，每次 10g。

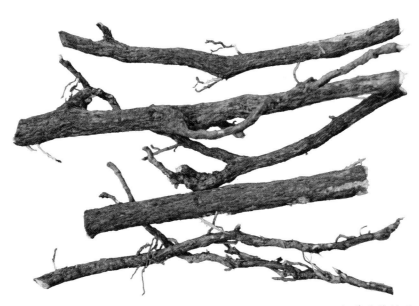

⚠假黄皮药材图

假烟叶

【壮名】Mbawxien'gya

【别名】野烟叶，大王叶，大黄叶，
土烟叶，大发散，毛叶树，
野茄树

【来源】为茄科植物假烟叶树 *Solanum verbascifolium* L. 的叶。

【植物形态】小乔木。枝密被白色具柄头状簇茸毛。单叶互生；叶片大而厚，卵状长圆形，纸质，柔软，全缘，先端渐尖，基部阔楔形或圆钝，上面绿色，下面灰绿色，疏生星状毛；叶柄长 1.5 ～ 5.5cm，密被毛。聚伞花序成平顶状，多花，侧生或顶生；花白色，萼钟形，5 半裂，外表有灰白色星状毛；花冠浅钟状，5 深裂，裂片长圆形。浆果球状，具宿存萼，黄褐色，初被星状簇茸毛，后渐脱落。种子扁平。

▼ 假烟叶植物图

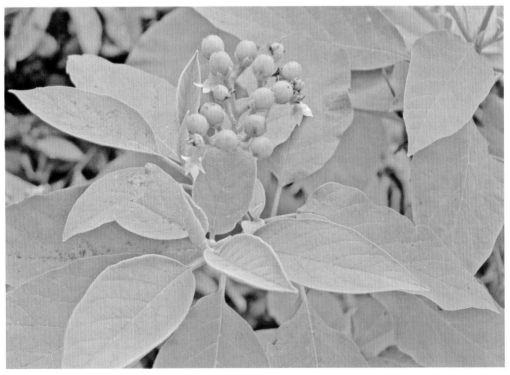

【分布】广西分布于各地区。

【采集加工】全年均可采收，洗净，切段，晒干。

【药材性状】叶片多皱缩，略凹凸不平，完整叶卵状长圆形，长10～28cm，宽4～12cm，叶全缘，先端渐尖，基部阔楔形或圆钝，叶面绿色，叶背灰白色，密生星状毛。叶柄长1.5～5.5cm，密被毛。质脆，易破碎。气微香，味辛、苦。有毒，果实毒性较大。

【功效主治】行气血，消肿毒，止痛。主治胃痛，腹痛，瘰疬，痛风，骨折，跌仆损伤，痈疖肿毒，湿疹，外伤出血。

【用法用量】内服：煎汤，4.5～9g。外用：适量，煎水洗，或捣敷。

【中毒症状】本品使用过量可引起咽喉烧灼感、恶心、呕吐、眩晕、瞳孔扩大、痉挛等，与烟草中毒症状相似。

【经验选方】

1.胃痛：假烟叶、毛杜仲各9g，紫背金牛15g，甘草3g，水煎服。

2.瘰疬：假烟叶9g，青壳鸭蛋1个，米酒炖服。

3.湿疹：假烟叶鲜叶适量，捣烂外擦，或水煎外洗。

4.外伤出血：鲜假烟叶适量，捣烂敷伤口；或用叶研末，撒伤口。

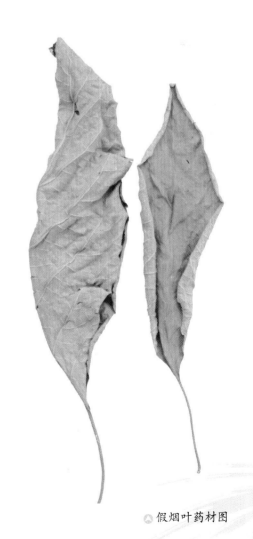

▲假烟叶药材图

尖山橙

【壮名】Gaeugaeng

【别名】驳筋树，青竹藤，竹藤，藤皮黄，
藤竹草，黄山橙，尖叶山橙

【来源】为夹竹桃科植物尖山橙 *Melodinus fusiformis* Champ ex Benth. 的全株。

【植物形态】粗壮木质藤本，具乳汁。茎皮灰褐色；幼枝、嫩叶、叶柄、花序被短柔毛，老渐无毛。叶近革质，椭圆形或长椭圆形、稀椭圆状披针形，先端渐尖，基部楔形至圆形；中脉在叶面扁平，在叶背略微凸起。聚伞花序生于侧枝的顶端；花序梗、花梗、苞片、小苞片、花萼和花冠均疏被短柔毛；花萼裂片卵圆形，边缘薄膜质，端部急尖；花冠白色，花冠裂片长卵圆形或倒披针形，偏斜不正；副花冠呈鳞片状，在花喉中稍伸出，鳞片顶端 2 ～ 3 裂；雄蕊着生于花冠筒的近基部。浆果橙红色，椭圆形，顶端短尖。种子压扁，近圆形或长圆形，边缘不规则波状。

【分布】广西主要分布于武鸣、马山、上林、苍梧、岑溪、上思、平南、桂

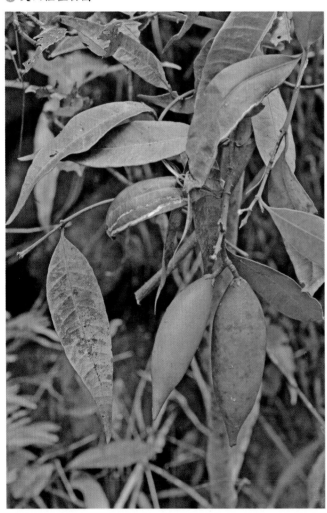

▼ 尖山橙植物图

平、容县、靖西、那坡、隆林、昭平、南丹、罗城、忻城、金秀、龙州。

【采集加工】除去杂质，洗净，浸润，切片，晒干。

【药材性状】茎圆柱形，直径0.5～5cm；表面灰褐色，有纵皱纹；质坚韧，断面纤维性，皮部灰褐色，木部黄白色，髓部淡黄色。嫩枝、叶具茸毛。单叶对生，叶片多卷曲，展开后呈椭圆形，革质，宽1～5cm，长4～13cm，先端渐尖，基部楔形，全缘。气微，味微苦。有毒。

【功效主治】祛风湿，活血。主治风湿痹痛，跌仆损伤。

【用法用量】内服：煎汤，6～9g。外用：适量，捣烂敷。

【中毒症状】本品的果实有毒，误食能致呕吐。

【经验选方】

1. 风湿痹痛：尖山橙10g，威灵仙15g，水煎服。

2. 跌仆损伤：尖山橙适量，捣烂敷患处。

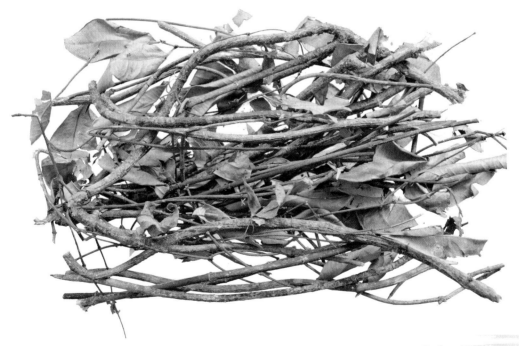

▲尖山橙药材图

尖尾芋

【壮名】Goboelbya

【别名】卜芥，老虎耳，狼毒，老虎芋，
　　　　大附子，姑婆芋

【来源】为天南星科植物尖尾芋 *Alocasia cucullata*（Lour.）Schott 的根茎。

【植物形态】直立草本。地下茎粗壮，肉质。地上茎圆柱形，黑褐色，具环形叶痕，通常基部伸出许多短缩的芽条，发出新枝。叶互生；叶柄由中部至基部强烈扩大成宽鞘；叶片膜质至革质，深绿色，宽卵状心形，长 15～40cm，宽10～18cm，先端尖，基部微凹，全缘，叶脉两面突起。花序柄圆柱形，稍粗壮，常单生；佛焰苞近肉质，管长圆状卵形，淡绿色至深绿色，檐部狭舟状，边缘内卷，先端具狭长的凸尖，肉穗花序比佛焰苞短；雄花序位于上部，雌花的雌蕊子房1室，附属器淡绿色、黄绿色，狭圆锥形。浆果淡红色，球形。通常有种子1颗。

▼ 尖尾芋植物图

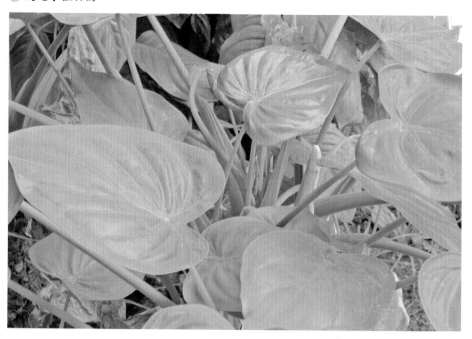

【分布】广西主要分布于隆林、隆安、防城、龙州、南宁、桂林。

【采集加工】全年均可采收。挖取根茎，洗净，鲜用或切片晒干。

【药材性状】根茎圆形或椭圆形，黑褐色，具环形叶痕，表面不平整，直径2.5～6cm，表面具皱纹，常卷曲成各种形态。质轻、脆，易折断，断面白色，粗糙，呈颗粒状。气微，味辛、微苦，嚼之麻舌而刺喉。有大毒，以根茎毒性较大。

【功效主治】清热解毒，散结止痛。主治流感，钩端螺旋体病，疮疡痈毒初起，瘰疬，蜂窝织炎，慢性骨髓炎，毒蛇咬伤，毒蜂蜇伤。

【用法用量】内服：煎汤，3～9g（鲜品30～60g，需炮制，宜煎2小时以上）。外用：适量捣敷，或炒黄浸湿外擦。

【中毒症状】本品的中毒症状与海芋相似，但毒性略低，主要表现为喉痒、心律不齐等。

【经验选方】

1.流感，伤寒：尖尾芋6g，水煎服。

2.痧症：尖尾芋10g，大米20g，炒黄，水煎服。

3.疮疡肿痛：尖尾芋适量，捣烂，加米泔水调匀，外敷肿痛处。

4.高热不退：生尖尾芋适量，切片炒黄，淋水湿透，布包外擦身体。

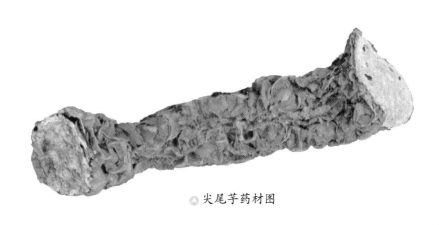

▲ 尖尾芋药材图

163

箭根薯

【壮名】Dienzcaetraemx

【别名】蒟蒻薯, 老虎须, 大水田七, 胡须草, 大叶屈头鸡

【来源】为蒟蒻薯科植物箭根薯 *Tacca chantrieri* Andrc 的根状茎。

【植物形态】草本。根茎块状, 环节明显, 须根多数。叶基生, 具长柄, 基部扩展成鞘状抱茎, 肉质; 叶片长椭圆形, 长 20 ～ 50cm, 宽 7 ～ 24cm, 先端渐尖, 基部楔形, 下延, 全缘, 上面绿色, 下面浅绿色, 两面无毛; 主脉粗壮向下突出, 侧脉羽状平行。花葶从叶丛中抽出; 总苞片 4, 暗紫色; 数朵花簇生, 排列成伞形花序状, 常下垂; 苞片线形; 花被裂片 6, 紫褐色, 内轮裂片较宽, 先端具小尖头; 雄蕊 6, 花丝顶部兜状, 柱头弯曲成伞形, 3 裂, 每裂片又 2 浅裂。浆果肉质, 椭圆形, 具 6 棱, 成熟后紫褐色。种子肾形。

▼ 箭根薯植物图

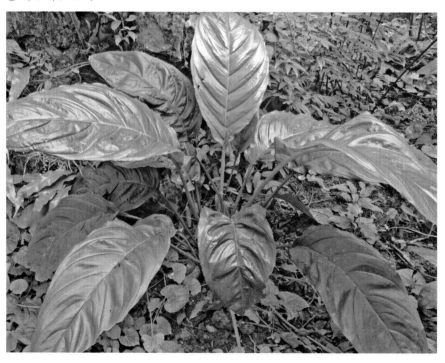

【分布】广西主要分布于隆安、平果、那坡、临桂、贺州、陆川、防城、武鸣、扶绥、龙州、靖西、田阳、百色、巴马、河池、宜州、柳州、融水。

【采集加工】春、夏季采挖，洗净，鲜用，或切片晒干。

【药材性状】根茎块状，粗壮，外皮皱缩，黑褐色或棕褐色，粗糙，有横皱纹与细孔状的根痕。质坚实，不易折断，断面灰褐色或淡黄色。气微，味苦。有毒。

【功效主治】清热解毒，理气止痛，活血祛瘀。主治胃痛、泄泻、消化不良，肝炎，疮疖肿毒，咽喉肿痛，烧烫伤。

【用法用量】内服：煎汤，9～15g。外用：适量捣敷。

【中毒症状】中毒轻者出现腹泻、呕吐；严重者则肠黏膜脱落，引起大量出血。

【经验选方】

1. 胃肠炎，胃及十二指肠溃疡，消化不良：箭根薯 15g，水煎服。

2. 烧烫伤：鲜箭根薯适量，捣敷患处。

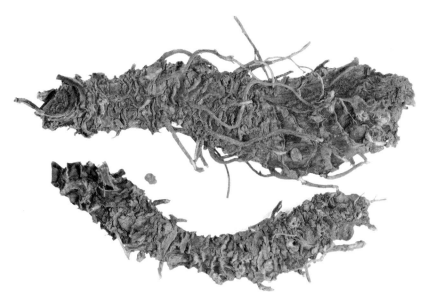

△箭根薯药材图

芥 菜

【壮名】Jiezi

【别名】大芥，皱叶芥，黄芥，霜不老，
冲菜，小芥子

【来源】为十字花科植物芥菜 *Brassica juncea* （L.）Czern.et Coss. 的种子。

【植物形态】草本。无毛，有时具刺毛，常带粉霜。茎有分枝。基生叶叶柄有小裂片；叶片宽卵形至倒卵形，长 15 ～ 35cm，宽 5 ～ 17cm，先端圆钝，不分裂或大头羽裂，边缘有缺刻或齿牙；下部叶较小，边缘有缺刻，有时具圆钝锯齿，不抱茎；上部叶窄，披针形至条形，具不明显疏齿或全缘。总状花序花后延长；花淡黄色；花瓣 4，鲜黄色，宽椭圆形或宽楔形，先端平截，全缘，基部具爪；雄蕊 6，4 长 2 短；雌蕊 1，子房圆柱形，花柱细，柱头头状。长角果条形，具细喙。种子近球形，鲜黄色至黄棕色，少数为暗红棕色，表面具网纹。

【分布】本品为广西各地栽培的常用蔬菜。

【采集加工】6 ～ 7 月果实成熟变黄色时，割取全

▼ 芥菜植物图

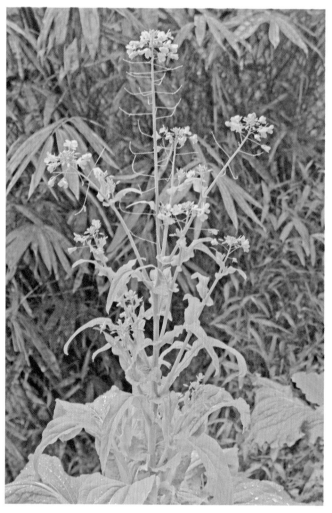

株，晒干，打下种子，除去杂质即得。

【药材性状】种子近球形，直径1～2mm。表面黄色至黄棕色，少数暗红棕色，具细网纹，种脐点状。种皮薄而脆，子叶折叠，有油性。气微，研碎后加水湿润，则产生辛烈的特异臭气；味极辛辣。

【功效主治】温中散寒，豁痰利窍，通络消肿。主治胃寒呕吐，心腹冷痛，水肿，咳喘痰多，口噤，耳聋，喉痹，风湿痹痛，经闭，痈肿，瘰疬，小儿厌食。

【用法用量】内服：煎汤，12～15g；或用鲜品捣汁。外用：适量，煎水熏洗；或烧存性，研末撒。

【中毒症状】本品使用不当可致腹泻。

【经验选方】

1. 水肿：芥菜9g，茯苓15g，牛膝20g，冬瓜皮30g，水煎服。

2. 痰热喘咳：芥菜9g，川贝15g，水煎服。

3. 小儿厌食：芥菜9g，焦神曲10g，生姜6片，与猪肉熬汤食用。

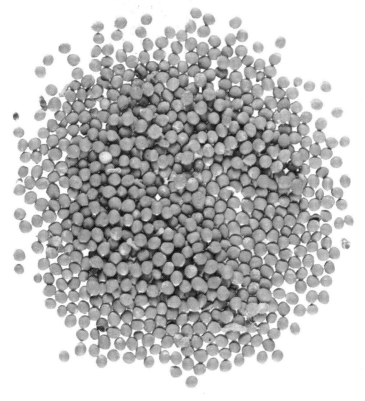

▲芥菜药材图

金果榄

【壮名】Gimjlamz

【别名】云南青牛胆

【来源】为防己科植物青牛胆 *Tinospora sagittata*（Oliv.）Gagnep. 的块根。

【植物形态】草质藤本。具连珠状块根，膨大部分常为不规则球形，黄色。枝纤细，有条纹，常被柔毛。叶纸质至薄革质，披针状箭形或有时披针状戟形，很少卵状或椭圆状箭形，长 7～20cm，宽 2.4～5cm，先端渐尖，有时尾状，基部弯缺常很深，后裂片圆、钝或短尖，常向后伸，有时向内弯以至二裂片重叠，通常仅在脉上被短硬毛，下面可见明显网脉纹；掌状脉 5 条。花序腋生，聚伞花序或分枝成疏花的圆锥状花序，总梗、分枝和花梗均丝状；小苞片 2，紧贴花萼；萼片 6，或有时较多，常大小不等，最外面的小，常卵形或披针形，较内面的明显较大，椭圆形、阔椭圆形或椭圆状倒卵形；花瓣 6，肉质，常有爪，瓣片近圆形或阔倒卵形，基部边缘常反折；雄蕊 6，与花瓣近等长或稍长；雌花萼片与雄花相似，花瓣楔形；退化雄蕊 6，常棒状或其中 3 个稍阔而扁；心皮 3。核果红色，近球形；果核近半球形。

▼ 金果榄植物图

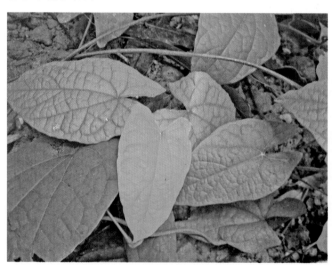

【分布】广西各地有分布。

【采集加工】除去杂质，洗净，浸润，切片，晒干。

【药材性状】块根呈不规则圆块状，长 5～10cm，直径 3～6cm。表面棕黄色或淡褐色，粗糙不平，有深皱纹。质坚硬，不易击碎，断面淡黄白色，木部呈放射状纹理，可见众多的细小圆孔，色较深。无臭，味苦。有小毒。

【功效主治】滋阴降火，解毒利咽，消肿止痛。主治咽喉肿痛，扁桃体炎，口舌溃疡，白喉，痄腮，热咳失音，脘腹疼痛，泻痢，肾炎，痈疖肿毒，瘰疬，毒蛇咬伤。

【用法用量】内服：煎汤，3～9g；或研末，每次1～2g。外用：适量捣敷，或磨汁擦、敷患处。

【中毒症状】本品偶尔可引起食欲减退、大便稀薄、黄疸等消化道症状。

【经验选方】

1. 咽喉炎：金果榄10g，射干10g，金线风6g，水煎服。

2. 口腔溃疡：金果榄加醋磨汁，点敷溃疡面。

3. 痈疖肿毒：金果榄磨汁，加少量冰片调匀，擦患处。

4. 胃肠炎：金果榄6g，土茯苓、凤尾草、山楂各15g，苦丁茶5g，鸡内金15g，水煎服。

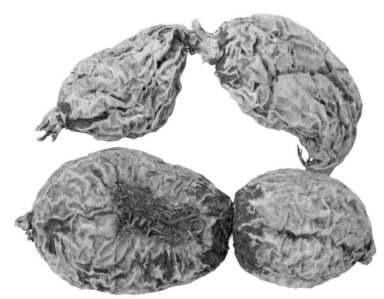

▲金果榄药材图

九里香

【壮名】Go'ndukmax

【别名】满山香，五里香，过山香，
千只眼，水万年青，千枝叶，
臭千只眼

【来源】为芸香科植物九里香 *Murraya paniculata*（L.）Jack. 的枝叶。

【植物形态】灌木或小乔木。树皮苍灰色，分枝甚多，光滑无毛。奇数羽状复叶互生；小叶 3～9 枚，卵形、倒卵形至近菱形，先端钝或钝渐尖，有时微凹，基部宽楔形或近圆形，全缘，上面深绿色光亮，下面青绿色，密生腺点，中脉凸出，均无毛，纸质或厚纸质。三至数朵花的聚伞花序顶生或腋生，花轴近于无毛；花大，极芳香；萼片 5，三角形，宿存；花瓣 5，白色，倒披针形或狭长圆形，有透明腺点；雄蕊 8～10，长短相间；子房上位，2 室，柱头极增广。浆果米红色，球形或卵形，先端尖锐。有种子 1～2 颗，种皮具棉质毛。

▼ 九里香植物图

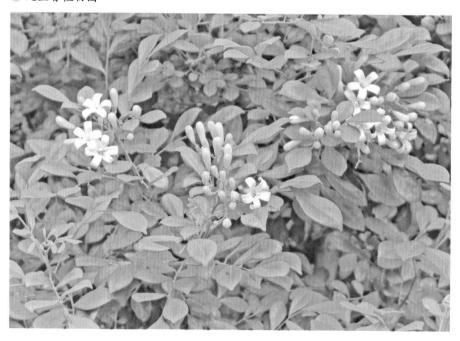

【分布】广西分布于各地。

【采集加工】生长旺盛期采叶，成年植株每年采收枝叶1～2次，晒干。

【药材性状】嫩枝呈圆柱形，直径1～4mm，表面深绿色；质韧，不易折断，断面不平坦。羽状复叶，小叶片多卷缩，完整者卵形或近菱形，长2～7cm，宽1～3.5cm，最宽处在中部以下，黄绿色，上表面有透明腺点；质脆。有的带有顶生或腋生的聚伞花序。气香，味苦、辛，有麻舌感。茎叶有小毒。

【功效主治】行气止痛，活血散瘀，解毒消肿，麻醉镇痛。主治风湿痹痛，胃脘疼痛，脘腹气痛，牙痛，跌仆肿痛，湿疹，疮痈肿毒，蛇虫咬伤。

【用法用量】内服：煎汤，6～12g；或入散剂；或浸酒。外用：适量捣敷，或煎水洗。

【中毒症状】动物实验表明，本品大剂量可致动物死亡；暂无人类中毒的报道。

【经验选方】

1.风湿痹痛：九里香10g，四方藤、半枫荷、红花青藤、麻骨风、肿节风各15g，甘草6g，水煎服。

2跌仆肿痛：九里香鲜叶200g，捣烂，用米酒浸泡5小时后外擦。

3.湿疹：九里香鲜枝叶，水煎，擦洗患处。

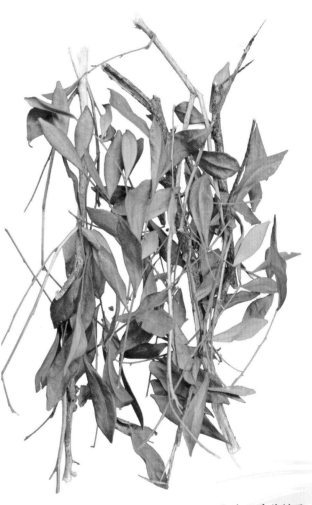

⚠九里香药材图

171

决　明

【壮名】Gogukmbe
【别名】草决明，羊明，羊角，马蹄决明，
钝叶决明，假绿豆

【来源】为豆科植物小决明 Cassia tora L. 的种子。

【植物形态】半灌木状草本。叶互生；羽状复叶；叶无腺体，在叶轴两小叶之间有棒状的腺体 1 个；小叶 3 对，膜质；托叶线形，被柔毛，早落；叶片倒卵形或倒卵状长椭圆形，长 2～6cm，宽 1.5～2.5cm，先端圆钝而有小尖头，基部渐狭，偏斜，上面被稀疏柔毛，下面被柔毛。花通常 2 朵，生于叶腋；萼片 5，稍不等大，卵形或卵状长圆形，膜质，外面被柔毛；花黄色，花瓣 5，下面 2 片略长；雄蕊 10，能育雄蕊 7；子房线状，无柄，被白色细毛，花柱内弯。果纤细，近扁，呈弓形弯曲，被疏柔毛。种子多数，菱形，灰绿色，有光泽。

▼ 决明植物图

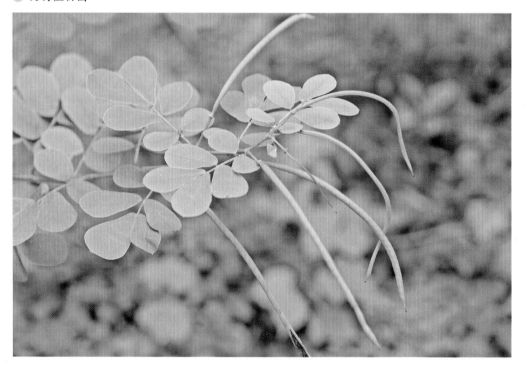

【分布】广西各地有分布。

【采集加工】秋末果实成熟，荚果变黄褐色时采收，将全株割下晒干，打下种子，去净杂质即可。

【药材性状】种子短圆柱形，长3～5mm，宽2～2.5mm。棱线两侧各有1条宽广的浅黄棕色。表面棕绿色或暗棕色，平滑，有光泽，背腹面各有1条凸起的棱线，棱线两侧各有1条从脐点向合点斜向的浅棕色线形凹纹。质坚硬。完整种子气微，破碎后有微弱豆腥气；味微苦，稍带黏性。有小毒。

【功效主治】清肝明目，润肠通便。主治目赤肿痛，羞明多泪，夜盲，头痛头晕，视物昏暗，大便秘结。

【用法用量】内服：煎汤，6～15g，大量可用至30g；或研末；或泡茶饮。外用：适量，研末调敷。

【中毒症状】中毒时主要表现为腹胀、腹泻与恶心，多见于食用初期。

【经验选方】

1.目赤肿痛：决明、菊花、蝉蜕、青葙子各15g，水煎服。

2.夜盲：决明、枸杞子各9g，红枣5枚，猪肝适量，水煎，食肝喝汤。

3.头痛：决明、野菊花、白芷各9g，川芎、蔓荆子、全蝎各6g，水煎服。

4.便秘：决明15g，荆芥、枳实各10g，当归6g，火麻仁、莱菔子各20g，水煎服。

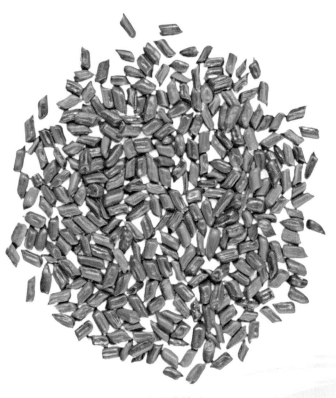

△ 决明药材图

苦 参

【壮名】*Gaemhgumh*

【别名】苦骨，川参，凤凰爪，牛参，
地骨，野槐根，地参

【来源】为豆科植物苦参 *Sophora flavescens* Ait. 的根。

【植物形态】落叶半灌木。根圆柱状，外皮黄白色。茎直立，多分枝，具纵沟；幼枝被疏毛，后变无毛。奇数羽状复叶，长 20～25cm，互生；小叶15～29，叶片披针形至线状披针形，长 3～4cm，宽 1.2～2cm，先端渐尖，基部圆，有短柄，全缘，背面密生平贴柔毛；托叶线形。总状花序顶生，被短毛，苞片线形；萼钟状，扁平，5 浅裂；花冠蝶形，淡黄白色；旗瓣匙形，翼瓣无耳，与龙骨瓣等长；雄蕊 10，花丝分离；子房柄被细毛，柱头圆形。荚果线形，先端具长喙，成熟时不开裂。种子间微缢缩，呈不明显的串珠状，疏生短柔毛；种子3～7 颗，近球形，黑色。

▼ 苦参植物图

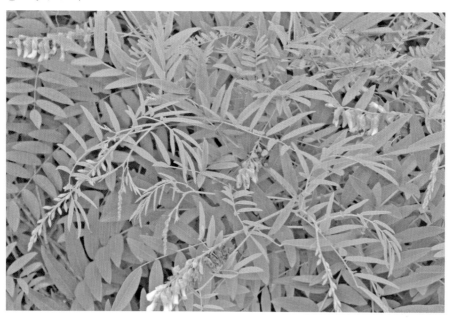

【分布】广西主要分布于那坡、隆林、乐业、凌云、资源、全州。

【采集加工】全年可采，洗净，切碎，鲜用或晒干。

【药材性状】根长圆柱形。下部常分枝，直径1～2.5cm，表面棕黄色至灰棕色，具纵皱纹及横生皮孔。栓皮薄，常破裂反卷，易剥落，露出黄色内皮。质硬，不易折断，折断面纤维性。气微，味苦。有毒。

【功效主治】清热燥湿，祛风杀虫。主治湿热泻痢、黄疸、肠风便血、小便不利、水肿、带下、阴痒、疥癣、麻风、皮肤瘙痒、痔疮、痈疮。

【用法用量】内服：煎汤,3～14g；或入丸、散。外用：适量，煎水洗，或研末敷，或浸酒敷。

【中毒症状】中毒时主要表现为流涎、步态不稳、呼吸急促、脉搏快，严重者还可出现痉挛、惊厥、呼吸慢而不规则，甚至因呼吸抑制而危及生命。

【经验选方】

1. 痢疾：苦参炒焦研末，制丸为梧桐子大，每次1丸，米汤送服。

2. 带下：苦参10g，牡蛎15g，白术15g，水煎服。

3. 痔疮：苦参适量，水煎外洗。

4. 痈疮：苦参、爬山虎、野桑根各适量，捣烂，调黄酒热敷患处。

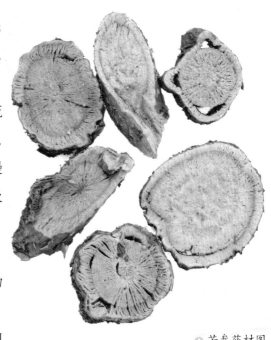

△ 苦参药材图

苦郎树

【壮名】Hamanjraemx

【别名】水胡满，苦蓝盘，许树，
假茉莉，海常山

【来源】为马鞭草科植物苦郎树 *Clerodendrum inerme*（L.）Gaertn. 的茎、叶。

【植物形态】攀援状灌木。幼枝四棱形，黄灰色，被短柔毛。叶对生，薄革质、卵形、椭圆形或椭圆状披针形、卵状披针形，顶端钝尖，基部楔形或宽楔形，全缘，常略反卷，表面深绿色，背面淡绿色，沿脉疏生短柔毛，两面都散生黄色细小腺点，干后脱落而形成小浅窝，侧脉4～7对。聚伞花序通常由3朵花组成，少为2次分歧，着生于叶腋；花很香；苞片线形；花萼钟状，外被细毛，顶端微5裂或在果时几平截；花冠白色，顶端5裂，裂片长椭圆形，花冠管外面有不明显的腺点，内面密生绢状柔毛；雄蕊4，偶见6，花丝紫红色，与花柱同伸出花冠，柱头2裂。核果倒卵形，略有纵沟，多汁液，内有4分核，外果皮黄灰色，花萼宿存。

▼ 苦郎树植物图

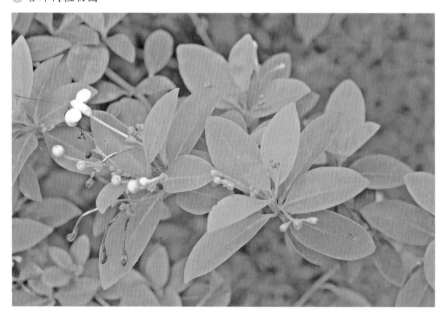

【分布】广西主要分布于北海、东兴、防城、合浦。

【采集加工】全年均可采收，切段，干燥。

【药材性状】老枝圆柱形，表面灰黄褐色，直径 1～2cm；幼枝四棱形，黄灰色；质脆，易折断。叶黄绿色，对生，薄革质，卵形，常反卷，展开长 3～7cm，宽 1.5～4.5cm，顶端钝尖，基部楔形或宽楔形，全缘，两面具小浅窝；质脆，易碎。气微，味苦。有小毒。

【功效主治】清热解毒，祛风除湿，散瘀活络。主治风湿性关节炎，腰腿痛，坐骨神经痛，胃痛，感冒发热，疟疾，肝炎，肝脾大，皮肤湿疹，跌仆肿痛，外伤出血。

【用法用量】内服：煎汤，10～15g。外用：适量，鲜叶捣烂敷患处，或煎水洗。

【中毒症状】本品过量服用对呼吸系统有抑制作用。

【经验选方】

1. 风湿性关节炎，腰腿痛，坐骨神经痛：苦郎树 10g，黄花倒水莲 15g，与鸡肉一同炖煮，饮汤食肉。

2. 胃痛：苦郎树 15g，三七 10g，水煎服。

3. 皮肤湿疹，跌仆肿痛，外伤出血：苦郎树鲜叶适量，捣烂敷患处。

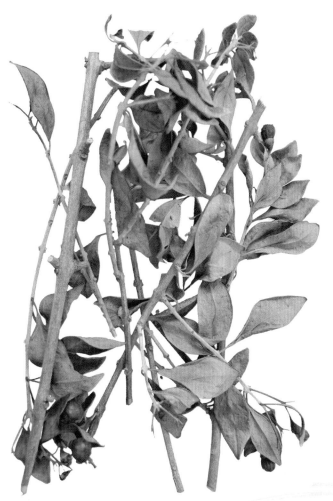

▲苦郎树药材图

苦李根

【壮名】Gose

【别名】梨罗根，红点秤，山绿篱根，黎头根，琉璃根，土黄柏

【来源】为鼠李科植物长叶冻绿 *Rhamnus crenata* Sieb. et Zucc. 的根。

【植物形态】落叶灌木或小乔木。幼枝带红色，被毛，后脱落。叶互生；叶柄被密柔毛；叶片纸质，倒卵状椭圆形、披针状椭圆形或倒卵形，长 4 ～ 14cm，宽 2 ～ 5cm，先端渐尖，或短急尖，基部楔形或钝，边缘具锯齿，上面无毛，下面被柔毛或沿脉被柔毛。聚伞花序腋生，总花梗被柔毛；花单性异株，淡绿色或紫色；花萼 5 裂，裂片三角形，外面有疏微毛；花瓣 5，近圆形，先端 2 裂；雄蕊 5，与花瓣等长；子房上位，球形，无毛，3 室；花柱不分裂，柱头不明显。核果球形，成熟时黑色或紫黑色。种子青灰色，无沟。

▼ 苦李根植物图

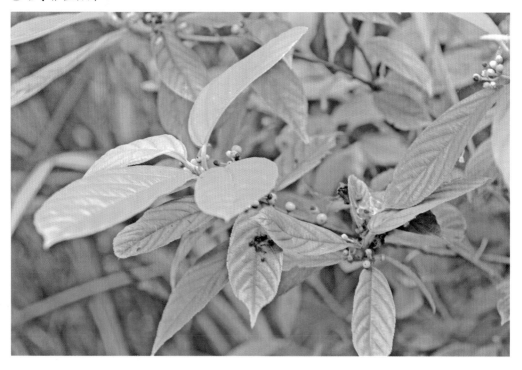

【分布】广西主要分布于南宁、武鸣、邕宁、平果、靖西。

【采集加工】全年可采，洗净，切碎，鲜用或晒干。

【药材性状】根圆柱形，略弯曲，直径0.4～1.8cm，侧根较少，表面灰黄色至黄褐色，粗糙，具粗纵纹。质坚硬，不易折断，断面不平坦，灰白色。气微，味苦、微甘。有毒。

【功效主治】清热解毒，杀虫利湿。主治疥疮，顽癣，荨麻疹，疮疡肿毒，烧烫伤，湿疹，肠炎，痢疾，消化不良，咽喉肿痛，跌仆损伤。

【用法用量】内服：煎汤，3～5g；或浸酒。外用：适量，煎水熏洗，或捣敷，或研末调敷，或磨醋擦患处。

【中毒症状】误食未成熟的果实可引起腹泻。

【经验选方】

1.疮疡肿毒，烧烫伤：苦李根鲜品适量，捣烂敷患处；或干品研末外敷。

2.肠炎，痢疾，消化不良：苦李根5g，水煎服。

3.咽喉肿痛，扁桃体炎：苦李根5g，桔梗10g，甘草10g，水煎，少量缓慢吞服。

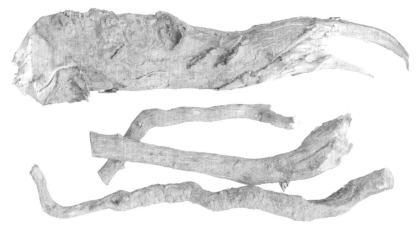

⌃ 苦李根药材图

苦 楝

【壮名】Meizlenh
【别名】楝树，翠书，苦楝皮，森树，
金斗木，相心树

【来源】为楝科植物楝 *Melia azedarach* Linn. 的树皮。

【植物形态】落叶乔木。树皮暗褐色，纵裂，老枝紫色，有多数细小皮孔。二至三回奇数羽状复叶互生；小叶卵形至椭圆形，长 3 ～ 7cm，宽 2 ～ 3cm，先端长尖，基部宽楔形或圆形，边缘有钝尖锯齿，上面深绿色，下面淡绿色。圆锥花序；花淡紫色；花萼 5 裂，裂片披针形，两面均有毛；花瓣 5，倒披针形；雄蕊管常暗紫色；子房上位。核果圆卵形或近球形，淡黄色，4 ～ 5 室，每室具 1 颗种子。

▼ 苦楝植物图

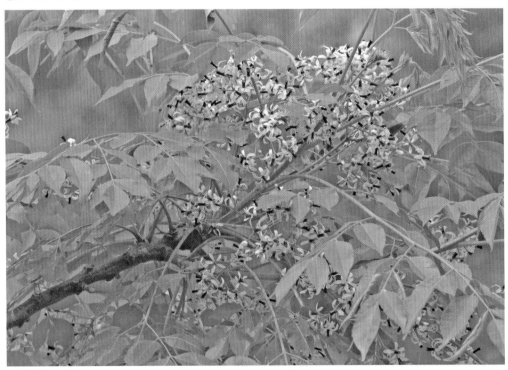

【分布】广西全区均有分布。

【采集加工】春、夏季采收，晒干。

【药材性状】干皮呈不规则块片状、槽状或半卷筒状，长宽不一，厚3～7mm。外表面粗糙，灰棕色或灰褐色，有交织的纵皱纹及点状灰棕色皮孔。除去粗皮者淡黄色；内表面类白色或淡黄色。质韧，不易折断，断面纤维性，呈层片状，易剥离成薄片，层层黄白相间，每层薄片均可见极细的网纹。无臭，味苦。有毒。

【功效主治】杀虫，疗癣。主治蛔虫病，钩虫病，蛲虫病，滴虫性阴道炎，疥疮，头癣。

【用法用量】内服：煎汤,6～15g,鲜品15～30g；或入丸、散。外用：适量，煎水洗，或研末调敷。

【中毒症状】苦楝的皮和种子有毒。中毒后可有头痛、头晕、恶心、呕吐、腹痛等症状，严重者可出现内脏出血、中毒性肝炎、精神失常、呼吸中枢麻痹，甚至出现休克、昏迷、死亡。

【经验选方】

1.钩虫病：苦楝皮、槟榔各10g，水煎，加红糖适量，睡前空腹服，儿童酌减。

2.疥疮，头癣：苦楝皮研末，调醋外擦患处。

3.蛔虫病：鲜苦楝皮10g，粳米10g（炒），水煎，加红糖调服。

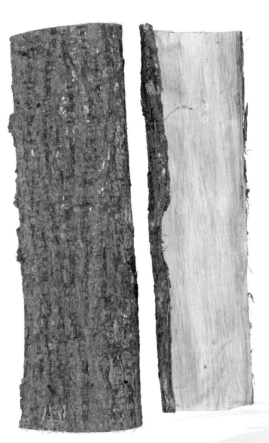

▲苦楝药材图

181

辣 蓼

【壮名】Veqhoengz

【别名】蓼，虞蓼，泽蓼，药蓼子，辣子草，水红花，辣茵

【来源】为蓼科植物水蓼 *Polygonum hydropiper* L. 的地上部分。

【植物形态】草本。茎直立或斜升，不分枝或基部分枝，无毛，基部节上有不定根。单叶互生；有短叶柄；托叶鞘筒形，褐色，膜质，疏生短伏毛，先端截形，有短睫毛；叶片披针形，长 4～8cm，宽 0.8～2cm，先端渐尖，基部楔形，两面有黑色腺点，叶缘具缘毛。总状花序穗状，顶生或腋生，细长，上部弯曲，下垂；苞片漏斗状，有褐色腺点，先端具短睫毛或近无毛；花被 4～5 深裂，裂片淡绿色或淡红色，密被褐色腺点；雄蕊 6，稀 8，比花被短；花柱 2～3，基部合生，柱头头状。瘦果卵形，侧扁，暗褐色，具粗点。

▼ 辣蓼植物图

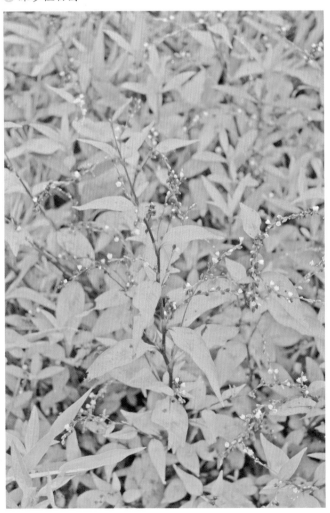

【分布】广西各地有分布。

【采集加工】春、夏季采收，洗净，鲜用或晒干。

【药材性状】茎圆柱形，有分枝，表面灰绿色或棕红色，有细棱线，节膨大；质脆，易折断，断面浅黄色，中空。叶互生，有柄；叶片皱缩或破碎，完整者展平后呈披针形或卵状披针形，先端渐尖，基部楔形，全缘，褐绿色，两面有棕黑色斑点及细小的腺点；托叶鞘筒状，紫褐色。有时可见总状穗状花序。气微，味辛、辣。有毒。

【功效主治】解毒，除湿，散瘀，止血。主治痢疾，泄泻，乳蛾，疟疾，风湿痹痛，跌仆肿痛，痈肿疔疮，湿疹，脚癣，外伤出血，崩漏。

【用法用量】内服：煎汤，9～30g；或入丸、散。外用：适量，捣敷；或煎水洗、漱。

【中毒症状】中毒时可出现腹痛、腹泻、呕吐、血尿，严重者出现痉挛、麻痹等症状。

【经验选方】

1. 痢疾，泄泻：辣蓼 20g，水煎服。

2. 风湿痹痛，跌仆肿痛，毒蛇咬伤，湿疹，脚癣，外伤出血：辣蓼适量，捣敷或煎水洗。

3. 崩漏：辣蓼 10g，烧炭研末，冲服。

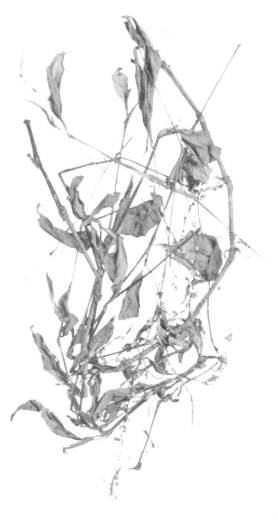

▲ 辣蓼药材图

了哥王

【壮名】Go'nyozlox
【别名】雀儿麻，山棉皮，红灯笼，
　　　　九信草，石棉皮

【来源】为瑞香科植物南岭荛花 *Wikstroemia indica*（L.）C. A. Mey. 的茎叶。

【植物形态】多年生半常绿小灌木。全株平滑无毛。茎直立，多分枝，幼枝红褐色。根皮和茎皮富含绵状纤维，不易折断。叶对生，几无柄；叶片倒卵形至长椭圆形，长 2～5cm，宽 0.8～1.5cm，先端钝或短尖，全缘，基部楔形，侧脉多数，极纤细。花黄绿色，数花簇生于枝顶，聚伞状伞形花序或呈近无柄的头状花序；花两性，无苞片，花被管状，先端 4 裂，无毛；雄蕊 8，上下两轮着生花被管内，子房倒卵形或长椭圆形。核果卵形或椭圆形，熟时鲜红色。

【分布】广西全区各地均有分布。

【采集加工】春、夏季采收，晒干。

【药材性状】茎圆柱形，有分枝，长短不等；粗茎表面淡棕色至棕黑色，有不规则粗纵皱纹，皮孔突起，往

▼ 了哥王植物图

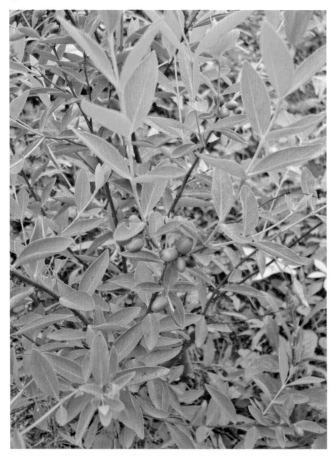

往两个横向相连，有的数个连接成环；细茎表面暗棕红色，有细纵皱纹，并有对生的叶痕，有时可见突起的小枝残基；质硬，折断面皮部有众多棉毛状纤维。叶不规则卷曲，展平后长椭圆形，全缘，淡黄绿色至淡绿色，叶脉下面稍突出；叶柄短；质脆，易碎。气微，味微苦。有毒。

【功效主治】祛风毒，清热毒，除湿毒，调火路。主治痈疮、乳痈、小儿湿疹、瘰疬、风湿痹痛、骨折、骨髓炎、跌仆损伤、毒虫咬伤等。

【用法用量】内服：煎服（宜久煎4小时以上），6～9g。外用：适量捣敷，或研末调敷，或煎水洗。

【中毒症状】中毒时可出现呕吐、腹泻。

【经验选方】

1.乳痈：了哥王、大飞扬各适量，加红糖少许，捣烂，外敷患处。

2.小儿湿疹：了哥王、辣蓼各20g，硫黄6g，乌桕叶30g，大飞扬15g，水煎洗患处。

3.骨折：了哥王30g，大茶叶根250g，猪棕草60g，千金拔15g，生公鸡1只，捣烂，外敷患处。

4.骨髓炎：了哥王、小金樱根、鸟不站、千斤拔、苎麻根、落地杨梅、红苗、木芙蓉根各适量，捣烂，敷患处。

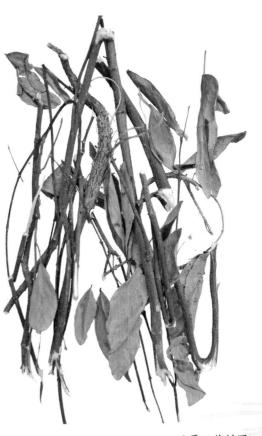

△了哥王药材图

犁头尖

【壮名】Mbawbakcae

【别名】芋头草，小野芋，大叶半夏，犁头草，犁头七，犁头半夏，三步镖

【来源】为天南星科植物犁头尖 *Typhonium divaricatum*（L.）Decne. 的块茎。

【植物形态】草本。块茎近球形，椭圆形，褐色；具环节，颈部生黄白色纤维状须根，散生疣凸状芽眼。幼株叶 1～2，叶片深心形，长 3～5cm，宽 2～4cm，多年生植株叶 4～8 枚，叶柄基部鞘状，叶片戟状三角形，绿色。花序柄单一，从叶腋抽出，淡绿色，圆柱形，直立；佛焰苞管部绿色，卵形，檐部绿紫色，卷成长角状，盛花时展开，卵状长披针形，中部以上骤狭成带状下垂，先端旋曲，内面深紫色，外面绿紫色；肉穗花序无柄；雌花序圆锥形；中性花序下部具花，淡绿色；雄花序橙黄色；附属器具强烈的粪臭味，鼠尾状，近直立，下部 1/3 具疣皱。浆果卵圆形。种子球形。

▼ 犁头尖植物图

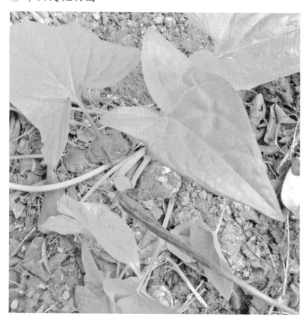

【分布】广西主要分布于凌云、马山、南宁、邕宁、桂平、恭城、灵川、龙胜。

【采集加工】全年均可采收，洗净，切段，晒干。

【药材性状】块茎长圆锥形，直径为 0.3～1cm，表面褐色，栓皮薄，不易剥落，稍有皱纹。芽痕多偏向一侧，须根痕遍布全体，并有多数外凸的珠芽痕。气淡，味苦、辛。有毒，块茎毒性较大。

【功效主治】解毒消肿，散瘀止血。主治痈疽疔疮，无名肿毒，瘰疬，跌仆损伤，外伤出血，毒蛇咬伤，蜂蜇伤，疥癣。

【用法用量】外用：适量捣敷，或磨涂，或研末撒。

【中毒症状】误食后可出现舌喉麻辣、头晕、呕吐等症状。

【经验选方】

1. 瘰疬：犁头尖适量，生盐少许，共捣烂，敷患处。

2. 外伤出血：犁头尖适量，捣烂，敷伤处。

3. 毒蛇咬伤：鲜犁头尖全草，洗净，捣烂外敷。

4. 面颈生癣：犁头尖适量，用醋磨，涂患处。

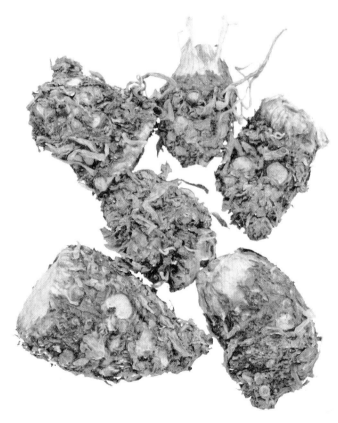

△ 犁头尖药材图

藜

【壮名】Danhliz
【别名】金锁天，灰藜，水落藜，
灰条，灰涤菜，灰莠，
灰苋，野灰藿菜

【来源】为藜科植物藜 *Chenopodium album* L. 的全草。

【植物形态】草本。茎直立，单一或多分枝，具角棱及绿色条纹。叶互生；叶柄细长而弱；叶片椭圆形或狭卵形，长 2.5～5cm，宽 1～3.5cm，通常 3 浅裂，中裂片两边近平行，先端钝或急尖，并具短尖头，边缘具波状锯齿；侧裂片位于中部以下，通常各具 2 浅裂齿；上部的叶片渐小，狭长，有浅齿或近于全缘；叶片两面略被粉粒。花序腋生或顶生，花簇细而疏，形成圆锥状花序；花两性，花被近球形，5 片，浅绿色，边缘白色，背面具微纵隆脊并密被粉粒，向内弯曲。胞果全体包于花被内，果皮与种子贴生。种子扁圆，黑色，有光泽，表面具六角形细洼。

▼ 藜植物图

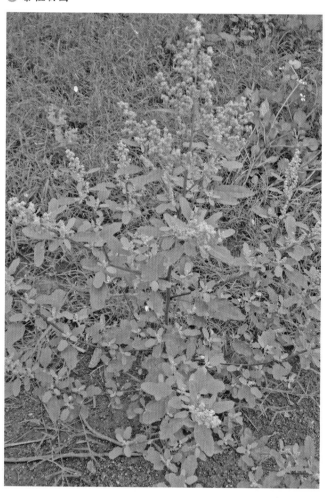

【分布】广西主要分布于百色、北流、岑溪。

【采集加工】3～4月采收，洗净，去杂质，鲜用，或晒干。

【药材性状】茎灰黄色，直径3～5mm。叶片皱缩破碎，展开后完整叶通常具3浅裂，裂片具波状锯齿。花序穗状腋生或项生。胞果包在花被内，果皮膜质，有明显的蜂窝状网纹，果皮与种皮贴生。气微，味微涩。有小毒。

【功效主治】疏风清热，解毒祛湿，杀虫。主治风热感冒，腹泻，痢疾，荨麻疹，疮疡肿毒，疥癣，湿疮，口疮，白癜风，毒虫咬伤。

【用法用量】内服：煎汤，9～15g。外用：适量，煎水洗，或捣敷，或烧灰调敷。

【中毒症状】食后经日光照射，可致过敏性皮炎，一般于日光照射后4～5小时，或者1～2天出现症状，表现为皮肤出现不同程度的局限性水肿、充血和瘀斑。全身症状可表现为低热、头痛、倦怠乏力、胸闷、食欲不振、恶心、腹痛、腹泻等。

【经验选方】

1. 痢疾，腹泻：藜15g，煎水服。

2. 疥癣，湿疮：藜茎叶适量，煎汤外洗。

3. 毒虫咬伤，白癜风：藜新鲜茎叶，捣烂外涂。

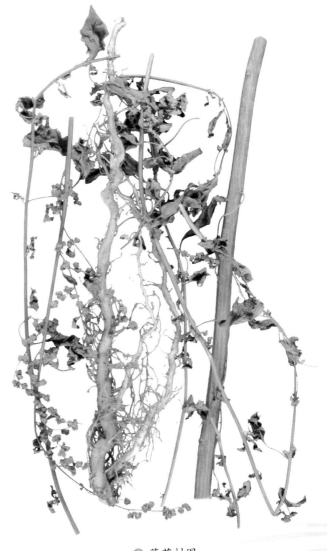

△ 藜药材图

两面针

【壮名】Gocaengloj

【别名】蔓椒，猪椒，花椒刺，出山虎，
入山虎，光叶花椒

【来源】为芸香科植物两面针 *Zanthoxylum nitidum*（Roxb.）DC. 的根。

【植物形态】常绿木质藤本。幼枝、叶轴背面和小叶两面中脉上都有钩状皮刺。奇数羽状复叶互生；小叶 3 ～ 11，卵形至卵状长圆形，长 4 ～ 11cm，宽 2.5 ～ 6cm，先端钝或短尾状，基部圆形或宽楔形，近全缘或有疏离的圆锯齿，革质而有光泽。伞房状圆锥花序，腋生；萼片 4，宽卵形；花瓣 4，卵状长圆形；雄花的雄蕊 4；雌花的退化雄蕊极短小，心皮 4；成熟心皮 1 ～ 4。蓇葖果成熟时紫红色，有粗大腺点。种子卵圆形，黑色光亮。

▼ 两面针植物图

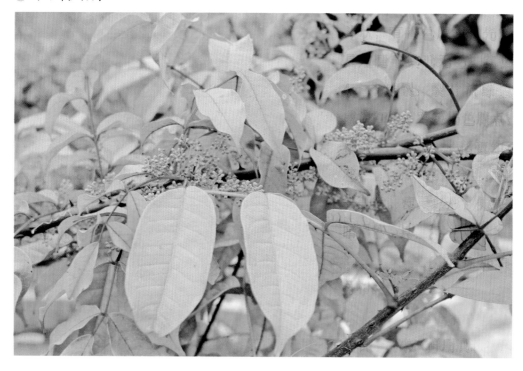

【分布】广西主要分布于邕宁、武鸣、龙州、防城、博白、容县、桂平、平南。

【采集加工】春、夏季采收，洗净，鲜用或晒干。

【药材性状】根圆柱形，稍弯曲，直径0.7～5cm或更粗，表面深黄棕色至浅棕色，具粗纵皱纹，有时具横向裂隙，皮孔突起，类圆形，鲜黄色或黄褐色。横断面栓皮薄，皮部浅棕色，有稍具光泽的深黄色斑点；木部灰黄色，可见同心性环纹及密集的小孔。质坚硬。气微香，味辛辣麻舌而苦。有小毒。

【功效主治】祛风通络，胜湿止痛，消肿解毒。主治风寒湿痹，筋骨疼痛，咽喉肿痛，牙痛，胃痛，疝痛，跌仆骨折，疮痈，烫伤。

【用法用量】内服：煎汤，5～10g；研末，1.5～3g；或浸酒。外用：适量，煎水洗，或含漱，或鲜品捣敷。

【中毒症状】中毒时表现为腹痛、下痢、全身皮肤发红及瘙痒、烦躁、呼吸加快、恶心、呕吐、血压升高、头晕、眼花等。

【经验选方】

1.风湿痹痛：两面针10g，牛大力、石上珠、穿破石、鸟不宿各20g，与猪脚尾节水煎服。

2.筋骨疼痛：两面针、鸡肠风、大驳骨各10g，入地麝香、过江龙、地龙各15g，猪骨200g，水煎服。

3.咽喉肿痛：两面针适量，捣烂，用红糖煮，做成药丸，含化。

4.胃痛：两面针、水田七、白及各10g，山豆根5g，水煎服。

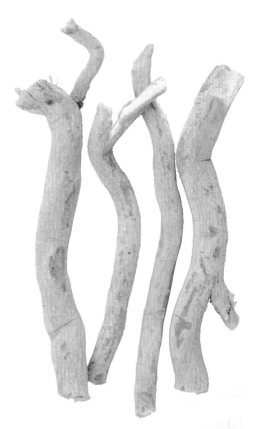

🔺 两面针药材图

191

亮叶猴耳环

【壮名】Lieng'yezhouzwjvanz

【别名】亮叶围涎树，雷公柴，水肿木，
　　　　火汤木，金耳环，落地金钱

【来源】为豆科植物亮叶猴耳环 *Pithecellobium lucidum* Benth. 的枝叶。

【植物形态】乔木。小枝无刺，各部被锈色柔毛；小枝近圆柱形，具不明显的条棱。二回偶数羽状复叶，羽片 2 ～ 4 个；叶柄近基部有 1 个凸出腺体；在叶轴上每对羽片之间有 1 个腺体；小叶 4 ～ 10，互生，斜卵形、不等四边形或披针形，长 1.7 ～ 10.5cm，宽 1.2 ～ 4cm，先端钝，基部楔形或阔楔形。头状花序排列成圆锥状；苞片倒卵形或卵形，渐尖或急尖，被柔毛；花瓣白色，中部以下合生，无柄，萼和花瓣外面密被锈色柔毛；雄蕊多数，近基部合生；子房有短柄，无毛。荚果条形，旋卷呈环状，外缘呈波形。种子黑色，种柄丝状，种皮皱缩。

🔽 亮叶猴耳环植物图

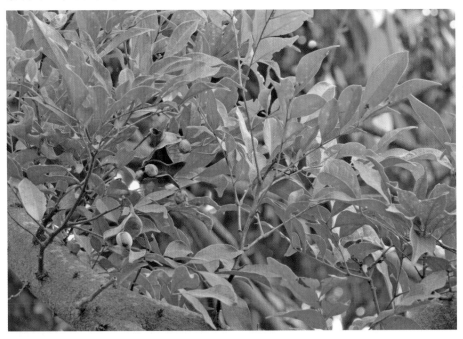

【分布】广西主要分布于南宁、武鸣、田东、东兰、柳州、金秀、北流、昭平。

【采集加工】全年可采收，洗净，切段晒干。

【药材性状】小枝近圆柱形，具不甚明显的纵棱，表面密被锈色柔毛，折断面木部占大部分。二回羽状复叶，羽片2～4；叶柄下部和轴上每对羽片间有凸起的腺点；小叶皱缩，6～10个，展平后呈近不等四边形或斜卵形，长1.7～10.5cm，宽1.4～4cm，先端急尖，基部楔形，全缘。质脆易碎。气微，味微苦。种子和豆荚有毒。

【功效主治】祛风消肿，凉血解毒，收敛生肌。主治风湿骨痛，跌仆损伤，汤火伤，溃疡。

【用法用量】外用：适量，研末油调敷，或鲜品捣敷，或煎水洗。

【中毒症状】中毒时出现呕吐、眩晕，严重者可导致死亡。

【经验选方】

1.疮疡久溃不收：亮叶猴耳环叶适量，敷于患处。

2.跌仆损伤：亮叶猴耳环50g，水煎，患处浸泡，药渣可热敷患处。

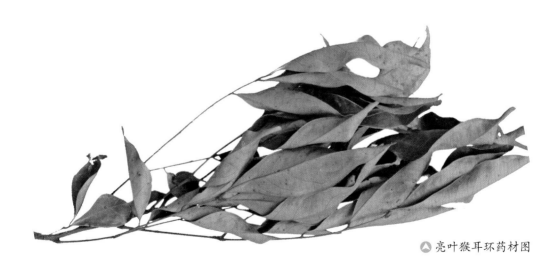

▲ 亮叶猴耳环药材图

芦荟

【壮名】Youzcungh
【别名】油葱，卢会，奴会，劳伟

【来源】为百合科植物斑纹芦荟 *Aloe vera* L. var. *chinensis*（Haw.）Berger 的叶汁经浓缩的干燥品。

【植物形态】肉质草本。根系须状。茎短或无茎。叶簇生，螺旋状排列，直立，肥厚；叶片狭披针形，长 10～20cm，宽 1.5～2.5cm，厚 5～8mm，先端渐尖，基部阔而包茎，边缘有刺状小齿，下面有斑纹。花茎单生或分枝；总状花序疏散；花黄色或有紫色斑点，具膜质苞片；花被筒状，6裂，裂片稍向外弯；雄蕊6，有时突出；子房上位，3室，花柱线形。蒴果三角形。

【分布】栽培。

【采集加工】将采收的鲜叶片切口向下直放于盛器中，取其流出的液汁干燥即成。也可将叶片洗净、横切成片，加入与叶片同等量的水，煎煮2～3小时，过滤，将过滤液浓缩成黏稠状，烘干或暴晒干，即得芦荟膏。

【药材性状】呈不规则的

▼ 芦荟植物图

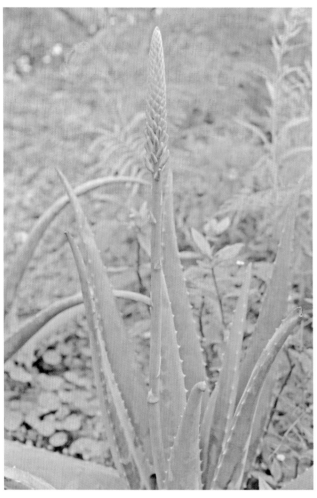

块状，大小不一。老芦荟显黄棕色、红棕色或棕黑色；质坚硬，不易破碎，断面蜡样，无光泽，遇热不易融化。新芦荟显棕黑色而发绿，有光泽，黏性大，遇热易溶化；质松脆，易破碎，破碎面平滑而具玻璃样光泽。有显著的酸气，味极苦。有小毒。

【功效主治】泻下，清肝，杀虫。主治热结便秘，肝火头痛，目赤惊风，虫积腹痛，疥癣，痔瘘。

【用法用量】内服：入丸、散，或研末入胶囊，0.6～1.5g；不入汤剂。外用：适量，研末敷。

【中毒症状】口服中毒时表现为恶心、呕吐、腹泻、腹痛、血便、里急后重，并可损害肾脏，引起蛋白尿、血尿。

【经验选方】

1.肺热咳血、内伤吐血：鲜芦荟15g，水煎服。

2.蝴蝶斑：芦荟300g，绿豆150g，研末，调成糊状敷患部。

3.外伤出血：芦荟50g，研成细粉，装瓶备用。取芦荟粉少许，撒于伤口处。

4.便秘：芦荟1.5g，研末，开水冲服。

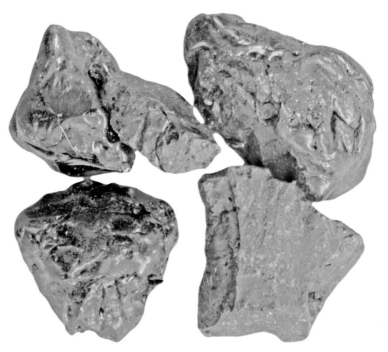

△芦荟药材图

罗裙带

【壮名】Go'gyoijraem
【别名】水笑草，裙带草，海蕉，朱兰叶，
　　　　白花石蒜，扁担叶

【来源】为石蒜科植物文殊兰 *Crinum asiaticum*L.var. *sinicum*（Roxb. ex Herb.）
Baker 的叶。

【植物形态】草本。植株粗壮。鳞茎长柱形。叶 20 ～ 30 枚，多列，带状披针形，长可达 1m，宽 7 ～ 12cm，先端渐尖，边缘波状，暗绿色。花茎直立，粗壮，几与叶等长；伞形花序通常有花 10 ～ 24 朵；佛焰苞状总苞片 2，披针形，外折，白色，膜质；苞片多数，狭条形；花被高脚碟状，芳香，筒部纤细；花被裂片 6，条形，白色；雄蕊 6，淡红色；雌蕊 1，柱头 3 浅裂或头状；子房下位，3 室，纺锤形。蒴果近球形，浅黄色。通常种子 1 颗。

▼ 罗裙带植物图

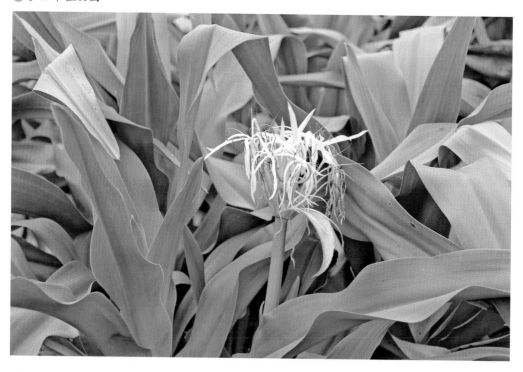

【分布】广西分布于各地。

【采集加工】全年均可采，洗净，鲜用或晒干。

【药材性状】叶片呈长条形、带状披针形，先端渐尖，边缘微皱波状，全缘；表面光滑无毛，黄绿色；平行脉，具横行小脉，形成长方形小网络脉；主脉向下方突起；断面可见多数小孔状裂隙。气微，味微辛。有毒。

【功效主治】清热解毒，祛瘀止痛。主治头痛，咽痛，痹痛麻木，热毒疮肿，跌仆瘀肿，骨折，毒蛇咬伤。

【用法用量】内服：煎汤，3～10g。外用：适量捣敷，或绞汁涂，或煎水洗。

【中毒症状】中毒时表现为腹部疼痛，先便秘，后剧烈下泻，脉搏增快，呼吸不整，体温上升。

【经验选方】

1. 淋巴结炎：罗裙带、老鼠瓜、独蒜各适量，共捣烂敷患处。

2. 跌扭伤筋：罗裙带鲜叶1张，放在铁锅内炒软，然后用红酒淬入，趁微热包敷患处。

3. 骨折：鲜罗裙带100g，水冬瓜、苎麻根各60g，捣烂敷患处。

4. 带状疱疹：罗裙带叶适量，开水烫过，再用醋浸12小时，敷患处。

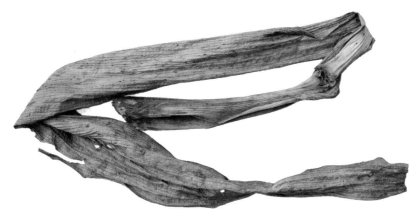

⚠ 罗裙带药材图

络 石

【壮名】Gogaeusizlungz
【别名】白花藤，石邦藤，骑墙虎，风藤，折骨草，铁线草，络石草

【来源】为夹竹桃科植物络石 *Trachelospermum jasminoides*（Lindl.）Lem. 的带叶藤茎。

【植物形态】木质藤本。全株具乳汁。茎圆柱形，有皮孔；嫩枝被黄色柔毛；老时渐无毛。叶对生，近革质，椭圆形或卵状披针形，长 2 ～ 10cm，宽 1 ～ 4.5cm，上面无毛，下面被疏短柔毛。聚伞花序，二歧，花白色，芳香；花萼 5 深裂，裂片线状披针形，顶部反卷，基部具 10 个鳞片状腺体；花蕾顶端钝，花冠筒圆筒形，中部膨大，花冠裂片 5，向右覆盖；雄蕊 5，着生于花冠筒中部，花药箭头状，基部具耳，隐藏在花喉内；花盘环状 5 裂，与子房等长；子房由 2 枚离生心皮组成。蓇葖果叉生，线状披针形。种子多数，褐色，线形，顶端具白色绢质种毛。

▼ 络石植物图

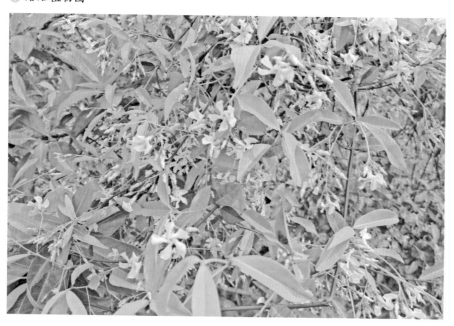

【分布】广西各地有分布。

【采集加工】春、夏季采收，洗净，晒干。

【药材性状】藤茎圆柱形，多分枝，直径0.2～1cm；表面红棕色，具点状皮孔和不定根；质较硬，折断面纤维状，黄白色，有时中空。叶具短柄，完整叶片椭圆形或卵状椭圆形，常先端渐尖或钝，有时微凹，叶缘略反卷，革质，折断时可见白色棉毛状丝。气微，味微苦。有毒。

【功效主治】通络止痛，凉血清热，解毒消肿。主治风湿痹痛，腰膝酸痛，筋脉拘挛，咽喉肿痛，跌仆损伤，外伤出血，疔疮肿毒。

【用法用量】内服：煎汤，6～15g，单味可用至30g；或浸酒，30～60g；或入丸、散剂。外用：适量，研末调敷，或捣汁涂。

【中毒症状】中毒时可出现心慌、出汗多。

【经验选方】

1.风湿痹痛，跌仆损伤：络石15g，大风艾、党参、鸡血藤各25g，水煎服。

2.坐骨神经痛：络石15g，土牛膝、牛大力各10g，水煎服。

3.喉痹咽塞，喘息不通：络石15g，水煎服。

4.外伤出血：络石适量，晒干研末，撒敷患处。

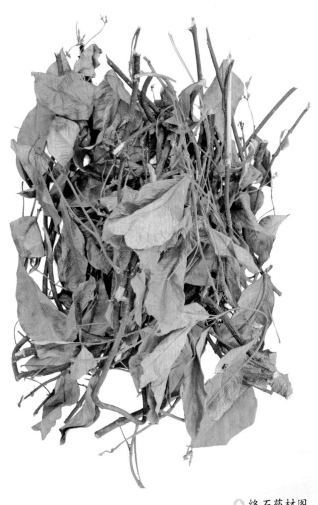

△络石药材图

199

麻疯树

【壮名】Godanghdwngh
【别名】麻风树，假桐油，青桐木，黄肿树

【来源】为大戟科植物麻疯树 *Jatropha curcas* L. 的叶。

【植物形态】灌木或小乔木。树皮灰白色，光滑；幼枝粗壮，有凸起的叶痕和灰色皮孔；全株有乳汁。叶互生，卵状圆形或近圆形，长宽约相等，不裂或3～5浅裂，先端钝，基部心形。花单性，雌雄同株；聚伞花序腋生；苞片披针形，雄花萼片5枚，基部合生；花瓣5枚，长圆形，黄绿色，合生至中部，内面被毛；腺体5枚，近圆柱状；雄蕊10，二轮；雌花萼片离生，无花瓣，子房2～3室，无毛，花柱3，柱头2裂。蒴果近球形，黄色。种子长圆形，黑色。

▼ 麻疯树植物图

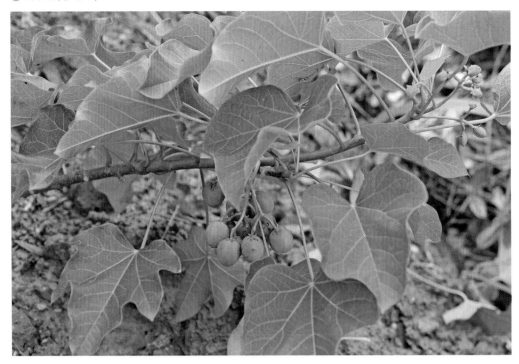

【分布】广西主要分布于龙州、博白、南宁。

【采集加工】四季可采，多鲜用。

【药材性状】叶稍皱褶，展平后呈卵状圆形或近圆形，长 7～12cm，宽 6～11cm；上面黑褐色，下面灰黄色，全缘或 3～5 浅裂；掌状 5 出脉，主脉在近背突起；两面无毛。叶柄灰黄色，长 10～17cm。质脆，易碎。气微，味苦涩。有毒。

【功效主治】散瘀消肿，止血，止痒。主治跌仆肿痛，创伤出血，皮肤瘙痒，麻风，头癣，慢性溃疡，关节挫伤，阴痒，湿疹，脚癣。

【用法用量】外用为主，鲜叶适量，捣烂敷患处；或用鲜叶捣烂绞汁，搽患处。

【中毒症状】种子油有峻泻作用，与巴豆相似，但作用较弱。3～5 粒种子（去壳，磨细）即可引起泻下，也可产生恶心、呕吐、上腹烧灼感。榨去油后之浆含毒性蛋白，对血液有伤害，可引起中毒。

【经验选方】

1. 跌仆瘀肿，创伤出血：鲜麻疯树叶适量，捣烂敷患处。

2. 皮肤瘙痒，湿疹：鲜麻疯树叶，置火上烤热至叶柔软时，揉烂擦患处。

3. 各类骨折：麻疯树鲜皮或叶，配铜锤草、刺五加、胡椒捣细，酒炒外敷。

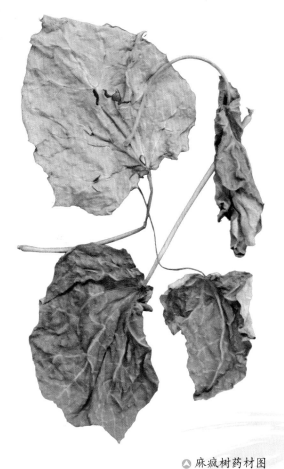
▲ 麻疯树药材图

马鞭草

【壮名】Rumbienmax

【别名】马鞭，龙芽草，凤颈草，铁马鞭，紫顶龙芽，白马鞭，铁扫帚

【来源】为马鞭草科植物马鞭草 *Verbena officinalis* L. 的全草。

【植物形态】草本。茎四方形，节及枝上有硬毛。叶对生；叶片卵圆形、倒卵形至长圆状披针形，长 2～8cm，宽 1～5cm，基生叶的边缘通常有粗锯齿及缺刻；茎生叶多为 3 深裂，裂片边缘有不整齐锯齿，两面均被硬毛。穗状花序顶生及腋生，细弱；花小，初密集，结果时疏离；每花具 1 苞片，有粗毛；花萼管状，膜质，有 5 棱，具 5 齿；花冠淡紫色至蓝色，花冠管直或弯，先端 5 裂，裂片长圆形；雄蕊 4，着生于花冠管的中部，花丝短。果长圆形，包于宿萼内，成熟后 4 瓣裂。

【分布】广西全区各地均有分布。

【采集加工】春、夏季采收，洗净，鲜用或晒干。

【药材性状】茎方柱形，直径 0.2～0.4cm；表面灰

▼ 马鞭草植物图

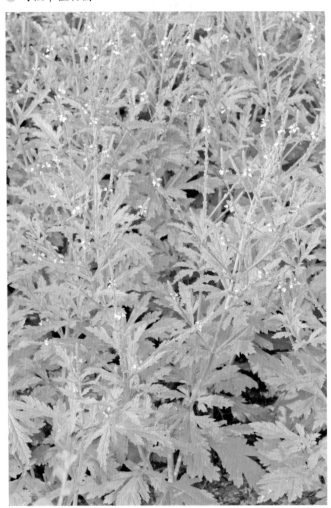

绿色至黄绿色，粗糙，有纵沟；质硬，易折断，断面纤维状，中央有白色的髓或已成空洞。叶灰绿色或棕黄色，多皱缩破碎，具毛；完整叶片卵形至长圆形，羽状分裂或3深裂。穗状花序细长，小花排列紧密，有的可见黄棕色花瓣，有的已成果穗。果实包于灰绿色宿萼内，小坚果灰黄色。气微，味微苦。有小毒。

【功效主治】清热解毒，活血通经，利水消肿。主治感冒发热，咽喉肿痛，牙龈肿痛，黄疸，痢疾，血瘀经闭，痛经，癥瘕，水肿，小便不利，痈疮肿毒，跌仆损伤。

【用法用量】内服：煎汤，15～30g，鲜品30～60g；或入丸、散。外用：适量，捣敷，或煎水洗。

【中毒症状】本品服用过量多出现恶心、呕吐、腹痛、腹泻、头晕、头痛等不良反应，停药后可自行消除。

【经验选方】

1. 瘴病：马鞭草、土常山各10g，黄皮叶、旱莲草各15g，女贞子20g，水煎服。

2. 咽喉肿痛：鲜马鞭草茎叶适量，捣汁含咽。

3. 黄疸：马鞭草、田基黄、夜香牛各20g，半边莲15g，水煎服。

4. 乳痈：马鞭草30g，生姜3g，捣烂绞汁，米酒调服，药渣敷患处。

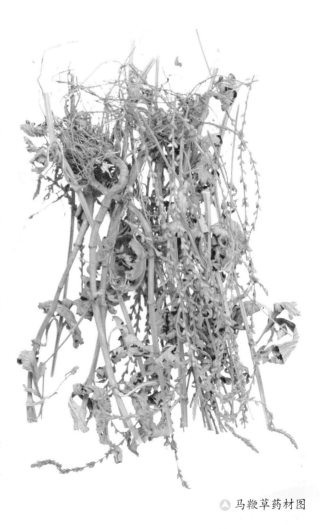

▲马鞭草药材图

马兜铃

【壮名】Maenzdaez

【别名】兜铃，马兜零，马兜苓，葫芦罐，水马香果，臭铃铛，蛇参果

【来源】为马兜铃科植物马兜铃 *Aristolochia debilis* Sieb. et Zucc. 的果实。

【植物形态】草质藤本。根圆柱形。叶互生；叶柄柔弱；叶片卵状三角形、长圆状卵形或戟形，长 3～6cm，基部宽 1.5～3.5cm，先端钝圆，基部心形，两侧裂片圆形，下垂或稍扩展；基出脉 5～7 条。花聚生于叶腋；小苞片三角形，易脱落；花被基部膨大成球形，向上收狭成一长管，管口扩大成漏斗状，黄绿色，口部有紫斑，内面有腺体状毛；檐部一侧极短，另一侧渐延伸成舌片；舌片卵状披针形，顶端钝；花药贴生于合蕊柱近基部；子房圆柱形，6 棱；合蕊柱先端 6 裂，稍具乳头状凸起，裂片先端钝，向下延伸形成波状圆环。蒴果近球形，具 6 棱，成熟时由基部向上沿室间 6 瓣开裂；果梗常撕裂成 6 条。种子扁平，钝三角形，边缘具白色膜质宽翅。

▼ 马兜铃植物图

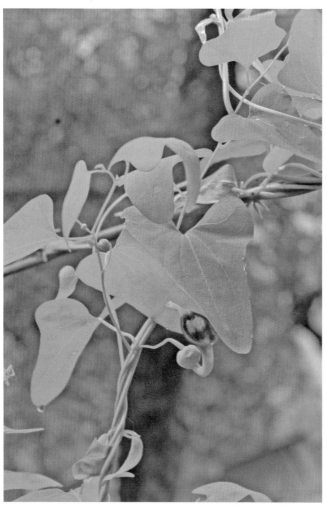

【分布】广西主要分布于天峨、三江、全州、兴安、灵川、临桂。

【采集加工】秋季果实由绿变黄时连柄摘下，晒干。

【药材性状】果实卵圆形或长卵圆形，直径2～4cm；表面黄绿色、灰绿色或棕绿色，常沿腹缝线自端而基开裂为6瓣，果柄也分裂为6条线状。种子多数，层层平叠于每个果室内。种子扁平而薄，钝三角形或扇形，边缘有翅，淡棕色。气特异，味微苦。有大毒，以种子毒性最大。

【功效主治】清肺止咳，降气平喘，清大肠热。主治鼻渊，肺热咳嗽，痰多气促，肠热痔血，痔疮肿痛，水肿。

【用法用量】内服；煎汤，3～9g；或入丸、散。止咳清热多炙用，外用熏洗宜生用。

【中毒症状】中毒时表现为上腹不适、恶心呕吐、食欲减低、腹痛腹泻、便血及里急后重等消化道症状，可出现血性下痢，继而肌肉松弛、呼吸肌麻痹引起呼吸困难，甚至瘫痪、血压下降、肌无力、嗜睡、瞳孔散大及知觉丧失。

【经验选方】

1. 鼻渊：马兜铃、麻黄各9g，五味子3g，甘草6g，加黑砂糖少许，水煎睡前服。

2. 肺热喘嗽：马兜铃15g，甘草12g，同为末，每次服3g。

3. 小儿肺虚，气粗喘促：阿胶10g，炒鼠黏子、炙甘草各8g，马兜铃6g，杏仁7个（去皮、尖），糯米15g（炒）。上药共为末，每次服3g，饭后温服。

4. 腹肚大如鼓者：马兜铃9g，水煎服。

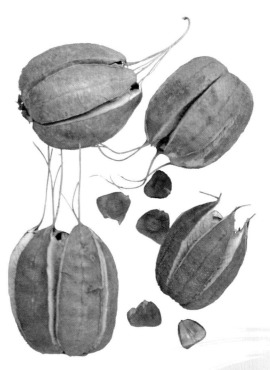

△马兜铃药材图

马利筋

【壮名】Gomanhndoi
【别名】莲生桂子花，水羊角，金凤花，
细牛角仔树，野辣椒，竹林标，
黄花仔

【来源】为萝藦科植物马利筋 *Asclepias curassavical* L. 的全草。

【植物形态】直立灌木状草本。全株有白色乳汁。叶对生；叶片膜质，披针形或椭圆状披针形，先端短渐尖或急尖，基部楔形而下延至叶柄，长 6～13cm，宽 1～3.5cm，侧脉每边约 8 条。聚伞花序顶生或腋生，有花 10～20 朵；花萼 5 深裂，被柔毛，内面基部有腺体 5～10 个；花冠裂片 5，紫红色，长圆形，反折；副花冠 5 裂，着生于合蕊冠上，黄色，匙形，有柄，内有舌状片；花粉块长圆形，下垂，着粉腺紫红色。蓇葖果披针形，两端渐尖。种子卵圆形，先端具白色绢质种毛。

▼ 马利筋植物图

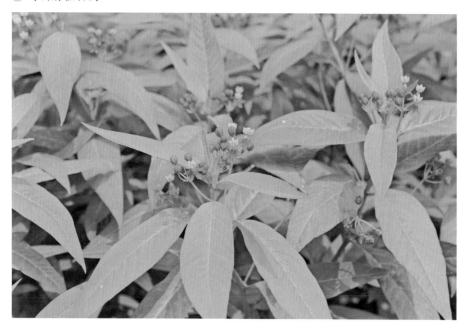

【分布】广西主要分布于北海、灵山、龙州、上林、天等、平果、凌云、河池、桂平、苍梧、那坡、藤县、德保。

【采集加工】全年均可采，晒干或鲜用。

【药材性状】茎直，较光滑，黄绿色，直径 3 ～ 6mm。单叶对生，叶片披针形，先端急尖，基部楔形，全缘。有的可见伞形花序，花梗被毛，或披针形蓇葖果，内有许多具白色绢毛的种子。气特异，味微苦。有大毒。

【功效主治】清热解毒，活血止血，消肿止痛。主治咽喉肿痛，肺热咳嗽，热淋，月经不调，崩漏，带下，痈疮肿毒，湿疹，顽癣，外伤出血。

【用法用量】内服：煎汤，6 ～ 9g。外用：鲜品适量捣敷，或干品研末撒。

【中毒症状】全株有毒，尤其以白色乳汁的毒性最大，误食其乳汁会引起身体机能衰弱、肢体肿胀、无法站立或行走、高热、脉搏加速但微弱、呼吸困难、瞳孔放大等症状。

【经验选方】

1. 痛经：鲜马利筋 30g，水煎服，胡椒为引。

2. 乳腺炎，痈疮：鲜马利筋全草6 ～ 9g，蒲公英 15g，水煎服。

3. 湿疹，顽癣：用马利筋折断后流出的乳汁搽患处。

4. 外伤出血：马利筋花、叶，晒干研为末，撒敷伤口。

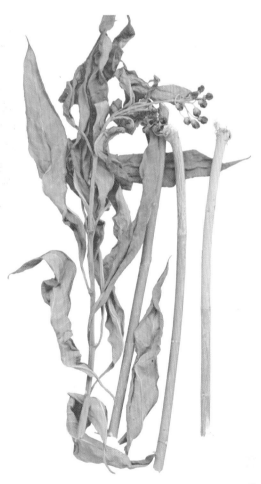

△ 马利筋药材图

马莲鞍

【壮名】Gaeumbe
【别名】古羊藤，马连鞍，鱼藤，南苦参，
红马连鞍，藤苦参

【来源】为萝藦科植物马莲鞍 *Streptocaulon griffithii* Hook. f. 的根。

【植物形态】木质藤本。具乳汁。茎褐色，有皮孔，老枝被毛渐脱落，枝条、叶、花梗、果实均密被棕黄色茸毛。叶对生，厚纸质；叶片倒卵形至阔椭圆形，长 7～15cm，宽 3～7cm，中部以上较宽，先端急尖或钝，基部浅心形，干后灰褐色；侧脉羽状平行。聚伞花序腋生，三歧，阔圆锥状；花序梗和花梗有许多苞片和小苞片；外面密被茸毛；花小，花冠外面黄绿色，内面黄红色，辐状，花冠裂片向右覆盖；副花冠裂片丝状；花粉器内藏许多四合花粉；子房被柔毛，由 2 枚离生心皮组成。蓇葖果叉生，张开成直线，圆柱状；种子先端具白色或淡黄色绢质种毛。

🔻 马莲鞍植物图

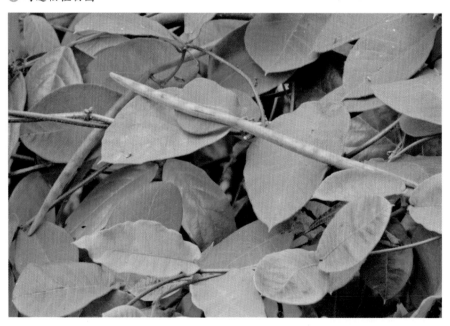

【分布】广西主要分布于桂南及桂西。

【采集加工】全年均可采收，洗净，切片晒干。

【药材性状】根长圆柱形，略弯，长短不一，直径 0.5 ~ 2cm，外皮棕色至暗棕色，有小瘤状凸起和不规则的纵皱纹。质硬，不易折断，断面不平整，皮部类白色，稍带粉性，可与木部剥离；木部微黄色，具放射状纹理和明显小孔。气微，味苦。有小毒。

【功效主治】清热解毒，散瘀止痛。主治感冒发热，泄泻，痢疾，胃痛，慢性肾炎，跌仆肿痛，毒蛇咬伤。

【用法用量】内服：煎汤，3 ~ 6g；或研末，1.5 ~ 3g。外用：鲜品适量，捣敷。

【中毒症状】误食可致头晕，腹痛。

【经验选方】

1. 湿热泄泻：马莲鞍 5g，黄连 5g，水煎服。

2. 慢性肾炎：马莲鞍 6g，朱蕉 15g，水煎服。

3. 跌仆损伤、肿痛，毒蛇咬伤等：马莲鞍适量捣烂，敷于患处。

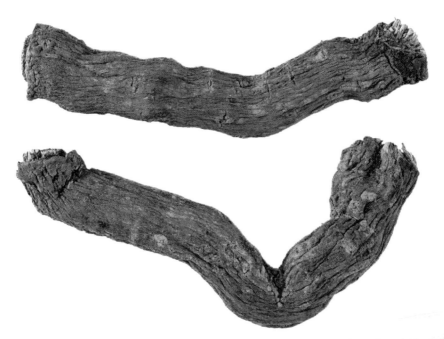

△马莲鞍药材图

马铃薯

【壮名】maenzdoengzlingz

【别名】山药蛋，洋番薯，土豆，地蛋，
洋山芋，荷兰薯，薯仔

【来源】为茄科植物马铃薯 *Solanum tuberosum* L. 的块茎。

【植物形态】草本。地下块茎椭圆形、扁圆形或长圆形，外皮黄白色，内白色，具芽眼，着生于匍匐茎上，成密集状。奇数不相等的羽状复叶；小叶 6 ～ 8 对，常大小相间，卵形或矩圆形，最大者长约 6cm，最小者长宽均不及 1cm，先端钝尖，基部稍不等，全缘，两面均被白色疏柔毛，叶脉在下面突起，侧脉每边 6 ～ 7 条，先端略弯。伞房花序顶生，后侧生；花萼钟形，外被疏柔毛，5 裂，裂片披针形，先端长渐尖；花冠辐射状，白色或蓝紫色，花冠筒隐于萼内，先端5 裂，裂片略呈三角形。浆果圆球形，光滑，熟时红色。种子扁圆形。

▼ 马铃薯植物图

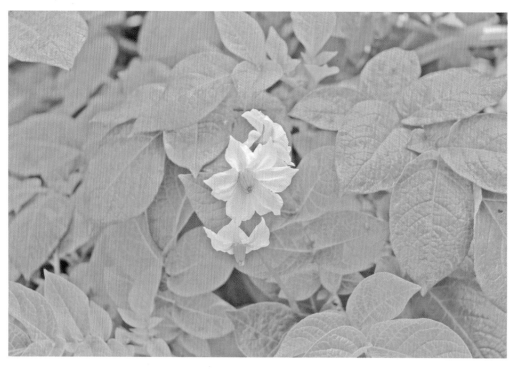

【分布】广西全区各地有栽培。

【采集加工】秋、冬二季均可采挖，切片晒干。

【药材性状】块茎扁球形或长圆形，皱缩，直径3～6cm，表面褐色或黄褐色，节间短而不明显，侧芽着生于凹陷的"芽眼"内，一端有短茎基或茎痕。质硬，富含淀粉。气微、味淡。

【功效主治】和胃健中，解毒消肿。主治胃痛，疬腮，痈肿，湿疹，烫伤。

【用法用量】内服：煮食或煎汤，25～35g。外用：适量，磨涂患处，或切薄片贴敷。

【中毒症状】食用发芽马铃薯一般在食后数十分钟至数小时发生急性中毒，先有咽喉及口内刺痒或灼热感，继有恶心、呕吐、腹痛、腹泻等症状，轻者1～2天自愈，重者因剧烈呕吐而有脱水及电解质紊乱，血压下降，严重中毒者有昏迷及抽搐，最后因呼吸中枢麻痹而死亡。

【经验选方】

1. 胃痛：马铃薯35g，甘草15g，水煎服。

2. 湿疹：马铃薯适量，磨汁擦于患处。

3. 烫伤：马铃薯切薄片，敷于患处。

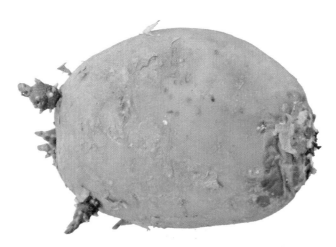
⚠ 马铃薯药材图

马钱子

【壮名】Gocienzmax

【别名】番木鳖，苦实把豆儿，苦实，

火失刻把都，马前，马前子，

牛银

【来源】为马钱科植物马钱子 *Strychnos nux-vomica* Linn. 的种子。

【植物形态】乔木。树皮灰色，具皮孔，枝光滑。单叶对生，叶片革质，广卵形或近圆形，长 6 ～ 15cm，宽 3 ～ 9cm，先端急尖或微凹，基部广楔形或圆形，全缘，主脉 3 ～ 5 条；叶腋有短卷须。圆锥状聚伞花序腋生，被短柔毛；总苞片及小苞片均小，三角形，先端尖，被短柔毛；花白色，几无梗；花萼绿色，先端 5 裂，密被短柔毛；花冠筒状，先端 5 裂，裂片卵形，内面密生短毛；雄蕊 5，着生于花冠管喉部，花丝极短，花药椭圆形；雌蕊子房卵形。浆果球形，熟时橙色，表面光滑。种子 1 ～ 4 颗，圆盘形，密被银色茸毛。

▼ 马钱子植物图

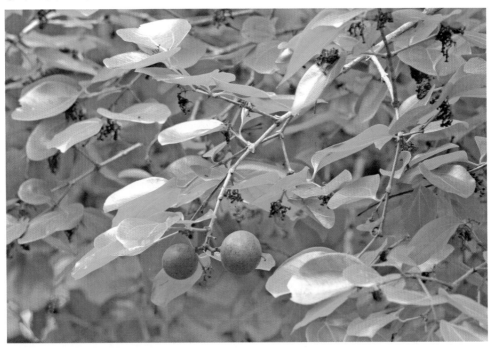

【分布】栽培。

【采集加工】秋、冬季果实成熟时摘下，取出种子，洗净附着的果肉，晒干。

【药材性状】种子扁圆形，纽扣状，直径1～3cm，厚3～6mm，边缘微隆起，常一面凹下，另一面稍突出。表面灰棕色或灰绿色，密生匍匐的银灰色毛，有丝状光泽，由中央向四周射出。边缘有1条隆起脊线，并有一小形突起的珠孔，底面中心有一稍突出的圆点状种脐，珠孔与种脐间隐约可见1条隆起线。质坚硬，难破碎。气微，味极苦。有大毒。

【功效主治】通络止痛，消肿散结。主治风湿痹痛，面瘫，肢体瘫痪，跌仆损伤，骨折肿痛，痈疽疮毒，喉痹、牙痛、麻风、顽癣、恶性肿瘤。

【用法用量】内服：炮制后入丸、散，每次0.2～0.6g，大剂量0.9g。外用：适量，研末撒，或浸水、醋磨、煎油涂敷，或熬膏摊贴。

【中毒症状】中毒时表现为呼吸加强、心跳变慢、肌肉强烈收缩、痉笑、全身痉挛、角弓反张、窒息，甚至因中枢神经麻痹而死亡。

【经验选方】

1. 面神经麻痹：马钱子1g，樟脑粉0.3g，膏药脂4g，制成药膏，用时将膏药烘软并贴在患侧耳垂前面神经干区域，4天换药1次。

2. 缠喉风：马钱子1个，木香1.5g，同磨水，调熊胆1.5g，胆矾2.5g，以鸡毛扫患处。

3. 半身不遂：马钱子3g（去皮），甘草3g，磨细粉，炼蜜为丸40粒，每日3次，每次1～2粒，食后温水送服。

4. 跌仆损伤，血瘀肿痛：马钱子0.5g，乳香10g，没药10g，水煎服。

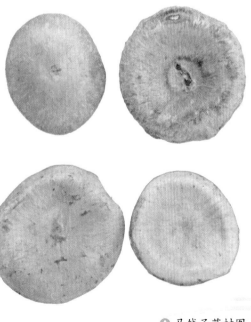

▲ 马钱子药材图

213

马缨丹

【壮名】Gomeizhajsaek
【别名】五色梅，龙船花，臭冷风，
五色花，五雷箭，穿墙风

【来源】为马鞭草科植物马缨丹 *Lantana camara* L. 的枝叶。

【植物形态】直立或蔓性灌木，有时呈藤状。植株有臭味，茎、枝均呈四方形，有糙毛，常有下弯的钩刺或无刺。单叶对生；叶片卵形至卵状长圆形，长3～9cm，宽1.5～2.5cm，基部楔形或心形，边缘有钝齿，先端渐尖或急尖，表面有粗糙的皱纹或短柔毛，背面具小刚毛。头状花序腋生，苞片披针形，有短柔毛；花萼筒状，先端有极短的齿；花冠黄色、橙黄色、粉红色至深红色，两面均有细短毛；雄蕊4，内藏。果实圆球形，成熟时紫黑色。

▽ 马缨丹植物图

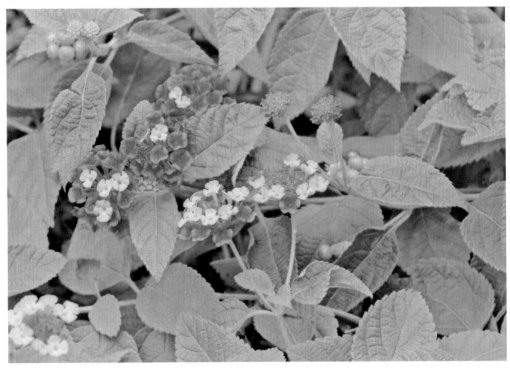

【分布】广西主要分布于环江、百色、田阳、田东、平果、武鸣、南宁、宁明、龙州、贵港、平南、苍梧、昭平。

【采集加工】春、夏季采收，鲜用或晒干。

【药材性状】茎枝四方形，黄绿色，被糙毛，疏生下弯的钩刺。叶黄绿色，多皱缩，易碎，完整叶片平展后卵状长圆形，长2～7cm，宽1.5～2.5cm；基部楔形，边缘有钝齿，先端渐尖，上、下表面有粗糙的短毛，背面具小刚毛。气特异，味淡。有小毒。

【功效主治】清热解毒，消肿止痛。主治感冒发热，腮腺炎，腹痛吐泻，咳血，风湿痹痛，跌仆损伤，中暑。

【用法用量】内服：煎汤，15～30g。外用：适量，捣敷，或煎水外洗。

【中毒症状】误食后可造成肝中毒，出现发热、呕吐、腹泻、步履不稳、呼吸急促、昏迷、黄疸等症状。

【经验选方】

1. 跌仆扭伤：鲜马缨丹叶15g，捣烂，外敷伤处。

2. 腹痛吐泻：鲜马缨丹10g，水煎2次，加食盐少许，分2次服。

3. 牙痛：马缨丹20g，花椒10g，细辛3g，水煎服。

4. 暑日头痛：鲜马缨丹25g，水煎服。

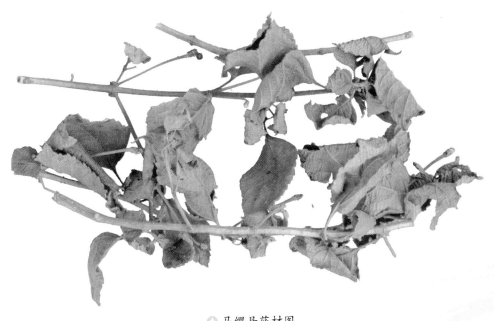

△ 马缨丹药材图

满山香

【壮名】Gohombo

【别名】透骨草，搜山虎，透骨香，
万里香，九里香，白珠树

【来源】为杜鹃花科植物滇白珠 *Gaultheria yunnanensis*（Franch.）Rehd. 的全株。

【植物形态】灌木。树皮灰黑色，枝条细长，左右曲折，具纵纹，带红色或红绿色。单叶互生；叶柄短，粗壮；叶片革质，卵状长圆形，稀卵形，有香气，长7～9cm，宽2.5～5cm，先端尾状渐尖，基部钝圆或心形，边缘具齿，表面绿色，有光泽，背面较淡，密被褐色斑点。总状花序腋生，序轴纤细，花疏生；苞片卵形，凸尖，被白色缘毛；小苞片2，着生于花梗上部近萼处，披针状三角形；花萼裂片5，卵状三角形，钝头；花冠白绿色，钟形，口部分裂；雄蕊10枚，花丝短而粗；子房球形。浆果状蒴果，球形，黑色，5裂。种子多数，细小，淡黄色。

▼ 满山香植物图

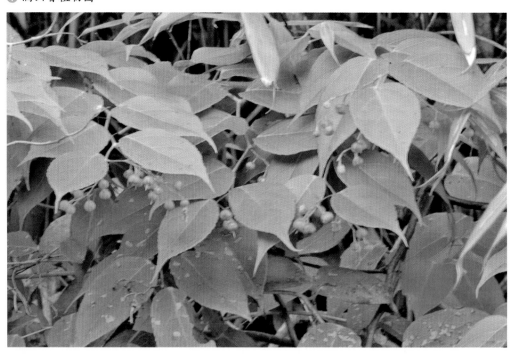

【分布】广西主要分布于桂平、隆林、上林、武鸣、马山、金秀。

【采集加工】夏、秋季采收，鲜用或晒干。

【药材性状】根圆柱形，棕褐色。茎圆柱形，多分枝，直径3～5mm，表面淡红棕色至棕红色，有明显的纵纹，皮孔横生，突起，叶痕类圆形或类三角形；质硬脆，易折断，断面不整齐，木质部淡棕色至类白色，髓淡黄棕色。叶革质，多脱落，完整者椭圆形或狭卵形。有的可见花序或果序。气香，味甘、辛。有小毒。

【功效主治】化痰止咳，祛风除湿，散寒止痛，活血通络。主治咳嗽多痰，风湿痹痛，胃寒疼痛，湿疹，跌仆损伤，毒蛇咬伤。

【用法用量】内服：煎汤，9～15g，鲜品30g；或浸酒。外用：适量，煎水洗，或浸酒擦，或捣敷。

【中毒症状】中毒时的常见症状有恶心、呕吐、腹痛、头痛、头晕、嗜睡、深长呼吸、耳鸣、耳聋及视觉障碍，开始时面色潮红，以后皮肤苍白、口唇发绀，体温低于正常。

【经验选方】

1. 关节疼痛，强筋壮骨：满山香20g，与猪排骨一起炖煮，分2次食肉喝汤。

2. 风湿痹痛：满山香20g，乌梢蛇15g，木瓜20g，水煎服。

3. 湿疹：鲜满山香枝叶适量，水煎，外洗患部。

4. 毒蛇咬伤：将鲜满山香根切碎，水煎服，并取鲜叶捣烂敷伤口周围。

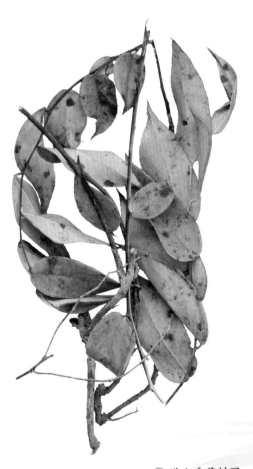

▲满山香药材图

猫 豆

【壮名】Duhmeuz
【别名】狗爪豆，狗儿豆

【来源】为豆科植物鼷豆 *Mucuna pruriens*（L.）DC. var. *utilis*（Wall. ex Wight）Baker ex Burck 的种子。

【植物形态】缠绕草本。茎疏被白色柔毛。3出复叶，互生；顶生小叶广卵形、长椭圆状卵形或菱状卵形，侧生小叶基部极偏斜，长7～14cm，宽5～8.5cm，先端钝或微凹，具短针头，两面均被白色疏毛；小叶柄密被长毛；小托叶刚毛状。总状花序下垂；苞片小，线状披针形；花萼阔钟状，密被灰白色柔毛和有疏刺毛，上部裂片极阔，下部中间1枚线状披针形；花冠深紫色或白色，龙骨瓣长约4cm，翼瓣略短，旗瓣长约2cm。荚果长8～10cm，宽约2cm，成熟时黑色，毛较疏，荚有隆起的纵棱1～2条。种子6～8颗，灰白色。

▼ 猫豆植物图

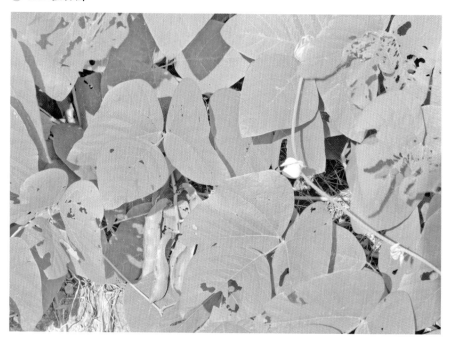

【分布】广西主要分布于东兰、南宁、北流、金秀、平南、藤县、临桂。

【采集加工】秋季果实成熟时采收，打下种子，晒干。

【药材性状】种子扁而稍呈方形或椭圆形，长约 1.5cm，直径约 1cm，厚约 6mm。种皮略皱缩，灰白色或黑色，有颜色稍深的条纹，种脐大，长约 7mm，宽约 2mm。质硬，不易破碎。剥开种皮可见肥厚、粉白色的胚乳。气微，味微苦。有小毒。

【功效主治】温肾益气。主治腰膝酸痛，震颤性麻痹。

【用法用量】内服：煎食，30～90g。

【中毒症状】中毒与否与食入量及去毒处理情况有关。中毒时表现为头昏、头痛、发热、乏力、四肢麻木、心悸、呕吐、腹痛及腹泻等，严重者则瞳孔缩小、流涎、神志恍惚、血压下降、昏迷。

【经验选方】

腰痛：猫豆90g，研末，与蜂蜜调服。或鲜品200g，猪肾1个，水煎顿服。

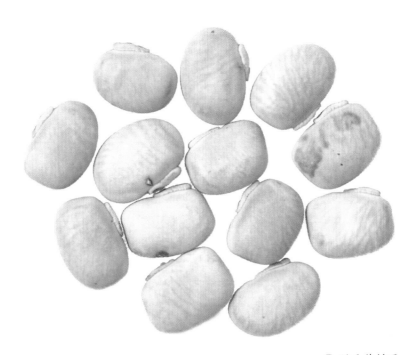

猫豆药材图

猫爪草

【壮名】Nyacaijmeuz
【别名】三散草，猫爪儿草，小毛茛

【来源】为毛茛科植物小毛茛 *Ranunculus ternatus* Thunb. 的块根。

【植物形态】小草本。块根数个簇生，肉质，近纺锤形或近球形。茎披散，多分枝，疏生短柔毛，后脱落无毛。基生叶丛生，有长柄；叶片形状多变，单叶3浅裂或3出复叶，长0.5～1.7cm，宽0.5～1.5cm，小叶或一回裂片浅裂成条裂片；茎生叶较小，细裂，多无柄。花序具少数花；花两性，单生于茎顶和分枝顶端；萼片5，椭圆形，外面疏被柔毛；花瓣5，亮黄色，倒卵形，基部有爪；蜜槽棱形。瘦果卵球形，边缘有纵肋。

【分布】广西主要分布于融安、临桂、桂林、灵川、兴安、恭城、阳朔、容县。

【采集加工】夏、秋季均可采收，洗净，晒干。

【药材性状】块根呈纺锤形，多5～6个簇生，形成猫爪状，长3～10mm，直径2～3mm，顶端有黄褐色残茎或茎痕。表面黄褐色或灰黄色，微有纵皱纹，

▼ 猫爪草植物图

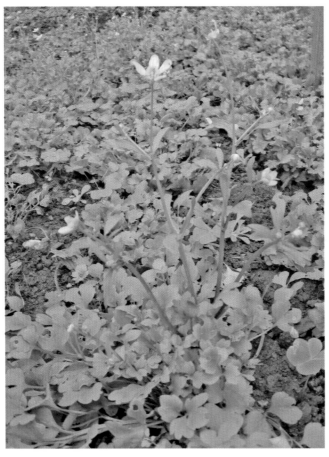

并有点状须根痕和残留须根。质坚实，断面类白色或黄白色，粉性。气微，味微甘。有小毒。

【功效主治】解毒，化痰散结。主治偏头痛，牙痛，咽痛，瘰疬，结核，疔疮，蛇咬伤。

【用法用量】内服：煎汤，9～15g。外用：适量，研末敷。

【中毒症状】临床上暂无中毒病例报道。

【经验选方】

1. 瘰疬：猫爪草、夏枯草、牡蛎各15g，天冬、麦冬、百部各6g，皂角9g，水煎服。

2. 甲状腺囊肿：猫爪草30g，石上柏、丹参、夏枯草、栗毛球各20g，莪术、三棱、浙贝母、牡蛎各15g，甘草6g，水煎服。

3. 肺结核：猫爪草30g，鱼腥草20g，水煎服。

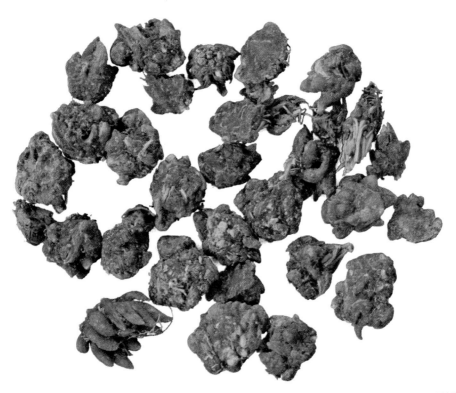

▲猫爪草药材图

毛瑞香

【壮名】Mauzruixiang

【别名】暖骨风，紫枝瑞香，野梦花，贼腰带，大黄构

【来源】为瑞香科瑞香属植物毛瑞香 *Daphne kiusiana* Miq. var. *atrocaulis*（Rehd.）F. Maekawa 的全株。

【植物形态】灌木。枝深紫色或紫红色；腋芽近圆形或椭圆形，鳞片卵形，顶端圆形，稀钝形，除边缘具淡白色流苏状缘毛外，无毛，通常褐色。叶互生，有时簇生于枝顶，叶片革质，椭圆形或披针形，长 6～12cm，宽 1.8～3cm，两端渐尖，基部下延于叶柄，边缘全缘，微反卷，上面深绿色，具光泽；叶柄两侧翅状，褐色。花白色，有时淡黄白色，簇生于枝顶，呈头状花序，花序下具苞片；苞片褐绿色，易早落，长圆状披针形，顶端尾尖或渐尖，边缘具短的白色流苏状缘毛；几无花序梗，花梗密被淡黄绿色粗茸毛；花萼筒圆筒状，外面下部密被淡黄绿色丝状茸毛，裂片 4，卵状三角形或卵状长圆形，顶端钝尖；雄蕊 8，2 轮，分别着生于花萼筒上部及中部；花盘短杯状，边缘全缘或微波状；子房倒圆锥状圆柱形，顶端渐尖，窄成短的花柱，柱头头状。果实红色，广椭圆形或卵状椭

▼ 毛瑞香植物图

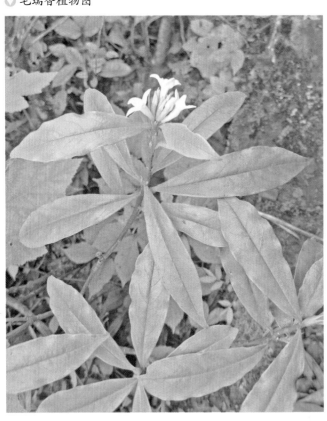

圆形。

【分布】广西主要分布于三江、桂林、阳朔、临桂、龙胜。

【采集加工】全年可采，切段，晒干。

【药材性状】根呈圆柱形，表面棕褐色或灰黄色，有黄色横长突起的皮孔；质坚韧，不易折断，断面皮部纤维性强，似棉花状。茎枝为圆柱形，表面棕褐色或棕红色，有纵皱纹、叶柄残基及横长皮孔；质坚韧，难折断，断面皮部易与木部分离，皮部纤维性强。叶薄革质，多皱缩破损，完整叶片椭圆形或倒披针形，先端钝尖，基部楔形，全缘。气微，味辛辣。有毒。

【功效主治】祛风除湿，调经止痛，解毒。主治风湿骨痛，手足麻木，月经不调，闭经，产后风湿，跌仆损伤，骨折，脱臼。

【用法用量】内服：煎汤，3～15g。外用：适量，捣烂敷。

【中毒症状】服用过量可出现全身无力、头晕，甚则恶心、呕吐、腹痛、腹泻，进而引起痉挛、抽搐等。

【经验选方】

1. 风湿关节痛，坐骨神经痛：毛瑞香3g，研末内服。

2. 跌仆损伤：毛瑞香适量，捣烂外敷。

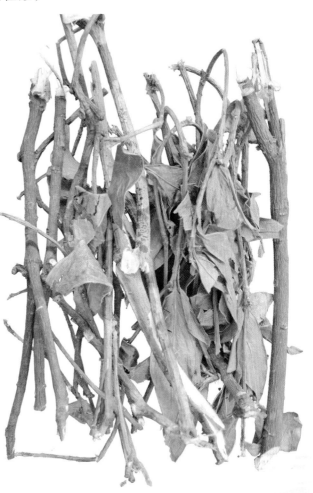

▲毛瑞香药材图

223

棉花根

【壮名】Ragfaiq

【别名】大陆棉，高地棉，美洲棉，
墨西哥棉，美棉

【来源】为锦葵科植物陆地棉 *Gossypium hirsutum* Linn. 的根。

【植物形态】草本。小枝疏被长毛。叶阔卵形，直径 5 ～ 12cm，长、宽近相等或较宽，基部心形或心状截头形，常 3 浅裂，中裂片常深裂达叶片之半，裂片宽三角状卵形，先端突渐尖，基部宽，沿脉被粗毛，下面疏被长柔毛；叶柄疏被柔毛；托叶卵状镰形，早落。花单生于叶腋；小苞片 3，分离，基部心形，具腺体 1 个，边缘具齿，被长硬毛和纤毛；花萼杯状，裂片 5，三角形，具缘毛；花白色或淡黄色，后变淡红色或紫色；雄蕊柱长 1 ～ 2cm。蒴果卵圆形，具喙。种子分离，卵圆形，具白色长棉毛和灰白色不易剥离的短棉毛。

【分布】广西有栽培。

【采集加工】秋季采收，晒干。

【药材性状】根圆柱形，直径 0.5 ～ 1.5cm；外面淡棕色，具纵条纹及细小的皮孔，栓皮粗糙，易脱落，内表面淡棕色，带有纵长线纹。折断面呈强韧纤维性，内皮为纤维层，易与外层分离。气微弱，味微辛辣。有小毒。

🔻 棉花根植物图

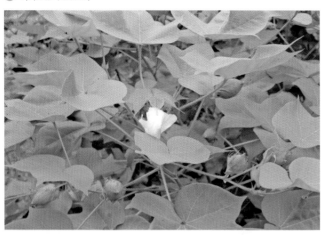

【功效主治】止咳平喘，通经止痛。主治气喘咳嗽，月经不调，痛经，便血。

【用法用量】内服：煎汤，15 ～ 30g。

【中毒症状】中毒初期有口干、恶心、上腹不适，个别有头晕等现象，但可自行消失。

【经验选方】

1. 崩漏：棉花炭、百草霜各9g，温开水调匀服。

2. 肠风泻血：棉花根灰、枳壳各10g，研为末，每服6g，入麝香少许，同陈米饭调下，饭前服。

附：棉花种子

功效：温肾，通乳，活血止血。主治：胃痛，阳痿，腰膝冷痛，带下，遗尿，乳汁不通，崩漏，痔血。用法用量：内服：煎汤，6～10g；或入丸、散。外用适量，煎水熏洗。

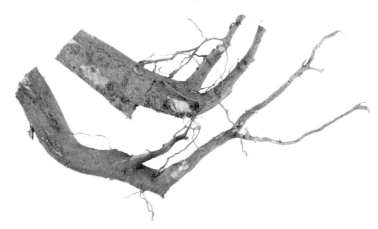

⚠ 棉花根药材图

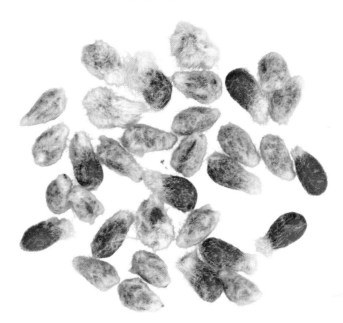

⚠ 棉花种子药材图

魔 芋

【壮名】Mungzbyaz
【别名】磨芋，蒟蒻，蒻头，蛇棒棍，
白蒟蒻，鬼芋，鬼头

【来源】为天南星科植物疣柄魔芋 *Amorphopha llus virosus* N. E. Brown 的叶。

【植物形态】草本。叶单一；叶柄深绿色，具疣凸，粗糙，具苍白色斑块；叶片 3 全裂，裂片二歧分裂或羽状深裂，小裂片长圆形、三角形或卵状三角形，骤尖，不等侧，下延。花序柄粗短，圆柱形，长 3～5cm，粗 2～3cm，花后增长，粗糙，具小疣。佛焰苞长 20cm 以上，喉部宽 25cm，卵形，外面绿色，饰以紫色条纹和绿白色斑块，内面具疣，深紫色，基部肉质，漏斗状；檐部渐过渡为膜质，广展，绿色，边缘波状；肉穗花序极臭，雌花序圆柱形，紫褐色；雄花序倒圆锥形，黄绿色；附属器圆锥形，钝圆，青紫色。浆果椭圆状，橘红色。

🔻 魔芋植物图

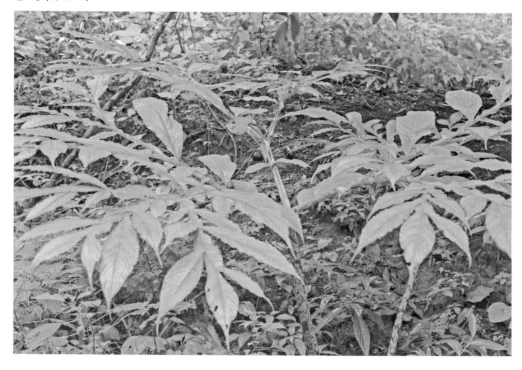

【分布】广西主要分布于隆林、全州、昭平、合浦、防城。

【采集加工】全年采收全株，洗净，切段，鲜用或晒干。

【药材性状】叶柄直径 6～10mm，表面呈黄白色至黄褐色，有细纵皱纹，质韧，栓皮薄，不易折断；断面皮部较薄，黄褐色，基本组织宽广，淡黄白色。叶片黄褐色，皱缩或破碎，展开完整叶片为 3 全裂，裂片二歧分裂或羽状深裂。气微，味辛。有毒。

【功效主治】化瘀消积，解毒散结，活血止痛。主治咳嗽，积滞，疟疾，瘰疬，跌仆损伤，痈肿，疔疮，丹毒，汤火伤，蛇咬伤。

【用法用量】内服：煎汤，9～15g。外用：适量，捣敷，或磨醋涂。

【中毒症状】本品一般于食后 0.5～3 小时出现中毒症状，开始时咽喉和胃肠有灼热感，舌咽部灼热、痒痛、肿大，继之流涎、恶心、呕吐、腹痛、语言不清、舌不灵活、出汗、心慌气急、面色苍白、脉弱无力、惊厥、呼吸不规则，最后可死于呼吸中枢麻痹。

【经验选方】

1. 咳嗽：魔芋 15g，石膏 10g，水煎服。

2. 积滞：魔芋 15g，鸡内金 10g，水煎服。

3. 跌仆损伤，痈肿，疔疮，丹毒，汤火伤，蛇咬伤：魔芋适量，捣烂敷患处。

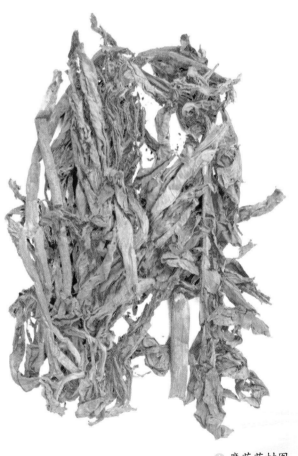

▲ 魔芋药材图

茉莉花

【壮名】Vamaedleih

【别名】白末利，小南强，柰花，末梨花

【来源】为木犀科植物茉莉 *Jasminum sambac*（L.）Ait. 的花。

【植物形态】直立或攀援灌木。小枝圆柱形或稍压扁状，有时中空，疏被柔毛。叶对生，单叶；叶柄被短柔毛，具关节；叶片纸质，圆形、卵状椭圆形或倒卵形，长 4 ～ 12.5cm，宽 2 ～ 7.5cm，两端圆或钝，基部有时微心形，除下面脉腋间常具簇毛外，其余无毛。聚伞花序顶生，通常有花 3 朵，有时单花或多达 5 朵；花序梗被短柔毛，苞片微小，锥形；花极芳香；花萼无毛或疏被短柔毛，裂片线形；花冠白色，花冠裂片长圆形至近圆形。果球形，呈紫黑色。

【分布】广西全区均有栽培。

【采集加工】花于夏季初开时采收，立即晒干或烘干。

【药材性状】花多呈扁缩团状，长 1.5 ～ 2cm，直径约 1cm。花萼管状，有细长的裂齿 8 ～ 10 个。花瓣展平后呈椭圆形，长约 1cm，宽约 5mm，黄棕色至棕褐色，表面光滑无毛，基部连合成管状。质脆。气芳香，味涩。

▼ 茉莉花植物图

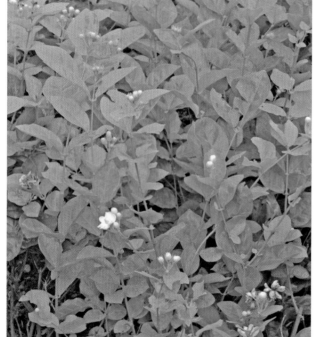

【功效主治】理气止痛，辟秽开郁。主治头晕头痛，目赤，胸闷不舒，胸胁疼痛，胃痛，湿浊泻痢，疮毒。

【用法用量】内服：煎汤，3～10g；或代茶饮。外用：适量，煎水洗目，或菜油浸，滴耳。

【中毒症状】茉莉的根有毒，服用过量可使人昏睡不醒，甚至因呼吸麻痹而死亡。

【经验选方】

1.暑湿感冒或夏季感受暑湿，发热头胀，脘闷少食，小便短小：茉莉花3g，青茶3g，藿香6g，荷叶6g（切碎），以沸水浸泡，时时饮服。

2.胸胁疼痛：茉莉花5g，白糖适量，共放锅内，加清水适量煎至水开，去渣饮用。

3.慢性胃炎：茉莉花8g，石菖蒲6g，青茶10g，温开水洗净后控干，然后混合加工研成细末，每日1剂，沸水冲泡，加入白糖，代茶饮。

附：茉莉花根

功效：麻醉，止痛。主治：头痛，失眠，龋齿疼痛，跌仆损伤。用法用量：内服：研末，1～1.5g；或磨汁。外用：适量，捣敷，或塞龋洞。

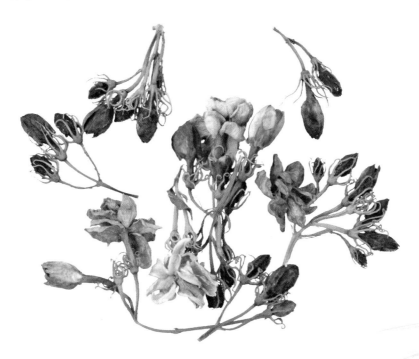

茉莉花药材图

木鳖子

【壮名】Lwggomoegbied

【别名】土木鳖，壳木鳖，漏苓子，
地桐子，木鳖瓜

【来源】为葫芦科植物木鳖 *Momordica cochinchinensis*（Lour.）Spreng. 的种子。

【植物形态】大藤木。卷须不分歧。叶柄基部和中部有 2～4 个腺体；叶片卵状心形或宽卵状圆形，长宽均为 10～20cm，3～5 中裂至不分裂，叶脉掌状。雌雄异株；雄花单生时，花梗顶端有大苞片，兜状，圆肾形，两面被短柔毛，花萼筒漏斗状，基部有齿状黄色腺体，基部有黑斑，雄蕊 3；雌花单生于叶腋，近中部生 1 个苞片，苞片兜状，花冠花萼同雄花，子房卵状长圆形，密生刺状毛。果实卵球形，先端有 1 具短喙，成熟时红色，肉质，密生刺状突起。种子卵形或方形，干后黑褐色，边缘有齿，两面具雕纹。

▼ 木鳖子植物图

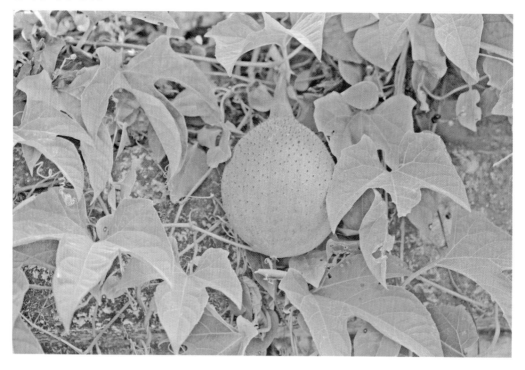

【分布】广西主要分布于龙州、上林、柳州、金秀、荔浦、临桂、恭城、苍梧、岑溪、容县、博白、贵港。

【采集加工】冬季采收成熟的果实，剖开，晒至半干，除去果肉，取出种子，晒干。

【药材性状】种子呈扁平圆板状或略三角状，两侧多少不对称，中间稍隆起或微凹下，长2～4cm，宽1.5～3.5cm，厚约5mm。表面灰棕色至棕黑色，粗糙，有凹陷的网状花纹或仅有细皱纹，周边有十数个排列不规则的粗齿，有时波形，外壳质硬而脆。有特殊的油腻气，味苦。种子有毒。

【功效主治】祛风止痛，消肿散结，解毒。主治关节疼痛，牙龈肿痛，痈肿，瘰疬，癣症。

【用法用量】内服：煎汤，0.6～1.2g；多入丸、散。外用：适量，研末调醋敷，或磨汁涂，或煎水熏洗患处。

【中毒症状】过量服用可出现恶心呕吐、腹泻、口唇麻木、头痛等不良反应。

【经验选方】

1. 牙痛：木鳖子磨醋，外涂面部相应皮肤处（勿入口腔内）。

2. 痔疮，乳痈：木鳖子磨醋，涂患处。

4. 癣症：木鳖子3g，去壳蘸醋磨取药汁，临睡前涂患处。

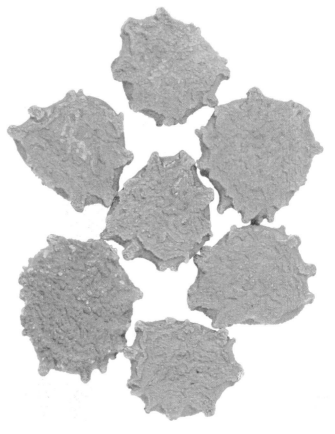

木鳖子药材图

木 薯

【壮名】Maenzfaex
【别名】树薯，薯树，木著，臭薯，
　　　葛薯，树番薯

【来源】为大戟科植物木薯 *Manihot esculenta* Crantz 的块根。

【植物形态】直立亚灌木。块根圆柱状，肉质。叶互生；叶 3～7 掌状深裂或全裂，裂片披针形至长圆状披针形，长 10～20cm，全缘。圆锥花序顶生及腋生；花单性，雌雄同株；花萼钟状，5 裂，黄白而带紫色；无花瓣；花盘腺体 5 枚；雄花具雄蕊 10，2 轮；雌花子房 3 室，花柱 3，下部合生。蒴果椭圆形，有纵棱 6 条。

▼ 木薯植物图

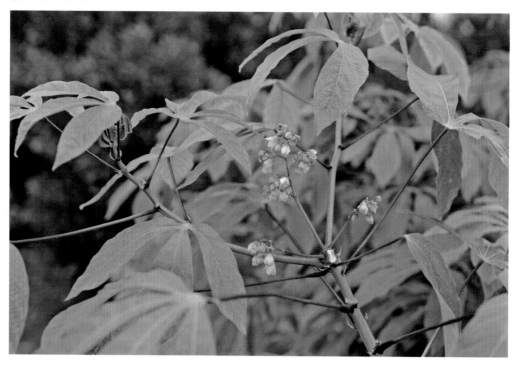

【分布】广西全区均有栽培。

【采集加工】夏季采收，洗净，晒干备用。

【药材性状】常呈斜切片。外皮多已除去，有的残存黑褐色及棕褐色外皮。切断面乳白色，粉性，近边缘处可见形成层环纹，中央部位有的可见放射性导管群，有的有裂隙。味淡，嚼之有纤维性。有毒。

【功效主治】清热解毒，凉血。主治痈疽疮疡、瘀肿疼痛、便秘等症。

【用法用量】内服：煮食或煎汤，20～200g。外用：适量，磨涂患处。

【中毒症状】中毒早期主要表现有恶心、呕吐、腹痛、头痛、头晕、心悸、脉快、四肢无力、嗜睡等，中毒严重时可出现呼吸困难、躁动不安、心跳加快、瞳孔散大、对光反应迟钝或消失，甚至昏迷，最后因休克或呼吸衰竭而死亡。

【经验选方】

1. 跌打损伤：木薯120g，水煎服。

2. 便秘：木薯50g，打粉，开水煮成糊状服用。

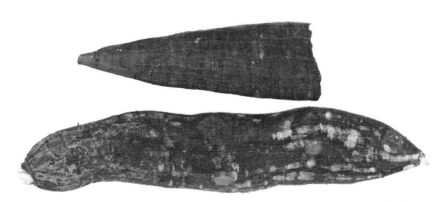

⬆ 木薯药材图

木油桐

【壮名】Mogomakgyouh

【别名】千年桐，皱桐，桐油木

【来源】为大戟科植物木油桐 *Vernicia montana* Lour. 的根、叶。

【植物形态】落叶乔木。幼枝无毛，有明显的皮孔。叶宽卵形至心形，长 8～20cm，宽 6～18cm，顶端短尖至渐尖，基部心形或截形，3～5 中裂，全缘，在裂片间弯缺的底部常有杯状腺体，幼时两面被黄褐色柔毛，后无毛，基出脉 5；叶柄长 7～17cm，顶端的二腺体有柄。雌雄异株或有时同株异序；萼 2～3 裂；花瓣白色或基部紫红色且有紫红色脉纹，倒卵形，基部爪状；雄花有雄蕊 8～10 枚；雌花子房密被棕褐色柔毛，子房 3 室。核果卵形，具 3 条纵棱，棱间有粗疏网状皱纹。有种子 3 颗，扁球状，种皮厚，有疣突。

◉ 木油桐植物图

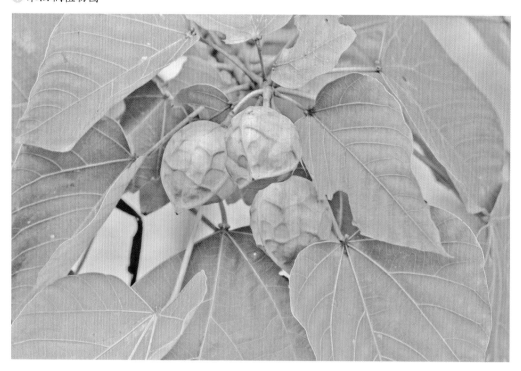

【分布】广西分布于各地区。

【采集加工】根全年可采，洗净，切片晒干；叶于夏、秋二季可采，晒干。

【药材性状】根圆柱形，多扭曲，直径0.1～2cm；表面黑褐色，具纵向皱缩的棱，可见多数侧根痕。质硬，不易折断，断面多白色或黄白色。气微，味淡。叶具长柄，初被毛，后渐脱落，叶片常掌状5裂，常皱缩；叶面灰绿色，叶背灰白色；叶基有2枚腺体，叶片分裂处各有1枚腺体。气微，味苦。有毒。

【功效主治】活血通经，止血。主治闭经，金疮出血。

【用法用量】内服：煎汤，15～30g。

外用：适量，鲜品捣敷，或干品研粉敷。

【中毒症状】油桐树的叶、树皮、种子、根均含有毒成分，种子的毒性最大。中毒表现为食后半小时到4小时出现口渴、胸闷、头晕，多数患者有全身无力、厌食、恶心、呕吐、腹痛、腹泻（多为水样便），严重者可有便血、四肢麻木、呼吸困难，以及肝脏、肾脏损伤。发病较慢者可有发热。

【经验选方】

1. 刀割伤：鲜木油桐适量，捣烂，敷于患处。

2. 闭经：木油桐20g，路路通10g，川芎12g，红花10g，水煎服。

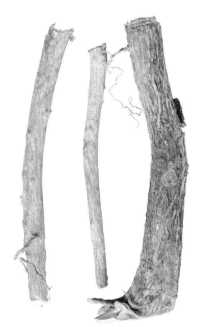
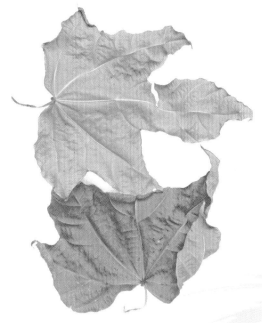

木油桐药材图

南天竹

【壮名】Faexvenyi

【别名】土甘草，土黄连，鸡爪黄连，钻石黄，山黄连，山黄芩

【来源】为小檗科植物南天竹 *Nandina domestica* Thunb. 的根。

【植物形态】灌木。茎直立，圆柱形，丛生，分枝少，幼嫩部分常为红色。叶互生，革质有光泽；叶柄基部膨大呈鞘状；叶通常为三回羽状复叶，长3～50cm，小叶3～5片，小叶片椭圆状披针形，长3～7cm，宽1～1.2cm，先端渐尖，基部楔形，全缘，两面深绿色，冬季常变为红色。花呈大型圆锥花序，萼片多数，每轮3片，内两轮呈白色花瓣状；雄蕊6，离生，花药纵裂；子房1室，有2个胚珠，花柱短。浆果球形，熟时红色或有时黄色，内含种子2颗。种子扁圆形。

▼ 南天竹植物图

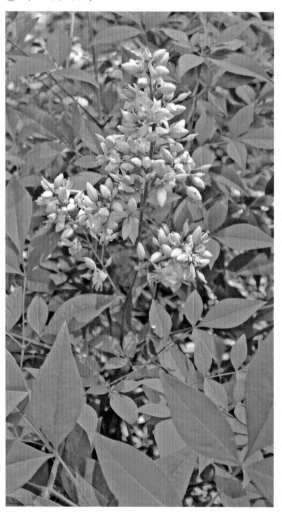

【分布】广西主要分布于龙州、田东、乐业、南丹、都安、永福等地。

【采集加工】全年均可采挖，去除泥土杂质，晒干，或鲜用。

【药材性状】根呈圆柱形，表面黄棕色，具细皱纹及稀疏的细根痕；直径0.5～1cm。质坚韧，不易折断，断面皮部较厚，淡黄棕色；木部较宽，黄白色。气无，味微涩。

有毒。

【功效主治】止咳，清热除湿，解毒。主治肺热咳嗽，湿热黄疸，风湿痹痛，疮疡，瘰疬。

【用法用量】内服：煎汤，9～15g，鲜品30～50g；或浸酒。外用：适量，煎水洗。

【中毒症状】使用过量可出现恶心、呕吐、神经兴奋、脉搏先快后慢且不规则、肌肉痉挛、惊厥、血压下降、浑身无力、呼吸困难、麻痹、昏迷、四肢瘫痪，最后死于心力衰竭。

【经验选方】

1. 风湿痹痛：南天竹浸酒，适量涂于患处。

2. 咳嗽：南天竹9g，水煎调冰糖服。

3. 疮疡：南天竹适量烧成灰，冰片1.5g，麻油适量，调搽患处。

附：南天竹果实

功效：敛肺止咳，平喘。主治：久咳，气喘，百日咳。用法用量：内服：煎汤，6～15g；或研末。

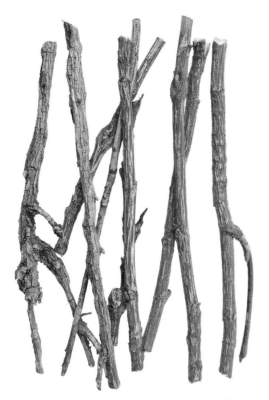

▲ 南天竹药材图

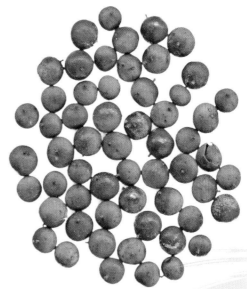

▲ 南天竹果实

237

牛耳枫

【壮名】Meizcihmbe

【别名】假鸦胆子，南岭虎皮楠，牛耳铃，
牛耳树，山羊屎，猪肚果，猪肚木

【来源】为交让木科植物牛耳枫 *Daphniphyllum calycinum* Benth. 的全株。

【植物形态】灌木。小枝灰褐色，具稀疏皮孔。叶纸质，阔椭圆形或倒卵形，长 12～16cm，宽 4～9cm，先端钝或圆形，具短尖头，基部阔楔形，全缘，略反卷，叶面具光泽，叶背多少被白粉，具细小乳突体，侧脉 8～11 对，在叶面清晰，叶背突起；叶柄上面平或略具槽。总状花序腋生，雄花花萼盘状，3～4浅裂，裂片阔三角形；雄蕊花药长圆形，侧向压扁，药隔发达伸长，先端内弯，花丝极短；雌花苞片卵形；萼片 3～4，阔三角形；子房椭圆形，花柱短，先端外弯。果序密集排列；果卵圆形，被白粉，具小疣状突起，先端具宿存柱头，基部具宿萼。

【分布】广西主要分布于桂东南、桂南、桂东北。

【采集加工】全年可采收，除去杂质，晒干。

【药材性状】根类圆柱形，直径 5～50mm；表面棕褐色，具细点状皮孔，在弯曲处常见横皱纹；质坚硬，不易折断，断面灰黄色或浅紫色，木质细密。茎表面灰黄色或黑褐色，有细小的点状突起，可见叶痕，髓部疏松易成空隙。叶片略皱缩，宽椭圆形或倒卵形，先端钝或近圆形，基部宽

▼ 牛耳枫植物图

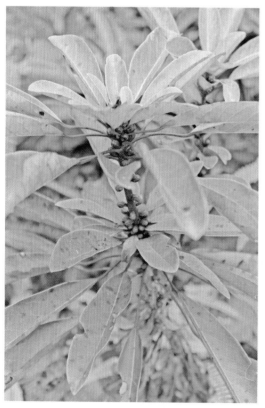

楔形或近圆形，边全缘；革质。气微，味苦、涩。有小毒。

【功效主治】清热解毒，活血舒筋。主治感冒发热，咳嗽，泄泻，扁桃体炎，产后腹痛，风湿骨痛，跌仆肿痛，骨折，毒蛇咬伤，疮疡肿毒，乳腺炎，皮炎，无名肿毒。

【用法用量】内服：煎汤，10～15g。外用：适量，水煎洗，或泡酒外擦。

【中毒症状】长期服用可引起胃肠不适。

【经验选方】

1.咳嗽，咽喉肿痛：牛耳枫10g，煎汤服。

2.产后腹痛：牛耳枫根10g，益母草30g，水煎服。

3.风湿骨痛：牛耳枫30g，当归20g，秦艽15g，浸泡于白酒中1个月后，取出适量，外擦于患处。

4.跌仆肿痛，骨折，疮疡肿毒，毒蛇咬伤：鲜牛耳枫叶适量，煎水洗患处。

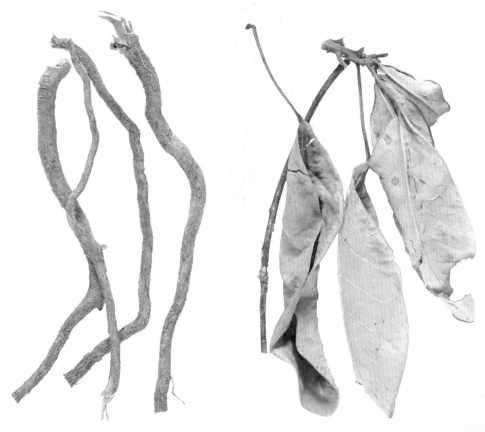

牛耳枫药材图

牛角瓜

【壮名】Goniuzgyauzgvah

【别名】生角瓜叶，大麻风药，羊浸树，
断肠草，五狗卧花，哮喘树，
牛耳树

【来源】为萝藦科植物牛角瓜 *Calotropis gigantea*（L.）Dry. ex Ait. 的叶。

【植物形态】灌木。幼嫩部分具灰白色浓毛，全株具乳汁。叶对生；叶柄极
短；叶片倒卵状长圆形，先端急尖，基部心形，长 8 ～ 20cm，宽 3.5 ～ 9.5cm，
两面有毛，后渐脱落，侧脉每边 4 ～ 6 条。聚伞花序伞状，腋生或顶生；花序梗
和花梗被灰白色茸毛，花梗长 2 ～ 2.5cm；花萼 5 裂，内面中部有腺体；花冠紫
蓝色，宽钟状，直径 3cm，花冠裂片 5，镊合状排列；副花冠 5 裂，肉质，生于
雄蕊的背面，先端内向，基部有外卷的距；花粉块每室 1 个，长圆形，下垂。蓇
葖果单生，膨胀，端部外弯，被短柔毛。种子宽卵形，先端具白绢质种毛。

▼ 牛角瓜植物图

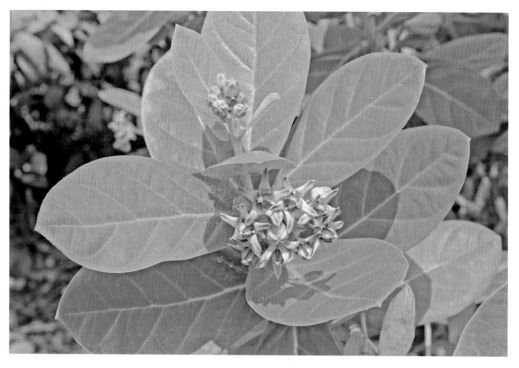

【分布】栽培。

【采集加工】夏、秋季采摘，晒干。

【药材性状】叶多皱缩，少数破碎，完整者展平为倒卵状长圆形，先端急尖，基部心形；叶面黄绿色，主脉与两边4～6条侧脉在叶面呈凹槽；叶脊有白色茸毛，呈灰白色。气微，味微苦。有毒。

【功效主治】祛痰，定喘咳。主治咳喘痰多，百日咳。

【用法用量】内服：煎汤，1～3g；或入散剂。

【中毒症状】中毒时主要表现为呕吐、腹泻，严重者出现腹痛及肠炎，甚至导致死亡。

【经验选方】

1. 喘咳痰多：牛角瓜3g，葶苈子9g，杏仁12g，鼠曲草30g，水煎服。

2. 哮喘：牛角瓜3g，地龙30g，共为细末，开水送服，每次6g。

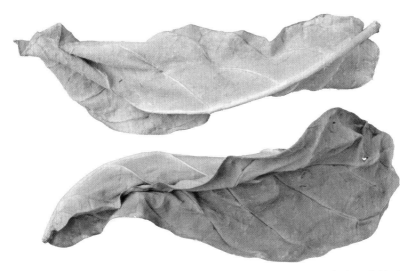

▲牛角瓜药材图

丁 茄

【壮名】Golwggwzmbwn

【别名】癫茄，颠茄，假茄子，红果丁茄，
刺茄

【来源】为茄科植物牛茄子 *Solanum surattense* Burm f. 的根。

【植物形态】直立草本至亚灌木。植物体除茎、枝外各部均被具节的纤毛，
茎及小枝具淡黄色细直刺。叶单生或成对互生；叶柄粗壮；叶片宽卵形，长
5～14cm，宽4～12cm，先端短尖，基部心形，5～7裂或中裂，裂片三角形
或近卵形，脉上有直刺。聚伞花序腋生，短而少花；花梗纤细，被直刺及纤毛；
萼杯状，有刺，5裂；花冠白色，5裂，裂片披针形。浆果扁球形，初绿白色，
成熟后橙红色，基部有带细刺的宿存萼。种子干后扁而薄，边缘翅状。

▼ 丁茄植物图

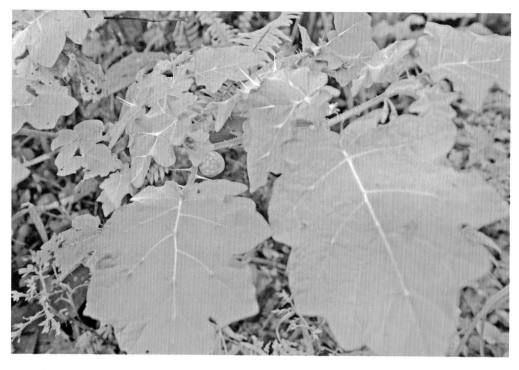

【分布】广西主要分布于金秀、岑溪、平南、玉林、南宁、宾阳、上林等地。

【采集加工】夏、秋季采收，洗净，切段晒干。

【药材性状】根近圆柱形，分枝而扭曲，顶端有时附具细直皮刺的残茎，茎枝无毛，直径5～15mm，表面灰黄色，刮去栓皮后呈白色。体轻、质松；断面黄白色，有裂隙，髓心淡绿色。气特异，味苦、辛。有剧毒。

【功效主治】镇咳平喘，散瘀止痛。主治慢性支气管炎，哮喘，胃痛，风湿腰腿痛，瘰疬，寒性脓疡，痈肿疮毒，跌仆损伤。

【用法用量】内服：煎汤，3～6g；或研末，0.3～0.9g。外用：适量捣敷，或煎水洗，或研末调敷。

【中毒症状】中毒时可出现瞳孔散大，心跳加速，皮肤发热、干燥、口干，方向感丧失，幻觉产生，视力减退，心跳声音加大，行为具有攻击性，惊厥，昏迷，甚至死亡。

【经验选方】

1.扭挫伤：丁茄、姜黄、韭菜根，共捣烂外敷。

2.跌仆伤痛，痈疮肿毒：鲜丁茄适量，捣敷患处。

3.冻疮：丁茄适量，煎水，熏洗患处。

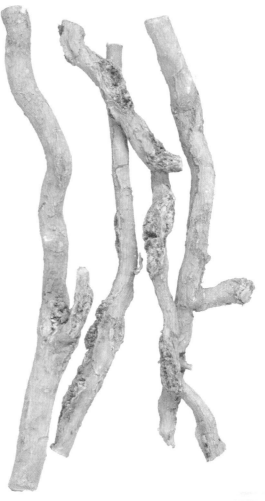

△ 丁茄药材图

243

女 贞

【壮名】Nijcwnhswj

【别名】女贞实，冬青子，爆格蚤，
鼠梓子，白蜡树子

【来源】为木犀科植物女贞 *Ligustrum lucidum* Ait. 的果实。

【植物形态】常绿灌木或乔木。树皮灰褐色。枝黄褐色、灰色或紫红色，圆柱形，疏生圆形或长圆形皮孔。单叶对生；叶柄上面具沟；叶片革质，卵形、长卵形或椭圆形至宽椭圆形，长 6～17cm，宽 3～8cm，先端锐尖至渐尖或钝，基部圆形，有时宽楔形或渐狭。圆锥花序顶生；花序基部苞片常与叶同型，小苞片披针形或线形，凋落；花无梗或近无梗；花萼无毛，齿不明显或近截形；花冠裂片反折；花药长圆形；花柱柱头棒状。果肾形或近肾形，深蓝黑色，成熟时呈红黑色，被白粉。

▼ 女贞植物图

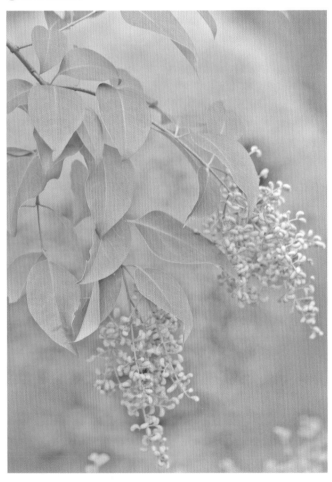

【分布】广西主要分布于百色、河池、桂林等地。

【采集加工】11～12 月采收成熟果实，晒干。

【药材性状】果实卵形或 肾 形， 长 6～8.5mm，直径 3.5～5.5mm。表面黑紫色或棕黑色，皱缩不平，基部有果梗痕或具宿萼及短梗。外果皮薄，中果皮稍厚而松软，内果皮木质，黄棕色，有数条纵棱。气微，味微酸、涩。

【功效主治】补益肝肾，明目，清虚热。主治头昏目眩，目暗不明，目赤，耳鸣，须发早白，腰膝酸软，遗精，骨蒸潮热。

【用法用量】内服：煎汤,6～15g；或入丸剂。外用：适量，熬成膏点眼。清虚热宜生用，补肝肾宜熟用。

【中毒症状】本品的根和茎皮有毒，中毒时可有口干、头晕、轻微腹痛、腹泻等不良反应，停用后可自行消失。

【经验选方】

1.目赤：女贞、冬青叶各10g，水煎服。

2.风热赤眼：女贞15g，黄连6g，冬青叶15g，水浸3个日夜，熬成膏滴眼。

3.耳鸣：女贞15g，墨旱莲15g，水煎服。

4.白发：女贞20g，柏子仁15g，侧柏叶15g，杏仁20g，生姜6g，水煎外洗。

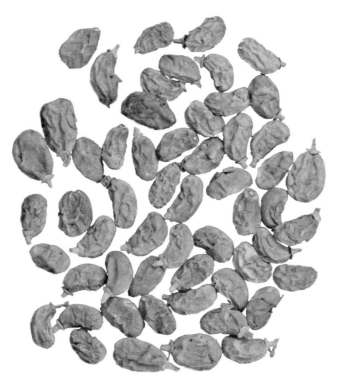

△ 女贞药材图

枇杷叶

【壮名】Mbawbizbaz

【别名】巴叶，芦桔叶

【来源】为蔷薇科植物枇杷 *Eriobotrya japonica*（Thunb.）Lindl. 的叶。

【植物形态】常绿小乔木。小枝粗壮，黄褐色，密生锈色或灰棕色茸毛。叶片革质；叶柄短或几无柄，有灰棕色茸毛；托叶钻形，有毛；叶片披针形、倒披针形、倒卵形或长椭圆形，长 12～30cm，宽 3～9cm，先端急尖或渐尖，基部楔形或渐狭成叶柄，上部边缘有疏锯齿，上面光亮、多皱，下面及叶柄密生灰棕色茸毛；萼筒浅杯状，萼片三角卵形，外面有锈色茸毛；花瓣白色，长圆形或卵形，基部具爪，有锈色茸毛；雄蕊 20，花柱 5，离生，柱头头状。果实球形或长圆形，黄色或橘红色。种子 1～5 颗，球形或扁球形，褐色，光亮；种皮纸质。

▼ 枇杷叶植物图

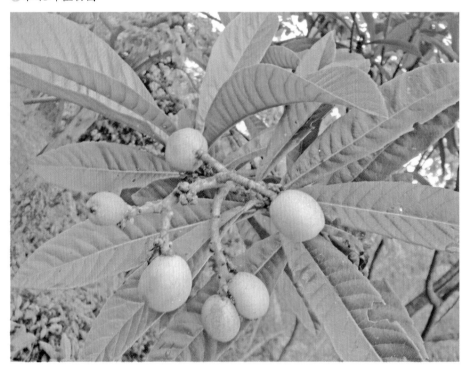

【分布】栽培。

【采集加工】将叶摘后，晒至七八成干，扎成小把，再晒至足干。

【药材性状】叶呈长椭圆形或倒卵形，长 12 ～ 30cm，宽 3 ～ 9cm。先端尖，基部楔形，边缘上部有疏锯齿，基部全缘。上表面灰绿色、黄棕色或红棕色，有光泽，下表面淡灰色或棕绿色，密被黄色茸毛。叶柄极短，被棕黄色茸毛。革质而脆，易折断。气微，味微苦。有小毒。

【功效主治】清肺止咳，和胃降逆，止渴。主治咳嗽，咳血，咽痛，胃热呕哕，妊娠恶阻，小儿吐乳，消渴，酒渣鼻赤。

【用法用量】内服：煎汤,9 ～ 15g,大剂量可用至30g；鲜品 15 ～ 30g；或入丸、散。

【中毒症状】过量服用会引起恶心、呕吐、腹痛等症状。

【经验选方】

1.咳嗽：枇杷叶 15g，川贝母 10g，杏仁 10g，广陈皮 10g，水煎服。

2.咽痛：枇杷叶 150g，冰糖、雪梨适量，水煎服。

3.酒渣鼻赤：枇杷叶适量，去毛，焙干研末，油茶适量，调搽患处。

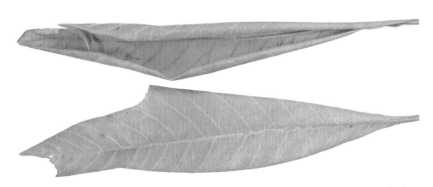

△枇杷叶药材图

七叶一枝花

【壮名】Golienzcaetmbaw

【别名】蚤休，七叶一盏灯，中华王孙，重台，铁灯台，七叶莲

【来源】为百合科植物重楼 *Paris polyphylla* Smith. 的根茎。

【植物形态】草本。根茎肥厚，黄褐色，结节明显。茎直立，圆柱形，常带紫红色或青紫色，基部有 1～3 片膜质叶鞘包茎。叶轮生茎顶，通常 7 片；叶片长圆状披针形、倒卵状披针形，长 8～27cm，宽 2.2～10cm，先端急尖或渐尖，基部楔形，全缘，膜质或薄纸质。花柄出自轮生叶中央，比叶长，顶生一花；花两性，外轮花被片 4～6，叶状，绿色，狭卵状披针形，内轮花被片狭条形；雄蕊 8～12，排成 2 轮，花药短，药隔在花药上方突出；子房近球形，具棱，花柱粗短，具 4～5 分枝。蒴果球形，紫色，成熟时 3～6 瓣裂。种子多数，具鲜红色多汁的外种皮。

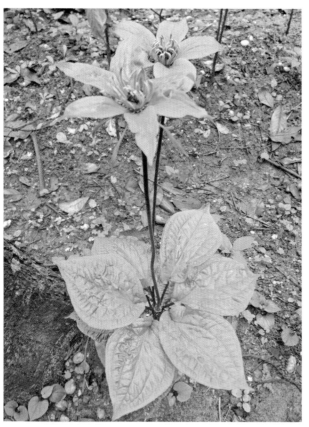

◆ 七叶一枝花植物图

【分布】广西主要分布于那坡、田林、隆林、防城、上思。

【采集加工】春、秋二季采挖，将根茎挖出后洗净泥沙，除去须根，煮至透心，晒干。

【药材性状】根茎类圆柱形，直径 1～2.5cm。顶端及中部较膨大，末端渐细。表面淡黄棕色或黄棕色，具斜向环节；上侧有半圆形或椭圆形凹陷的

茎痕，略交错排列；下侧有稀疏的须根及少数残留的须根；顶端具凹陷的茎残基，有的环节可见鳞叶。质坚实，易折断，断面平坦，粉质，少数部分角质。气微，味苦。根茎有小毒。

【功效主治】清热解毒，消肿止痛，凉肝定惊。主治痈肿疮毒，咽肿喉痹，疟腮，蛇虫咬伤，跌仆伤痛，小儿惊风。

【用法用量】内服：煎汤，3～10g；研末，每次1～3g。外用：适量，磨汁涂布，或研末调敷，或鲜品捣敷。

【中毒症状】本品过量应用可致中毒，临床表现为恶心、呕吐、头晕、眼花、头痛、腹泻、面色苍白、烦躁不安、精神萎靡、唇绀，严重者出现痉挛、抽搐、脉速、心律不齐、心音迟钝。

【经验选方】

1.痈疮：七叶一枝花、鱼腥草各10g，千里光20g，捣烂敷患处。

2.疟腮：七叶一枝花适量，浸酒，外涂患处。

3.蛇虫咬伤：七叶一枝花、金耳环、通城虎各10g，北细辛6g，共研末，浸酒分次服；并以药渣从近心端向伤口方向擦。

4.小儿惊风：七叶一枝花、八角莲各6g，地蜈蚣9g，僵蚕10g，水煎服。

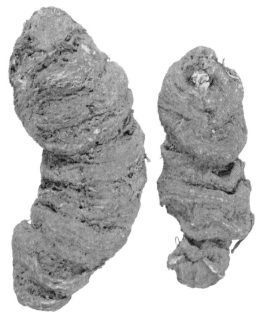

▲七叶一枝花药材图

千金子

【壮名】Cehciengim
【别名】千两金，菩萨豆，拒冬实，
拒冬子，滩板救，看园老，
百药解

【来源】为大戟科植物续随子 *Euphorbia lathyris* L. 的种子。

【植物形态】草本。全株含乳汁。茎粗壮，分枝多。单叶交互对生，无柄；茎下部叶较密，由下而上叶渐增长，线状披针形至阔披针形，长 5 ～ 12cm，宽 0.8 ～ 2.5cm，先端锐尖，基部多少抱茎，全缘。杯状聚伞花序顶生，伞梗 2 ～ 4，基部轮生叶状苞片 2 ～ 4，每伞梗再叉状分枝；苞叶 2，三角状卵形；花单性，无花被；雄花多数和雌花 1 枚，同生于萼状总苞内，总苞顶端 4 ～ 5 裂，腺体新月形，两端具短而钝的角；雄花仅具雄蕊 1；雌花生于花序中央，雌蕊 1，子房 3 室，花柱 3。蒴果近球形。种子长圆状球形，表面有黑褐色斑点。

▼ 千金子植物图

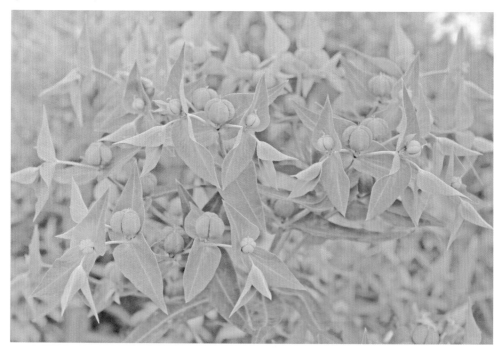

【分布】广西主要分布于那坡、凌云、乐业、南丹、融水、临桂。

【采集加工】种子成熟后采集，去外壳，晒干。

【药材性状】种子椭圆形或倒卵形，长约5mm，直径约4mm。表面灰棕色或灰褐色，具不规则网状皱纹，网孔凹陷处灰黑色，形成细斑点。一侧有纵沟状种脊，顶端为突起的合点，下端为线形种脐，基部有类白色突起的种阜或脱落后的痕迹。种皮薄脆。气微，味辛。有毒。

【功效主治】逐水退肿，破血消癥，解毒杀虫。主治水肿，小便不利，癥瘕，经闭，疥癣，赘疣。

【用法用量】内服：多制霜入丸、散，1~2g。外用：适量捣敷，或研末醋调涂。

【中毒症状】中毒时，开始表现为头晕、头痛、恶心流涎、剧烈呕吐、精神萎靡、腹痛、腹泻（稀水样便）、发热、出冷汗、尿量减少、心率加快，严重时出现血压下降、大汗淋漓、四肢厥冷、气息微弱、呼吸浅促、脉微欲绝等。

【经验选方】

腹水：千金子60g，大黄30g，研末，酒水为丸，每次服3g。

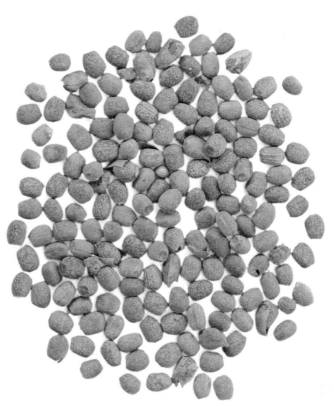

△千金子药材图

千里光

【壮名】Gogoujleixmingz

【别名】千里及，千里急，百花草，
九龙光，九里明

【来源】为菊科植物千里光 *Senecio scandens* Buch.–Ham. 的全草。

【植物形态】攀援草本。根状茎木质；茎曲折，多分枝，初常被密柔毛，后脱毛，变木质，皮淡褐色。叶互生，具短柄；叶片卵状披针形至长三角形，长6～12cm，宽2～4.5cm，先端渐尖，基部宽楔形、截形、戟形或稀心形，边缘有浅或深齿，或叶的下部有2～4对深裂片，稀近全缘，两面无毛或下面被短柔毛。头状花序多数，排列成复总状伞房花序，总花梗常反折或开展，被密微毛，有细条形苞叶；总苞筒状，基部有数个条形小苞片；总苞片1层，条状披针形；舌状花黄色，8～9个；筒状花多数。瘦果圆柱形，有纵沟；冠毛白色，约与筒状花等长。

▼ 千里光植物图

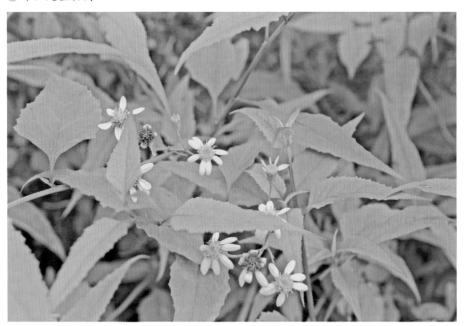

【分布】广西全区各地均有分布。

【采集加工】夏、秋季采收，鲜用或切段晒干。

【药材性状】茎细长，直径2～7mm，表面深棕色或黄棕色，具细纵棱；质脆，易折断，断面髓部白色。叶多卷缩破碎，完整者展平后呈椭圆状三角形或卵状披针形，边缘具不规则锯齿，暗绿色或灰棕色；质脆。有时枝梢带有枯黄色头状花序及瘦果，冠毛白色。气微，味苦。有小毒。

【功效主治】清热解毒，凉血明目，祛腐生新。主治感冒，咽痛，目赤肿痛，夜盲，近视，腮腺炎，急性痢疾，肠炎，阑尾炎，胆囊炎，痈疮，湿疹，烫伤，疮痈疖肿。

【用法用量】内服：煎汤，15～30g，鲜品加倍。外用：适量，煎水洗，或熬膏涂，或鲜草捣敷，或捣取汁点眼。

【中毒症状】中毒时表现为疲乏无力、恶心、呕吐、腹胀、腹痛、黄疸、尿少、腹水等。本品对肝有损害，急性者可导致肝坏死，慢性者可引起进行性肝变性，致肝硬化、腹水，最后可因肝昏迷而死亡。个别病人可出现过敏性药疹。

【经验选方】

1. 目赤：鲜千里光200g，路边菊50g，决明子50g，水煎趁热熏眼，待温洗之，2天即见效。

2. 痈疮：千里光、半边莲、犁头草各适量，共捣烂，敷患处。

3. 夜盲症，近视，老花眼：千里光、羊角豆各20g，野菊花、蔓荆子、当归各10g，红花、黄连各3g，水煎服。

4. 湿疹：千里光、三叉苦、六耳铃各15g，土荆芥10g，土茯苓10g，研末，加米酒调敷患处。

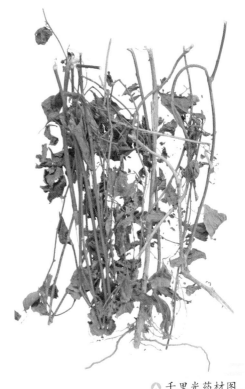

△ 千里光药材图

牵牛子

【壮名】Valwgb

【别名】牵牛，黑丑，白丑，二丑，
喇叭花子

【来源】为旋花科植物裂叶牵牛 *Pharbitis nil*（L.）Choisy. 的种子。

【植物形态】缠绕性草本。茎左旋，被倒向的短柔毛及杂有长硬毛。叶互生；叶片宽卵形或近圆形，深或浅 3 裂，偶有 5 裂，长 4～15cm，宽 4.5～14cm，基部心形，中裂片长圆形或卵圆形，渐尖或骤尖，侧裂片较短，三角形，叶面被微硬的柔毛。花序梗长短不一，被毛；苞片 2，线形或叶状；萼片 5，狭披针形，外面有毛；花冠漏斗状，蓝紫色或紫红色，花冠管色淡；雄蕊 5，不伸出花冠外，花丝不等长，基部稍阔，有毛；雌蕊 1，子房有毛，3 室，柱头头状；蒴果近球形，3 瓣裂。种子 5～6 颗，卵状三棱形，黑褐色或米黄色。

▽ 牵牛子植物图

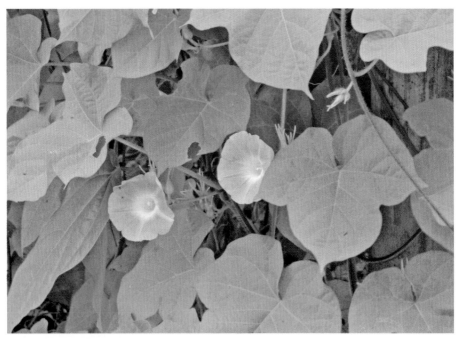

【分布】广西主要分布于桂林、金秀、钟山、岑溪、玉林、南宁等地。

【采集加工】秋末果实成熟、果壳未开裂时采收，晒干，打下种子，除去杂质。

【药材性状】种子橘瓣状，略具3棱，长5～7mm，宽3～5mm。表面灰黑色，或淡黄白色。背面弓状隆起，两侧面稍平坦，略具皱纹，背面正中有一条浅纵沟，腹面棱线下端为类圆形浅色种脐。质坚硬。气微，味辛、苦，有麻舌感。有毒。

【用法用量】内服：煎汤，3～6g；或入丸、散，每次0.3～1g，每日2～3次。

【功效主治】利水通便，祛痰逐饮，消积杀虫。主治水肿，腹水，脚气，痰塞喘咳，大便秘结，腰痛，食滞虫积，痈疽肿毒。

【中毒症状】中毒时主要表现为头晕、头痛、恶心、剧烈呕吐、腹痛、腹泻、黏液样血便、血尿、管型尿、蛋白尿、语言障碍、舌强硬、烦躁不安、高热昏迷、四肢软弱、口唇发绀、心率加快、呼吸浅短，严重时损害中枢神经系统，因呼吸窘迫而死亡。

【经验选方】

1.咳喘：牵牛子120g，炒茴香30g（或加木香20g），共为细末，以生姜汁调6g，临卧服。

2.腰痛：炒牵牛子90g，延胡索60g，炒破故纸60g，共为细末，同煨大蒜研丸，如黄豆大。每服30丸，盐汤送下，食前服。

3腹水：白牵牛子、黑牵牛子各6g，研末，和大麦面120g，捏为饼，临卧用茶汤1杯送下。

4.小儿肺胀喘满：白牵牛子30g（半生半熟），黑牵牛子30g（半生半熟），川大黄、槟榔各30g，共为细末。小儿每服6g。

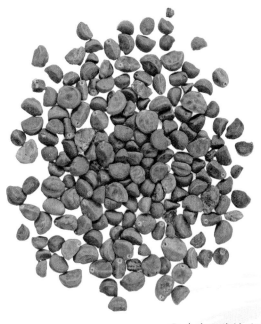

▲牵牛子药材图

三叉苦

【壮名】Gosamnga
【别名】三叉虎，三丫苦，跌仆王，
　　　　三桠苦，三岔叶

【来源】为芸香科植物三桠苦 *Evodia lepta*（Spreng.）Merr. 的全株。

【植物形态】落叶灌木或小乔木。树皮灰白色，全株味苦。三出复叶对生；叶长圆形或长椭圆形，长 5～15cm，宽 2～6cm，先端长尖，基部楔形，全缘或不规则浅波状，纸质，有腺点。聚伞花序排成伞房花序式，腋生；小苞片三角形；花甚多，萼片及花瓣均 4 片；萼片细小；花瓣淡黄色或白色，花单性，雄花的退化雌蕊呈细垫状凸起，密被白色短毛；雌花的不育雄蕊有花药而无花粉，花柱与子房等长或略短，柱头头状。蓇葖果 2～3，外果皮暗黄褐色至红褐色，具半透明的腺点。种子卵状球形，蓝黑色，有光泽。

▼ 三叉苦植物图

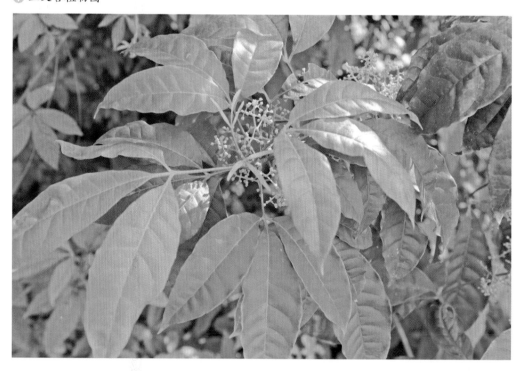

【分布】广西各地均有分布。

【采集加工】夏、秋季采收，鲜用或切段晒干。

【药材性状】根多为圆形，粗细不等；表面黄白色，有的可见点状或条状的皮孔，皮部稍薄，木部占绝大部分，淡黄色。茎表面色较深，皮部稍薄，木部中央可见细小的髓部。枝表面灰棕色或灰绿色，有细纵皱纹；嫩枝近方形，质硬而脆。三出复叶对生，小叶片多皱缩、破碎，完整者呈椭圆形或长圆状披针形，先端渐尖，全缘或不规则浅波状，基部狭尖延长成短的小叶柄，有透明小腺点。气微，味苦。有小毒。

【功效主治】清热解毒，祛风除湿，消肿止痛。主治感冒发热，咽喉肿痛，肺热咳嗽，胃痛，黄疸，风湿痹痛，跌仆损伤，外伤出血，湿疹，痧症，瘴病，疮疖肿毒，虫蛇咬伤。

【用法用量】内服：煎汤，9～15g。外用：适量捣敷，或煎水洗。

【中毒症状】使用不当可出现恶心、呕吐、腹痛、腹泻、食欲下降、肝肾功能损害等症状。

【经验选方】

1.黄疸：三叉苦15g，茵陈、虎杖、鸡骨草各20g，水煎服。

2.风湿痹痛：三叉苦根、千斤拔、鸡血藤、秦艽各15g，了刁竹5g，水煎服。

3.外伤出血：三叉苦鲜叶适量，捣烂外敷。

4.痧症，瘴病：三叉苦、黄皮叶各15g，桉树叶12g，水煎服。

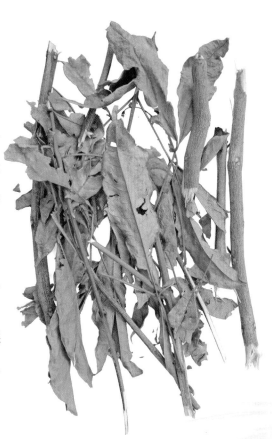

▲三叉苦药材图

三分丹

【壮名】samfaen dan
【别名】蛇花藤，黎针，毛果娃儿藤

【来源】为萝藦科植物三分丹 *Tylophora atrofolliculata* Metc. 的根。

【植物形态】攀援灌木。须根丛生。全株被锈黄色糙硬毛。茎缠绕。叶坚纸质，卵状长圆形，长 4.5～10.5cm，宽 2.5～6cm，顶端渐尖，基部心形至圆形，侧脉每边 5～6 条。聚伞花序腋生或腋外生，着花 10 余朵；花蕾圆球状；花小，黄绿色；花萼 5 深裂，外面被糙硬毛；花冠近钟状，外面被长柔毛，裂片长圆形，基部向右覆盖；副花冠裂片 5 枚，卵形，贴生于合蕊冠上，背部肉质隆肿，顶端钝，高仅达花药的基部；花粉块每室 1 个，近圆球状，直立；花药顶端有圆形膜质，内弯向柱头；心皮离生；柱头五角状，顶端凸起。蓇葖双生，叉开成一直线，短披针形，密被锈黄色短柔毛。种子有薄边，顶端具白色绢质种毛。

▼ 三分丹植物图

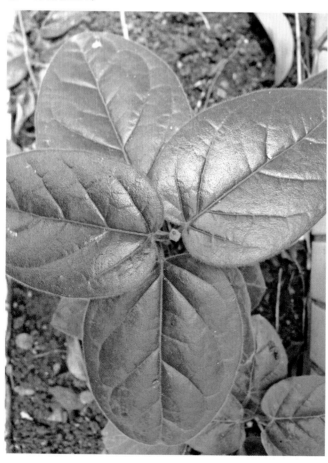

【分布】广西主要分布于罗城、鹿寨、融安、来宾、忻城、马山、上林、武鸣、隆安、龙州、德保。

【采集加工】全年均可采收，洗净，切段，晒干。

【药材性状】根茎粗短，呈结节状，上端有茎残基，下端丛生多数细根。根细长，略弯，直径 1～1.5mm，表面淡黄色，具细纵皱纹，粉质，断面皮部灰白色，木部淡黄色。气微香，味辛，麻舌。有小毒。

【功效主治】祛风除湿，活血化瘀，止痛，解毒。主治风湿痹痛，跌仆肿痛，惊风，哮喘，胃痛，小儿口炎，木薯中毒，毒蕈中毒，药物中毒。

【用法用量】内服：研末，每服0.9g；或浸酒。外用：适量，浸酒擦患处。

【中毒症状】本品有小毒，服药过量后发生口干舌燥、面颊潮红、心跳加快、瞳孔散大、昏迷等症状，严重者可致死亡。

【经验选方】

1. 风湿痹痛，跌仆损伤：三分丹晒干为末，每服0.9g，煎蛋冲酒服；或三分丹30g，浸酒500mL，每服10～15mL，每日1次，同时外擦患处。孕妇慎用。

2. 小儿口炎：三分丹捣烂，外敷小儿囟门处，并取适量药挂于胸前。

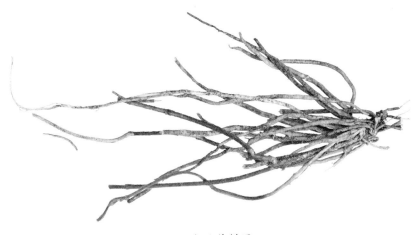

▲ 三分丹药材图

山菅兰

【壮名】Gosuenqmbwn

【别名】山猫儿，桔梗兰，假射干，蛇王修

【来源】为百合科植物山菅 *Dianella ensifolia*（L.）DC. 的根及根茎。

【植物形态】草本。具根茎。叶 2 列状排列，条状披针形，长 30cm 以上，宽 1.2～3cm，基部鞘状套折，先端长渐尖，边缘和沿叶背中脉具细锐齿。总状花序组成顶生圆锥花序，分枝疏散；花淡黄色、绿白色至淡紫色；具长短不一的花梗；花被片 6，长圆状披针形，开展；雄蕊 6，花丝极厚，花药线形，暗棕色；子房近圆形，花柱线状，柱头部明显 3 裂。浆果卵圆形，蓝紫色，光滑。种子 5～6 颗，黑色。

▼ 山菅兰植物图

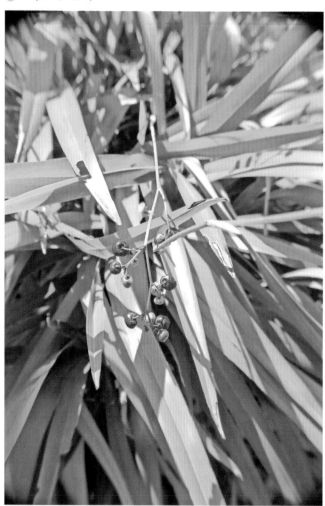

【分布】广西主要分布于南宁、武鸣、邕宁、上思、龙州、宾阳、隆安、靖西、隆林、凌云、乐业、东兰、来宾、平南、博白。

【采集加工】全年均可采收，洗净，晒干或鲜用。

【药材性状】根状茎极短，直径约 1cm，节间亦短，长约 5mm，节上有鳞叶残留和多数长短不一须根，均为浅灰黑色。须根直径约 1.5mm，具细纵棱及环状裂痕，或皮层脱落露出浅棕色木质部，较易折断，断面肉眼可见髓部中空。气微，味辛。有毒。

【功效主治】拔毒消肿，散瘀止痛，杀虫。主治跌仆损伤，风湿痹痛，瘰疬，痈疽疮癣。

【用法用量】外用：适量捣敷，或研末醋调敷。

【中毒症状】误食其果实可引起呃逆，甚至因呼吸困难而死亡。

【经验选方】

1. 风湿痹痛：山菅兰鲜全草适量，水煎熏洗。

2. 癣：山菅兰鲜根适量，捣烂醋调，外擦患处。

3. 无名肿毒，痈疮：山菅兰鲜品适量，捣烂敷患处。

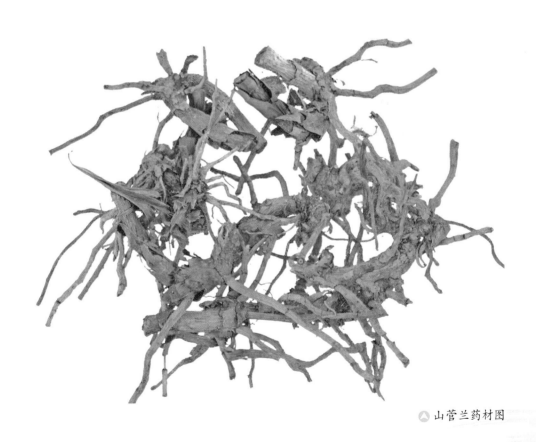

▲山菅兰药材图

山石榴

【壮名】Godoengmouj
【别名】猪肚木，跌掌随，老虎刺

【来源】为茜草科植物山石榴 *Catunaregam spinosa*（Thunb.）Tirveng. 的叶。

【植物形态】多年生具刺灌木。小枝圆柱形，被土黄色柔毛；刺对生，长3～30mm，茎直而锐尖。叶对生；叶片纸质，卵形、卵状长圆形或椭圆形，两面无毛或在下面沿中脉被疏长毛。花具短梗，腋生，单朵或数朵簇生于叶腋，有杯状小苞片承托；萼筒倒圆锥形，先端具不明显的波状小齿；花冠白色或带黄毛，裂片5，锐尖；雄蕊5，生于冠筒喉部；花柱伸出。核果单个或双生，扁球形。

▽ 山石榴植物图

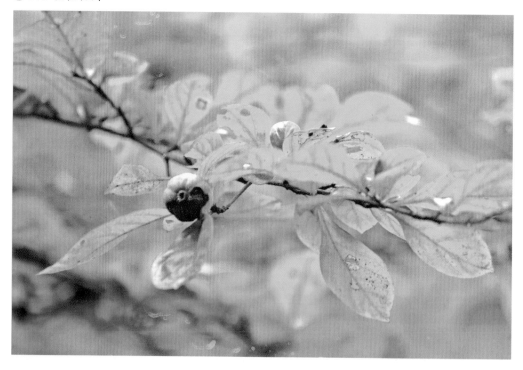

【分布】广西主要分布于东兰、平果、隆安、邕宁、上林、武鸣、龙州、防城、灵山、桂平、昭平、岑溪。

【采集加工】夏季采摘叶，鲜用或晒干。

【药材性状】叶绿黄色，皱缩，托叶卵形，基部合生，先端芒尖，叶片展开呈宽倒卵形至匙形，长2.5～8cm，宽1.5～3.5cm，钝头，仅在下面中脉和叶缘有毛。气微，味淡。有毒。

【功效主治】祛瘀散肿，解毒，止血。主治跌仆瘀肿，外伤出血，疥疮。

【用法用量】外用：适量捣敷。

【中毒症状】本品误食可引起呕吐、腹泻，严重者可出现呼吸抑制的症状。

【经验选方】

1. 外伤出血：新鲜山石榴适量，捣烂，外敷患处。

2. 疥疮：新鲜山石榴适量，水煎外洗。

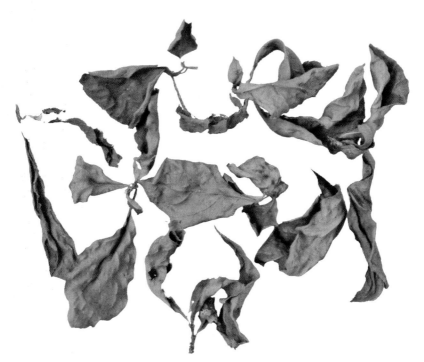

山石榴药材图

山乌桕

【壮名】Maezgou
【别名】红叶乌，红乌桕，红叶乌桕

【来源】为大戟科植物山乌桕 *Sapium discolor*（Champ.）Muell.–Arg. 的根。

【植物形态】落叶乔木或灌木。小枝灰褐色，有点状皮孔。叶互生；叶柄顶端有腺体2；叶片纸质，椭圆状卵形，长3～10cm，宽2～5cm，全缘，下面粉绿色；侧脉8～12对。穗状花序顶生，单性，雌雄同序，无花瓣及花盘；雄花花萼杯状，先端不整齐齿状裂，雄蕊2，极少3；雌花生在花序的近基部，萼片3，三角形，子房卵形，3室，花柱3，基部合生。蒴果球形，黑色，直径1～1.5cm。种子近球形，外被蜡层。

▼ 山乌桕植物图

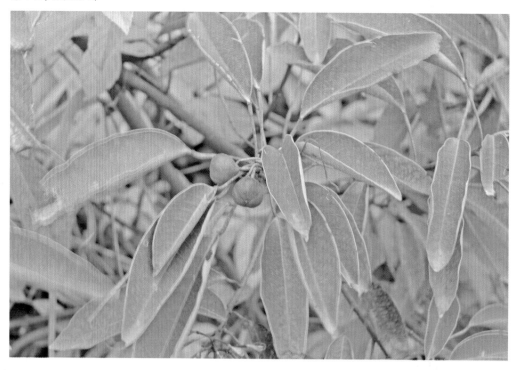

【分布】广西主要分布于隆林、乐业、田林、凌云、靖西、玉林、灌阳。

【采集加工】全年均可采挖，洗净，切片，晒干。

【药材性状】根圆柱形，微弯曲，直径 0.5～2cm。表面灰黄色或灰褐色，有纵皱纹及侧根痕。质坚硬，断面平整，皮部较薄，木部白色。气微，味苦。有小毒。

【功效主治】利水通便，消肿散瘀，解蛇虫毒。主治水肿、腹水、二便不通、白浊、疮痛、湿疹、带状疱疹、跌仆损伤、毒蛇咬伤。

【用法用量】内服：煎汤，3～9g；或捣汁；或冲酒服。外用：适量捣敷，或煎水洗。

【中毒症状】中毒时可表现为恶心、呕吐、腹痛、腹泻、口干，也可能头痛、眼花、耳鸣、失眠、心慌、严重咳嗽、喉痒、出冷汗等。

【经验选方】

1.肾炎水肿，肝硬化腹水：山乌柏根皮 15g，大枣 6 枚，水煎服。

2.湿疹，带状疱疹：鲜乌柏适量，捣烂敷患处。

3.毒蛇咬伤：山乌柏 9～15g，水煎冲酒服。

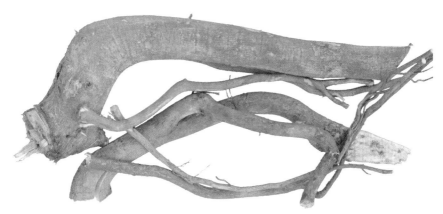

⚠ 山乌柏药材图

山油柑

【壮名】Faexcahdangz

【别名】沙塘木，沙糖木，长柄山油柑，
沙柑木，甜饼木，山柑

【来源】为芸香科植物山油柑 *Acronychia pedunculata*（L.）Miq. 的茎皮。

【植物形态】常绿乔木。树皮灰白色至灰黄色，幼枝及花序被毛茸。单叶对生，叶片长圆形至长椭圆形，长 6～15cm，宽 2.5～6cm，两端狭尖，有时先端略圆或微凹，基部阔楔形，密生腺点。聚伞花序具长柄，顶生或腋生；花两性，黄白色；萼片 4；花瓣 4，青白色，狭披针形或线形，两侧边缘内卷，内面密被毛茸；雄蕊 8，花丝中部以下两侧边缘被毛；子房上位，密被毛，4 室，花柱细长。核果黄色，平滑，半透明，近圆球形而略有棱角。种子倒卵形，黑色，有肉质胚乳。

▼ 山油柑植物图

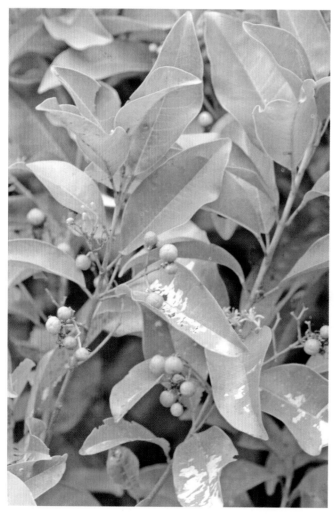

【分布】广西主要分布于岑溪、博白、灵山、北海、合浦、防城、龙州、邕宁。

【采集加工】秋、冬季剥取茎皮，晒干。

【药材性状】茎皮呈不规则板块状，厚 2～8mm。外表面灰白色或暗灰色，粗糙；内表面灰黄色或灰棕色，具细纵纹。质脆，易折断，断面不平坦，纤维性。气微香，味苦、涩。

【功效主治】健脾，消食，止汗。主治食欲不振，消化不良，多汗。

【用法用量】内服：煎汤，9～15g。

【中毒症状】本品过量服用可引起腹泻、反酸等。

【经验选方】

1. 食欲不振，消化不良：山油柑 9～15g，水煎服。

2. 多汗：山油柑 15g，捣碎，泡水当茶饮。

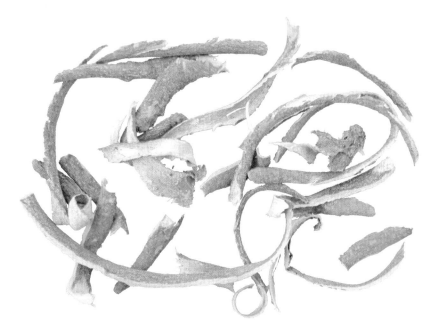

▲ 山油柑药材图

山芝麻

【壮名】Lwgrazbya
【别名】野芝麻，假芝麻，山油麻，
白头公，苦麻

【来源】为梧桐科植物山芝麻 *Helicteres angustifolia* L. 的根。

【植物形态】小灌木。小枝被灰绿色短柔毛。叶互生；叶柄被星状短柔毛；叶片狭长圆形或条状披针形，长 3.5～5cm，宽 1.5～2.5cm，先端钝或急尖，基部圆形，下面被灰白色或淡黄色星状茸毛，间或混生刚毛，全缘。聚伞花序腋生，有花二至数朵；花梗通常有锥尖状的小苞片 4 枚；花萼管状，被星状短柔毛，5 裂，裂片三角形；花瓣 5，不等大，淡红色或紫红色，比萼略长，基部有 2 个耳状附属体。蒴果卵状长圆形，密被星状毛及混生长茸毛。种子小，褐色，有椭圆形小斑点。

【分布】广西各地均有分布。

【采集加工】全年均可采收，洗净，切段，晒干。

【药材性状】根呈圆柱形，略扭曲，头部常带有

山芝麻植物图

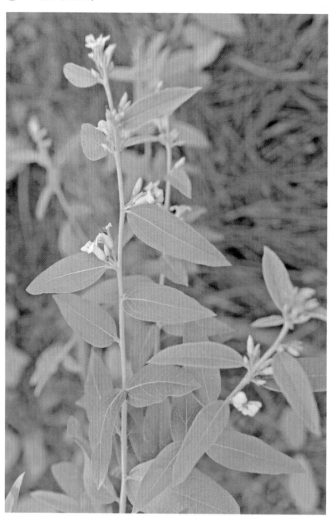

268

结节状的茎枝残基。表面灰黄色至灰褐色，间有坚韧的侧根或侧根痕，栓皮粗糙，有纵斜裂纹，老根栓皮易片状剥落。质坚硬，断面皮部较厚，暗棕色或灰黄色，强纤维性，易与木部剥离并撕裂；木部黄白色，具微密放射状纹理。气微香，味苦、微涩。有小毒。

【功效主治】清热解毒，消肿止痒。主治感冒发热，痧症，咽喉肿痛，疟腮，肺热咳嗽，肠炎，痢疾，新生儿黄疸，瘰疬，痈肿，痔疮。

【用法用量】内服：煎汤，9~15g，鲜品30~60g。外用：适量，鲜品捣敷。

【中毒症状】中毒时可见头晕、呕吐、腹泻等症状。

【经验选方】

1.痧症：山芝麻15g，金银花、青蒿、黄皮果叶各30g，水煎服。

2.新生儿黄疸：山芝麻、阴阳草、古羊藤各3g，旱莲草6g，水煎服。

3.疟腮：山芝麻30g，捣烂敷患处。

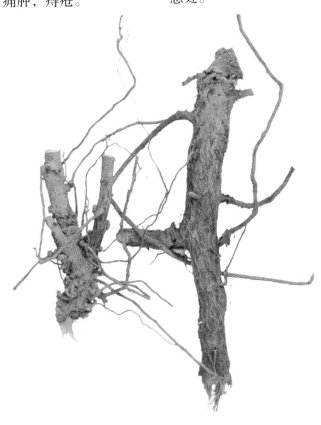

△山芝麻药材图

珊瑚樱

【壮名】Gogizgingq

【别名】红珊瑚，吉庆果，毛叶冬珊瑚，
珊瑚豆，珊瑚子，树天泡

【来源】为茄科植物珊瑚樱 *Solanum pseudocapsicum* L. 的全草。

【植物形态】直立分枝小灌木。全株光滑无毛。叶互生，狭长圆形至披针形，长 1～6cm，宽 0.5～1.5cm，先端尖或钝，基部狭楔形，下延成叶柄，边全缘或波状，两面均光滑无毛，中脉在下面凸出，侧脉 6～7 对，在下面更明显；叶柄长 2～5mm，与叶片不能截然分开。花多单生，很少成蝎尾状花序，无总花梗或近于无总花梗，腋外生或近对叶生；花小，白色；萼绿色，5 裂；花冠筒隐于萼内，花冠裂片 5，卵形。浆果橙红色，直径 1～1.5cm，萼宿存，果柄长约1cm，顶端膨大。种子盘状，扁平。

▼ 珊瑚樱植物图

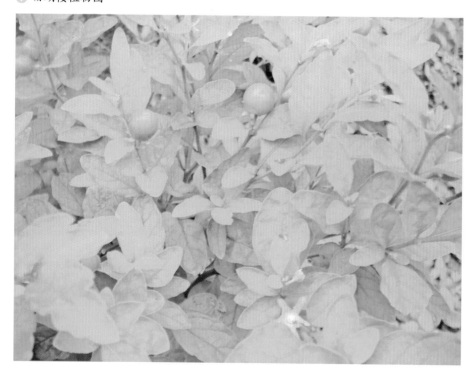

【分布】广西各地有栽培。

【采集加工】全年均可采收，洗净，切段，晒干。

【药材性状】枝圆柱形，表面黄绿色，具纵皱纹；质硬而脆，断面黄白色，中空。叶皱缩或破碎，完整者呈狭长圆形至披针形，暗绿色，两面光滑。花、果少见，浆果球形，黑色或绿色，皱缩。种子多数，棕色。气微，味淡。有毒。

【功效主治】止痛。主治腰肌劳损，脚扭伤。

【用法用量】内服：煎汤 1.5～3g；或浸酒服。

【中毒症状】中毒时有恶心、剧烈腹痛、瞳孔扩大等症状。

【经验选方】

1. 劳伤腰痛：珊瑚樱根 50g，泡酒半斤，日服 2 次，每次 15g。

2. 脚扭伤：珊瑚樱根适量，研末，浸酒敷患处。

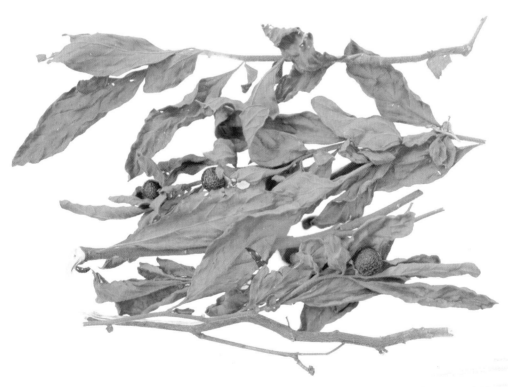

▲ 珊瑚樱药材图

商 陆

【壮名】Lwgbaegbya

【别名】马尾，当陆，章陆，见肿消，
山萝卜，土鸡母，娃娃头，
樟柳根

【来源】为商陆科植物商陆 *Phytolacca acinosa* Roxb. 的根。

【植物形态】草本。根粗壮，圆锥形，肉质，外皮淡黄色，有横长皮孔，侧根
甚多。茎绿色或紫红色，多分枝。单叶互生，具柄；柄的基部稍扁宽；叶片卵状
椭圆形或椭圆形，长 12 ～ 15cm，宽 5 ～ 8cm，先端急尖或渐尖，基部渐狭，全
缘。总状花序顶生或与叶对生，花序直立，通常比叶短，密生多花；花两性，花
被片 5，初白色后渐变为淡红色；椭圆形或长圆形，顶端圆钝，花后常反折；雄
蕊 8 ～ 10，与花被片近等长；心皮通常为 8，有时少至 5 或多至 10，分离。果序
直立；浆果扁球形，具 3 棱，熟时黑色。种子肾形，黑色。

🔻 商陆植物图

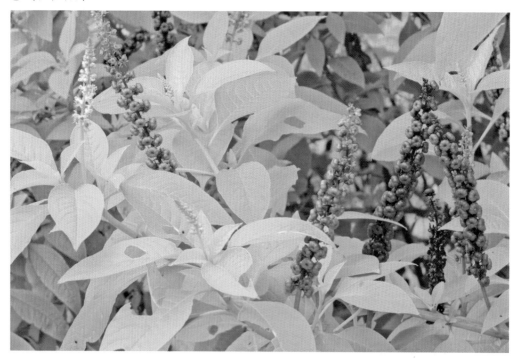

【分布】广西主要分布于马山、武鸣、龙州、那坡、田阳、隆林等地。

【采集加工】全年均可采收，洗净，切片，晒干。

【药材性状】根圆锥形，有多数分枝。表面灰棕色或灰黄色，有明显的横向皮孔及纵沟纹。直径 2～8cm，质坚硬，不易折断，断面皮部浅黄色或黄白色，有多个凹凸不平的同心性环纹，木部呈多数隆起的纵条纹。气微，味甘淡，久嚼麻舌。有毒。

【功效主治】逐水消肿，通利二便，解毒散结。主治水肿胀满，二便不通，癥瘕，瘰疬，疮毒，跌仆损伤。

【用法用量】内服：煎汤,5～10g；或入散剂；醋制可降低毒性。外用：适量捣敷，或酒调敷。

【中毒症状】使用超量会引起烦躁、乏力、头晕头痛、恶心呕吐、视物模糊、膝反射亢进、精神恍惚、言语不清，严重者可出现血压下降、抽搐、昏迷、瞳孔散大、休克，甚至因心跳或呼吸停止而死亡。

【经验选方】

1. 鼓胀：商陆 10g，粳米 50～100g，煮粥，分次服。

2. 肿满，小便不利：商陆 15g，麝香 0.9g，捣烂，贴于脐心。

3. 痈疮：商陆适量，捣烂外敷。

4. 跌仆损伤：商陆适量，研末，调热酒敷于跌仆青黑之处。

附：同属植物垂序商陆 *Phytolacca americana* L. 的根亦作商陆入药。

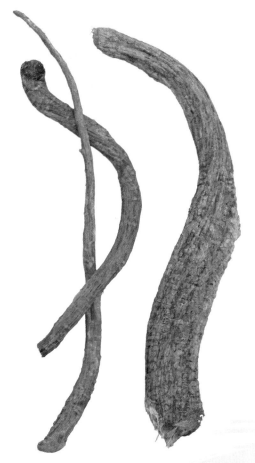

⌃ 商陆药材图

少花龙葵

【壮名】Sibaimanh

【别名】白花菜，野茄，天茄子，酸浆草，苦葵，天茄子

【来源】为茄科植物少花龙葵 *Solanum americanum* Mill. 的枝叶。

【植物形态】草本。叶互生，叶片卵形或椭圆形，长2～12cm，宽2～6cm，先端短尖，基部楔形或宽楔形，并下延至叶柄，全缘或具不规则波状粗锯齿，光滑或两面均被稀疏短柔毛。蝎尾状聚伞花序，花萼小，浅杯状，外疏被细毛，5浅裂；花冠白色，辐状，5深裂，裂片卵圆形；雄蕊5，着生花冠筒口，花丝分离，花药黄色，顶孔向内；雌蕊1，球形，子房2室，花柱下半部密生白色柔毛，柱头圆形。浆果球形，有光泽，成熟时黑色。种子多数，扁圆形。

【分布】广西主要分布于贺州、钟山、昭平、金秀、融水、靖西、凌云、隆林。

【采集加工】夏、秋季采收，鲜用或晒干。

【药材性状】枝圆柱形，

▼ 少花龙葵植物图

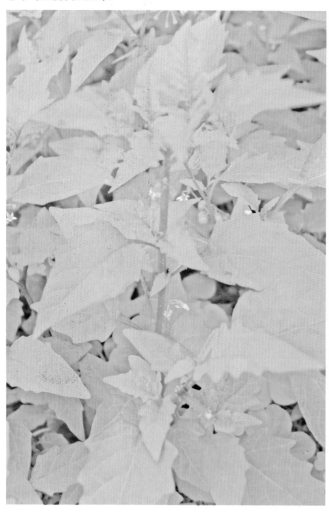

表面黄绿色，具纵皱纹；质硬而脆，断面黄白色，中空。叶皱缩或破碎，完整者呈卵形或椭圆形，暗绿色，两面光滑或疏被短柔毛；花、果少见。气微，味淡。有小毒。

【功效主治】清热解毒，活血消肿。主治支气管炎，疔疮，痈肿，丹毒，跌仆损伤，慢性气管炎，肾炎水肿，胸腹水。

【用法用量】内服：煎汤，15～30g。外用：适量，捣敷，或煎水洗。

【中毒症状】中毒时可有嗜睡、呼吸困难等，大剂量可引起呕吐、腹泻等症状。

【经验选方】

1.慢性支气管炎：少花龙葵30g，桔梗9g，甘草3g，水煎服。

2.急性乳腺炎：少花龙葵30g，水煎服。

3.癌症所致胸腹水：少花龙葵30g，水煎服。

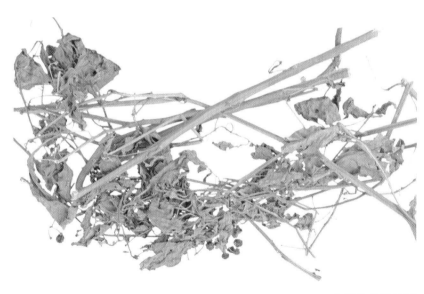

▲ 少花龙葵药材图

深山黄堇

【壮名】Gexlueggexbyavangz

【别名】石莲，断肠草，田饭酸，水黄莲，千人耳子，鸡粪草

【来源】为罂粟科植物黄堇 *Corydalis pallida*（Thunb.）Pers. 的全草。

【植物形态】草本。主根长直。茎具棱，上部有少数分枝。叶互生；基生叶多数，莲座状，花期枯萎。茎生叶稍密集，下部的具柄，上部的近无柄，上面绿色，下面苍白色，二回羽状全裂，一回羽片4～6对，顶生的较大，长1.5～2cm，宽1.2～1.5cm，三深裂，裂片边缘具圆齿状裂片，裂片顶端圆钝，近具短尖，侧生的较小，常具4～5圆齿。总状花序疏生数花；苞片狭卵形至条形；萼片小，花冠淡黄色，距圆筒形。蒴果串珠状。种子扁球形，黑色，表面密生短圆锥状小突起；种阜帽状，紧裹种子的一半。

▼ 深山黄堇植物图

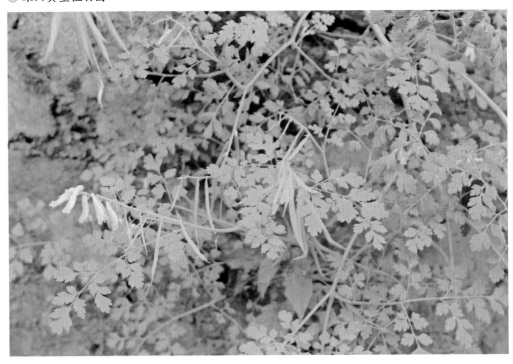

【分布】广西主要分布于资源、桂林、金秀、荔浦。

【采集加工】春、夏季采收，鲜用或晒干。

【药材性状】茎淡黄绿色，直径6～10mm；质轻易断。叶黄绿色，多皱缩，展开叶片2～3回羽状全裂。总状花序较长，花大，距圆筒形。蒴果串珠状。种子黑色，密生圆锥形小突起。味淡、微酸。有毒，特别是根部毒性大。

【功效主治】清热利湿，解毒。主治风火赤眼，湿热泄泻，赤白痢疾，咳血，带下，痈疮热疖，丹毒，牛皮癣。

【用法用量】内服：煎汤，3～9g，鲜全草30g；或捣烂绞汁服。外用：适量，捣烂敷患处。

【中毒症状】中毒后呈酒醉状，出现嗜睡、呕吐、瞳孔缩小、脉搏减弱、昏迷、呼吸急促、心肌麻痹等。

【经验选方】

1.暑热腹泻下痢：鲜深山黄堇全草30g，水煎分3次服，连服数日。

2.肺病咳血：鲜深山黄堇全草60g，捣烂取汁，分3次服（水煎则无效）。

3.丹毒：鲜深山黄堇30g，加黄酒、红糖适量，水煎服。

4.牛皮癣：深山黄堇、菝葜各30g，白酒150g，浸泡数日后外擦。

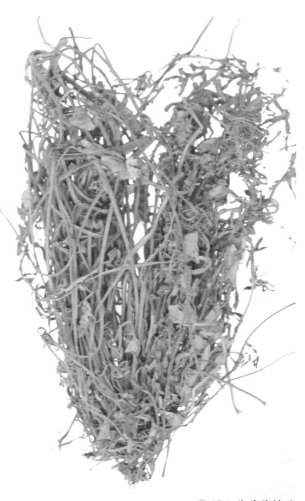

深山黄堇药材图

十大功劳

【壮名】Maexvuengzlienz

【别名】土黄柏，土黄连，八角刺，
刺黄柏，黄天竹

【来源】为小檗科植物阔叶十大功劳 *Mahonia bealei*（Fort.）Carr. 的茎。

【植物形态】灌木。根、茎表面土黄色或褐色，粗糙，断面黄色。叶互生，厚革质，具柄；基部扩大抱茎；奇数羽状复叶，小叶 7～15 片，侧生小叶无柄，阔卵形，大小不等，长 4～12cm，宽 2.5～4.5cm，顶生小叶较大，有柄，先端渐尖，基部阔楔形或近圆形，边缘反卷，具大的刺状锯齿，上面深绿色，有光泽，下面黄绿色。总状花序生于茎顶，直立，小苞片 1；萼片 9，排成三轮；花黄褐色，花瓣 6，长圆形，先端 2 浅裂，基部有 2 个蜜腺；雄蕊 6；雌蕊 1。浆果卵圆形，成熟时蓝黑色，被白粉。

◆ 十大功劳植物图

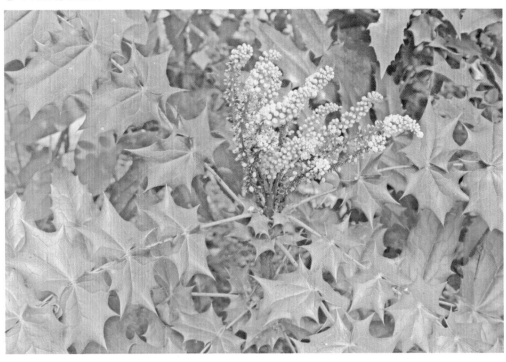

【分布】广西主要分布于宾阳、靖西、凤山、融水、全州、平乐、昭平、平南。

【采集加工】春、夏季采收，鲜用或晒干。

【药材性状】茎圆柱形，表面灰棕色，有众多纵沟、横裂纹及突起的皮孔；嫩茎较平滑，节明显，略膨大，节上有叶痕。外皮易剥落，剥去后内部鲜黄色。质坚硬，折断面纤维性或破裂状；横断面皮部棕黄色，木部鲜黄色，可见数个同心性环纹及排列紧密的放射状纹理，髓部淡黄色。气微，味苦。有小毒。

【功效主治】清热，燥湿，解毒。主治目赤肿痛，感冒发热，肺热咳嗽，黄疸，牙痛，泄泻，痢疾，疮疡，湿疹，烫伤。

【用法用量】内服：煎汤,5～15g。外用：适量，煎水洗，或研末调敷。

【中毒症状】中毒时出现呕吐，甚则有呼吸麻痹、头晕、心律失常、呼吸骤停、休克等表现。

【经验选方】

1.目赤肿痛：十大功劳30g，水煎洗眼。

2.感冒发热：十大功劳、芦根各15g，山芝麻、薄荷各10g，水煎服。

3.黄疸型肝炎：十大功劳、茵陈、三棵针各15g，栀子6g，水煎服。

4.风火牙痛：十大功劳15g，水煎服。

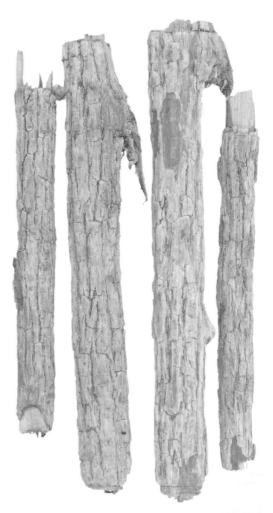

△十大功劳药材图

石菖蒲

【壮名】Gosipraemx
【别名】野韭菜，水蜈蚣，香草，山菖蒲，苦菖蒲

【来源】为天南星科植物石菖蒲 *Acorus tatarinowii* Schott 的根茎。

【植物形态】草本。根茎横卧，芳香，外皮黄褐色；根肉质，具多数须根，根茎上部分枝甚密，分枝常被纤维宿存叶基。叶片薄，线形，长 20 ~ 30cm，宽 7 ~ 13mm，基部对折，先端渐狭，基部两侧膜质，叶鞘上延几达叶片中部，暗绿色，无中脉，平行脉多数，稍隆起。叶状佛焰苞长为肉穗花序的 2 ~ 5 倍或更长；肉穗花序圆柱形，上部渐尖，直立或稍弯；花白色。幼果绿色，成熟时黄绿色或黄白色。

▼ 石菖蒲植物图

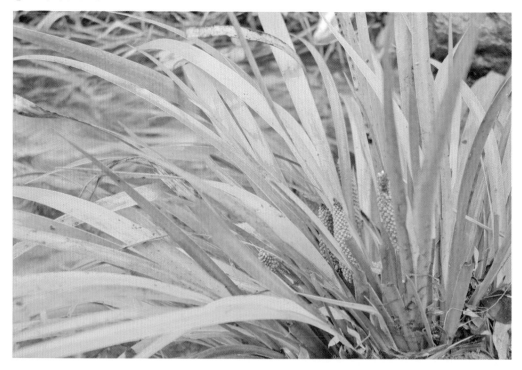

【分布】广西主要分布于宁明、武鸣、马山、德保、隆林、乐业、东兰、南丹、罗城、资源、昭平、陆川、博白、灵山、上思。

【采集加工】早春或冬末挖出根茎，剪去叶片和须根，洗净晒干，撞去毛须即成。

【药材性状】根茎呈扁圆柱形，稍弯曲，表面棕褐色、棕红色或灰黄色，粗糙，多环节，直径0.5～1.2cm；上侧有略呈扁三角形的叶痕，左右交互排列，下侧有圆点状根痕，节部有时残留毛鳞状叶基。质硬脆，折断面纤维性，类白色或微红色；切面可见多数维管束小点及棕色油点。气芳香，味苦、微辛。有小毒。

【功效主治】化痰开窍，化湿行气，祛风通痹，消肿止痛。主治健忘，耳鸣，耳聋，热病神昏，痰厥，脘腹胀痛，噤口痢，风湿痹痛，跌仆损伤，痈疽疥癣。

【用法用量】内服：煎汤，3～6g，鲜品加倍；或入丸、散剂。外用：适量，煎水洗，或研末调敷。

【中毒症状】中毒时表现为抽搐、惊厥，外界刺激可诱发和加剧症状表现，最后可死于强直性惊厥。

【经验选方】

1. 昏迷：石菖蒲3g，连翘9g（去心），犀角3g，去心川贝母9g。水煎，然后取牛黄至宝丹1粒，去蜡壳化冲。

2. 阴汗湿痒：石菖蒲、蛇床子等份，研为末，日擦2～3次。

3. 手足伸屈无力：石菖蒲根煎水熏洗、沐浴。

4. 腹痛泄泻：石菖蒲90g，炮干姜45g，共捣为末，用粳米饭和丸，如蚕豆大，每于食前以粥饮下30丸。

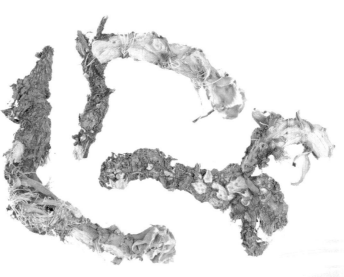

▲ 石菖蒲药材图

石 栗

【壮名】Maklaeq

【别名】海胡桃，黑桐油，石栮，
油果，检果

【来源】为大戟科植物石栗 *Aleurites moluccana*（L.）Willd. 的叶。

【植物形态】常绿乔木。幼枝和花序均被褐色星状短柔毛。单叶互生；叶柄顶端有 2 枚小腺体；叶片卵形至阔披针形，先端渐尖，基部钝或截平，稀有急尖或浅心形，全缘或 3～5 裂，幼时两面被褐色星状短柔毛，后变无毛或仅于背面疏被星状短柔毛。花单性，雌雄同株，白色；圆锥花序顶生，雄花花萼阔卵形，通常 2 深裂，镊合状，外面密被星状短柔毛；花瓣 5，长圆形或倒卵状披针形，先端钝，基部被毛；雄蕊 15～20，着生于隆起、被毛的花托上；雌花花被与雄花无异；子房球形，密被星状短柔毛，2 室，花柱 2 裂。核果肉质，近球形或阔卵形，具纵棱，有种子 1～2 颗。

▼ 石栗植物图

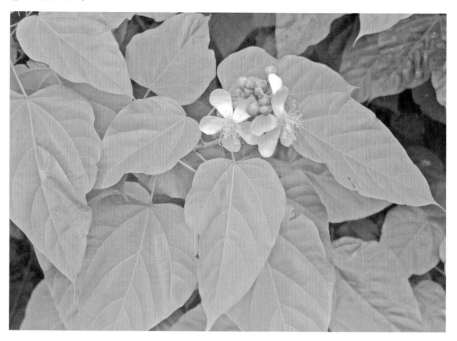

【分布】广西主要分布于靖西、南宁、桂平、容县。

【采集加工】叶全年均可采收，鲜用或晒干。

【药材性状】叶卵形至阔披针形或近圆形，多皱缩，展开叶片长10～20cm，宽5～17cm，不分裂或3～5浅裂，表面棕色，两面均被锈色星状短柔毛，有时脱落，叶柄长6～12cm，先端有2枚小腺体。气微，味淡。有小毒。

【功效主治】活血通经，止血。主治闭经，金疮出血。

【用法用量】内服：煎汤，15～30g。外用：适量，鲜品捣敷，或干品研粉敷。

【中毒症状】生食能令人呕吐。

【经验选方】

1.闭经：鲜石栗叶200g，和猪腰煎汤服食。

2.刀割伤：石栗适量，捣烂敷于患处。

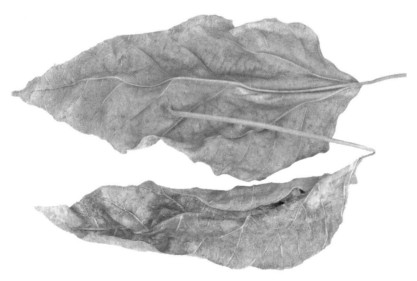

▲ 石栗药材图

石榴皮

【壮名】Makciklouz

【别名】石榴壳，安石榴，酸石榴皮，
酸实壳，酸榴皮，西榴皮

【来源】为石榴科植物石榴 *Punica granatum* L. 的果皮。

【植物形态】落叶灌木或乔木。枝顶常成尖锐尖长刺，幼枝有棱角，无毛，老枝近圆柱形。叶对生或簇生；叶片长圆状披针形，纸质，长 2～9cm，宽 1～1.8cm，先端尖或微凹，基部渐狭，全缘，上面光亮。花 1～5 朵生枝顶；萼筒钟状，通常红色或淡黄色，6 裂，裂片略外展，卵状三角形，外面近顶端有一黄绿腺体，边缘有小乳突；花瓣 6，与萼片互生，倒卵形，先端圆钝；雄蕊多数，着生于萼管中部；雌蕊 1，子房下位，柱头头状。浆果近球形，通常淡黄褐色、淡黄绿色或带红色，果皮肥厚，先端有宿存花萼裂片。种子多数，钝角形。

▼ 石榴皮植物图

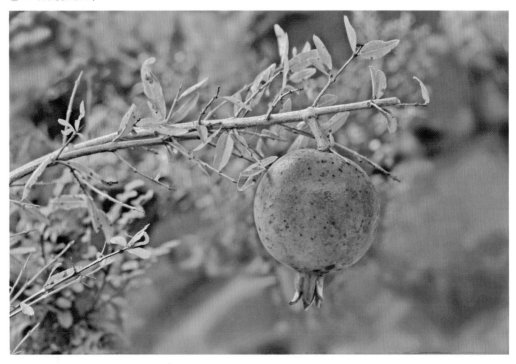

【分布】栽培。

【采集加工】秋季果实成熟，顶端开裂时采摘，除去种子及隔瓤，切瓣晒干，或微火烘干。

【药材性状】果皮为不规则块片，大小不一。外表面黄棕色或棕红色，稍具光泽，粗糙，有棕色小点。内表面黄色或红棕色，有种子脱落后的凹窝，呈网状隆起。质硬而脆，断面黄色，略显颗粒状。气微，味苦涩。有毒。

【功效主治】涩肠止泻，止血，驱虫，解毒。主治泄泻，痢疾，肠风下血，崩漏，带下，虫积腹痛，痈疮，疥癣，烫伤。

【用法用量】内服：煎汤，3～10g；或入丸、散。驱虫可用至30g。外用：适量，煎水熏洗，或研末撒，或调敷。

【中毒症状】一般剂量可引起轻度中毒，如眩晕、视觉模糊、虚弱、小腿痉挛、蚁走感及震颤。达到中毒剂量则迅速产生瞳孔散大、部分盲目、剧烈头痛、眩晕、呕吐、腹泻、衰竭，有时出现惊厥，最后可因虚脱、呼吸肌麻痹而危及生命。

【经验选方】

1. 腹泻：石榴皮10g，水煎，加红糖服。

2. 婴儿腹泻：石榴皮、黄芩、白芍、山楂、神曲、云苓、干荷叶、炒谷芽、炒麦芽、苍术各6g，葛根4g，水煎服。

3. 胆道蛔虫病：石榴皮、当归、阿胶（烊化）各10g，水煎服。

4. 蛔虫病，钩虫病，绦虫病：石榴皮、槟榔各30g，水煎服；或石榴皮10g，煎汤，睡前灌肠。

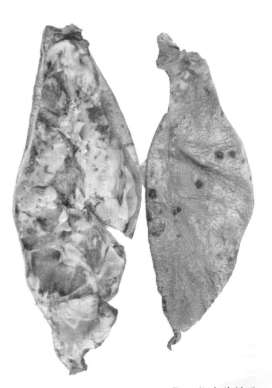

▲ 石榴皮药材图

石龙芮

【壮名】Sizlungzyui

【别名】水姜苔，野堇菜，鸡脚爬草，野芹菜，假芹菜，水虎掌草，水芹菜

【来源】为毛茛科植物石龙芮 *Ranunculus sceleratus* L. 的全草。

【植物形态】草本。须根簇生。茎直立，上部多分枝。基生叶有长柄；叶片轮廓肾状圆形，长 1 ～ 4cm，宽 1.5 ～ 5cm，基部心形，3 深裂，有时裂达基部，中央深裂片菱状倒卵形或倒卵状楔形，3 浅裂，全缘或有疏圆齿；侧生裂片不等 2 ～ 3 裂；茎下部叶与基生叶相同，上部叶较小，3 全裂，裂片披针形或线形，基部扩大成膜质宽鞘，抱茎。聚伞花序有多数花；花两性；萼片 5，椭圆形，外面有短柔毛；花瓣 5，倒卵形，淡黄色，基部有短爪，蜜槽呈棱状袋穴；雄蕊多数，花药卵形；花托在果期伸长增大呈圆柱形，有短柔毛；心皮多数，花柱短。瘦果极多，紧密排列在花托上，倒卵形，稍扁，具短喙。

【分布】广西主要分布于天峨、南宁、藤县等地。

【采集加工】3 ～ 4 月采收，洗净，去杂质，晒干。

【药材性状】须根细小，簇

▼ 石龙芮植物图

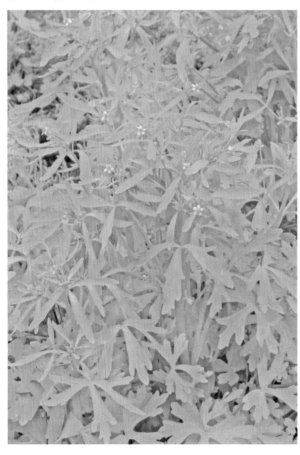

生。基生叶及下部叶具长柄；叶片肾状圆形，棕绿色，多皱缩，展开长0.7～3cm，3深裂，中央裂片3浅裂。茎上部叶变小，聚伞花序有多数小花，花托被毛；萼片5，舟形，外面被短柔毛；花瓣5，狭倒卵形。聚合果距圆形；瘦果小而极多，倒卵形，稍扁。气微，味苦、辛。有毒。

【功效主治】清热解毒，消肿散结，止痛，截疟。主治痈疖肿毒，毒蛇咬伤，痰核瘰疬，牙痛，血疝，风湿关节肿痛，疟疾。

【用法用量】内服：煎汤，干品3～9g；亦可炒研为散服，每次1～1.5g。外用：适量，捣敷，或煎膏涂患处及穴位。

【中毒症状】误食后可出现口腔灼热，随后肿胀、咀嚼困难，剧烈腹泻，排出黑色腐臭粪便，有时带血，脉搏缓慢，呼吸困难，瞳孔散大，严重者可在10多个小时内死亡。

【经验选方】

1.蛇咬伤：鲜石龙芮、白花蛇舌草适量，捣汁涂之。

2.结核：石龙芮晒干研末，油煎成膏抹之，日3～5次。

3.血疝初起：鲜石龙芮叶适量，按揉患处。

4.疟疾：鲜石龙芮适量，捣烂，于疟发前6小时敷大椎穴。

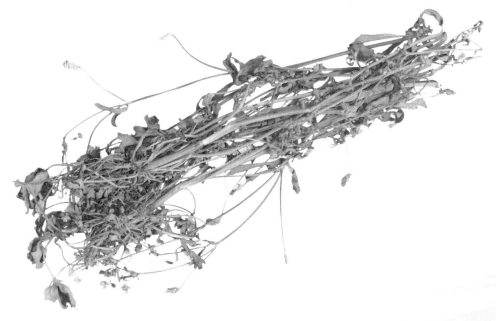

◆ 石龙芮药材图

石 松

【壮名】Goyietnginz

【别名】伸筋草，舒筋草，过筋草，
筋骨草，小伸筋，宽筋草，
绿毛伸筋

【来源】为石松科植物石松 *Lycopodium japonicum* Thunb. 的全草。

【植物形态】草本。匍匐茎蔓生，分枝有叶疏生。直立茎分枝；营养枝多回分叉，密生叶，叶针形，长 3 ～ 4mm，宽 0.3 ～ 0.6mm，基部楔形，下延，无柄，先端渐尖，具透明发丝，边缘全缘，草质，中脉不明显。孢子囊穗 4 ～ 8 个集生于总柄，总柄上苞片螺旋状稀疏着生，薄草质，形状如叶片；孢子囊穗不等长，长 2 ～ 5cm，直径约 5mm。直立，圆柱形，具小柄；孢子叶阔卵形，长 2.5 ～ 3mm，宽约 2mm，先端急尖，具芒状长尖头，边缘膜质，啮蚀状，纸质；孢子囊生于孢子叶腋，略外露，圆肾形，黄色。

▼ 石松植物图

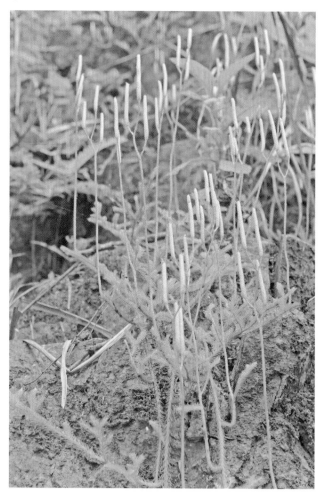

【分布】广西主要分布于隆林、那坡、上林、桂平、恭城、灌阳、临桂、龙胜、资源。

【采集加工】夏季采收，连根拔起，去净泥土、杂质，晒干。

【药材性状】茎圆柱形，细长弯曲，多断裂，直径 3～5mm，表面黄色或淡棕色，侧枝叶密生，表面淡棕黄色。匍匐茎下有多数黄白色不定根，二歧分叉。叶密生，线状披针形，常皱缩弯曲，黄绿色或灰绿色，先端芒状，全缘或有微锯齿，叶脉不明显。枝端有时可见孢子囊穗，直立棒状，多断裂。质韧，不易折断，断面浅黄色，有白色木心。气微，味淡。有小毒。

【功效主治】祛风散寒，除湿消肿，活血止痛，止咳，解毒。主治风寒湿痹，关节疼痛，四肢痿软，水肿，鼓胀，黄疸，咳嗽，劳伤吐血，痔疮便血，跌仆损伤，肿毒，疮疡，疱疹，溃疡久不收口，水火烫伤。

【用法用量】内服：煎汤，9～15g。外用：适量捣敷。

【中毒症状】过量服用可引发严重中毒反应，多数中毒者出现痉挛麻痹、呼吸困难、窒息等不良症状，少数可出现行动困难、眩晕及昏迷等症状。

【经验选方】

1.风痹筋骨不舒：石松 10g，水煎服。

2.关节酸痛：石松 9g，虎杖根 15g，大血藤 9g，水煎服。

3.小儿麻痹后遗症：石松、南蛇藤根、松节、寻骨风各 15g，威灵仙 9g，茜草 6g，杜衡 1.5g 水煎服。

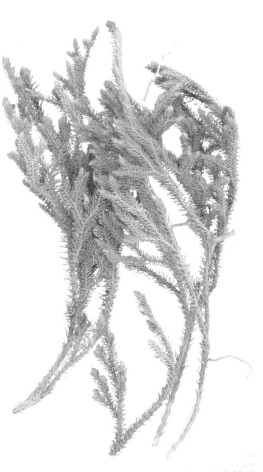

▲ 石松药材图

石 蒜

【壮名】Gohofangz
【别名】红花石蒜，岩大蒜，大一枝箭，
　　　　天蒜，龙爪花

【来源】为石蒜科植物石蒜 *Lycoris radiata*（L. Herit.）Herb. 的鳞茎。

【植物形态】草本。鳞茎肥大，近卵形，外被黑褐色鳞茎皮。秋季出叶，基生；叶片质厚，宽条形，长约60cm，最宽处达2.5cm，向基部渐狭，宽约1.7cm，先端渐尖，上面黄绿色，有光泽，下面灰绿色，中脉在上面凹下，在下面隆起；叶脉及叶片基部带紫红色。先花后叶；总苞片2枚，披针形；伞形花序有花4～8朵，花较大，花鲜红色或具白色边缘；花被片6，边缘反卷和皱缩；花被筒具柄；雄蕊6，与花柱同伸出花被外，花丝黄色；子房下位，3室。蒴果具3棱。种子少数，近球形，黑色。

【分布】广西主要分布于金秀、藤县、贺州、全州、资源。

【采集加工】夏、秋季采挖，除去地上部分，洗净，晒干备用。

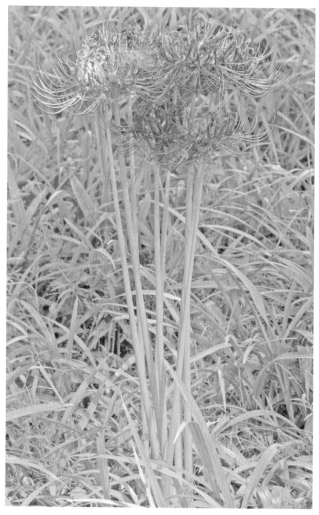

⯆ 石蒜植物图

【药材性状】鳞茎椭圆形或三角状卵形，长4～5cm，直径2.5～4cm，顶端留有长至3cm的叶基，基部生多数白色细长的须根。表面由2～3层暗棕色干枯膜质鳞叶包被，内部有10余层白色富黏性的肉质鳞叶，着生于短缩的鳞茎盘上，中心有黄白色的芽。气特异，味苦。有大毒。

【功效主治】解毒消肿。主治痈肿疮毒，结核，水火烫伤，跌仆损伤，骨折，食物中毒。

【用法用量】内服：煎汤，1.5～3g。外用：适量，捣敷，或捣汁涂。

【中毒症状】石蒜毒性较大，故除用于催吐救急（石蒜碱有强力的催吐作用）以外，一般少内服，多外用。误食后不久便出现恶心、呕吐、流涎、舌体僵硬、腹痛、水样腹泻或血便、惊厥、虚脱、血压下降，甚至休克，严重者多发生呼吸中枢麻痹而死亡。

【经验选方】

1. 痈肿，疔，无名肿毒，跌仆损伤，骨折：石蒜、黄花稔各适量，捣烂外敷患处。

2. 食物中毒：鲜石蒜捣烂绞汁，取1g，冲等量冷开水服。

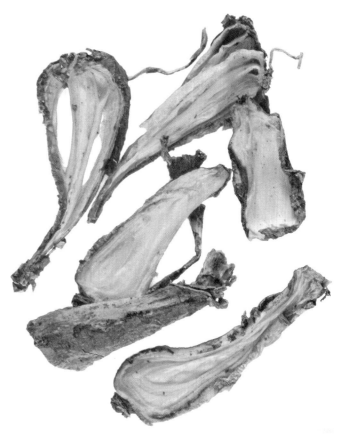

▲ 石蒜药材图

石岩枫

【壮名】Rinroegenqnguxfeng
【别名】倒挂金钩，倒金钩，倒钩柴，
小金杠藤，青藤钩，狂狗藤

【来源】为大戟科植物石岩枫 *Mallotus repandus*（Willd.）Muell.–Arg. 的茎、叶。

【植物形态】藤本或攀援状灌木。小枝被黄色星状柔毛。叶纸质，阔卵形或卵形，长 3.5 ～ 9cm，宽 2 ～ 7cm，先端渐尖或急尖，基部平截或微心形，两侧各有腺体 1 枚，基出脉 3 条，边全缘或有波状锯齿，幼时两面均被黄色星状毛，老时仅背面被毛并有黄色透明小腺点；叶柄有毛。花序总状或圆锥状，花雌雄异株；雄花序顶生，苞片钻状，密生星状毛，萼裂片 3 ～ 4，卵状长圆形，外面被茸毛；雄蕊 40 ～ 75 枚；雌花序顶生，苞片长三角形；萼裂片 5，卵状披针形，外面被茸毛，具颗粒状腺体；花柱 2 ～ 3 枚，柱头被星状毛，密生羽毛状突起。蒴果密生黄色粉末状毛和具颗粒状腺体。种

▼ 石岩枫植物图

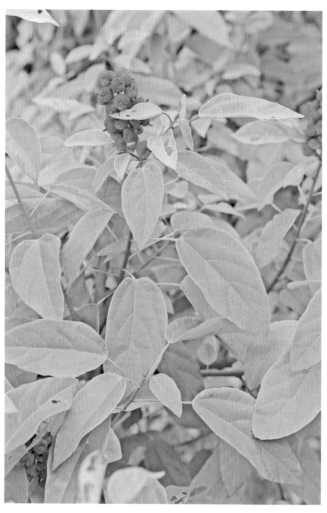

子卵形，黑色，有光泽。

【分布】广西全区均有分布。

【采集加工】全年均可采收，洗净，晒干备用。

【药材性状】茎呈圆柱形，表面暗红棕色或灰棕色，有浅纵沟和明显的疣状突起及灰黄色毛；栓皮常片状脱落，脱落处呈黄绿色或黄白色；质硬，断面皮部暗棕色，木部黄白色，中央具髓；气微香，味淡。叶多皱缩，展开叶片三角卵形或卵形，先端渐尖，基部圆、截平或稍呈心形，全缘，两面被毛；气微，味辛。有小毒。

【功效主治】祛风除湿，活血通络，解毒消肿，驱虫止痒。主治风湿痹痛，腰腿疼痛，口眼歪斜，跌仆损伤，痈肿疮疡，痄腮，绦虫病，湿疹，顽癣。

【用法用量】内服：煎汤，9～30g，有时达60g。外用：适量，干叶研末调敷，或鲜叶捣敷。

【中毒症状】本品过量服用可引起腹泻。

【经验选方】

1.风湿关节疼痛：石岩枫、盐肤木根、威灵仙各60g，猪蹄适量，加酒少许炖服。

2.中经络之口眼歪斜：石岩枫根30g，川芎20g，甘草12g，水煎服。

3.痄腮肿痛：石岩枫15g，雀不站、醉鱼草、板蓝根、路路通各9g，水煎服。

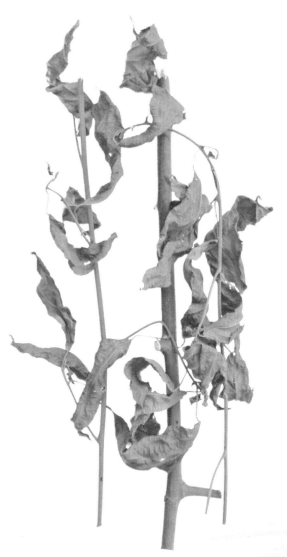

⚠ 石岩枫药材图

293

使君子

【壮名】Swjginhswj

【别名】留求子，史君子，索子果，
冬君子，病柑子，君子仁，
病疳子

【来源】为使君子科植物使君子 *Quisqualis indica* L. 的果实。

【植物形态】落叶攀援状灌木。幼枝被棕黄色短柔毛。叶对生；叶片膜质，卵形或椭圆形，长 5～11cm，宽 2.5～5.5cm，先端短渐尖，基部钝圆，表面无毛，背面有时疏被棕色柔毛。顶生穗状花序组成伞房状序；花两性；苞片卵形至线状披针形，被毛；萼管被黄色柔毛，先端具广展、外弯、小形的萼齿 5 枚；花瓣 5，先端钝圆，初为白色，后转为淡红色；雄蕊 10，2 轮，不突出冠外；子房下位。果卵形，短尖，无毛，具明显的锐棱角 5 条，成熟时外果皮脆薄，呈青黑色或栗色。种子 1 颗，白色，圆柱状纺锤形。

▼ 使君子植物图

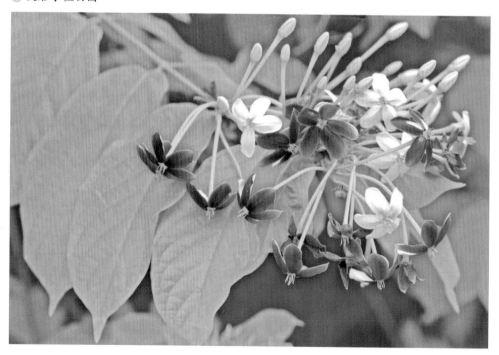

【分布】广西主要分布于南宁、玉林、桂林等地。

【采集加工】秋季果皮变紫黑时采收，除去杂质，晒干。

【药材性状】果实椭圆形或卵圆形，具 5 条纵棱，长 2.5 ～ 4cm，直径约 2cm，表面黑褐色至紫褐色，平滑，微具光泽，先端狭尖，基部钝圆，有明显圆形的果梗痕。质坚硬，横切面多呈五角星形，棱角外壳较厚，中间呈类圆形空腔。种子长椭圆形或纺锤形。气微香，味微甜。有小毒。

【功效主治】杀虫、消积、健脾。主治虫积腹痛，小儿疳积，乳食停滞，腹胀。

【用法用量】内服：煎汤,6 ～ 15g，捣碎入煎；或入丸、散；或去壳炒香嚼服，小儿每岁每日 1 ～ 1.5 粒，总量不超过 20 粒。

【中毒症状】本品大量服用能引起呃逆、眩晕、精神不振、恶心，甚至呕吐、腹泻等反应；与茶同服亦能引起呃逆。

【经验选方】

1. 虫积：使君子 15g，研为极细末，用米汤调，早上空腹服。

2. 小儿疳积、纳呆属脾虚者：鸡内金、白术、使君子各 15g，水煎服。

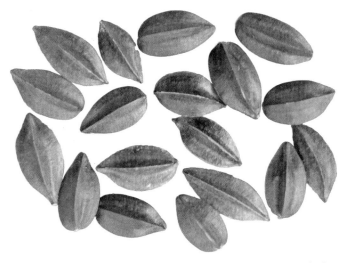

▲ 使君子药材图

薯 莨

【壮名】Gaeklwed
【别名】薯良，鸡血莲，朱砂莲，血三七，
血母，雄黄七，血葫芦，牛血莲

【来源】为薯蓣科植物薯莨 *Dioscorea cirrhosa* Lour. 的块茎。

【植物形态】藤本。块茎卵形、球形或长圆形，外皮黑褐色，凹凸不平，断面新鲜时红色。茎绿色，下部有刺。单叶，在茎下部的互生，中部以上的对生；叶片革质或近革质，长椭圆形至卵形，或为卵状披针形至狭披针形，长 5～20cm，宽 2～14cm，先端渐尖或骤尖，基部圆形，有时呈三角状缺刻，全缘，表面深绿色，背面粉绿色；基出脉 3～5，网脉明显。雄花序穗状排列成圆锥花序；雄花外轮花被片宽卵形，内轮小，倒卵形；雄蕊 6；雌花外轮花被片较内轮大。蒴果近三棱状扁圆形。种子着生在中轴中部，四周有膜质翅。

▼ 薯莨植物图

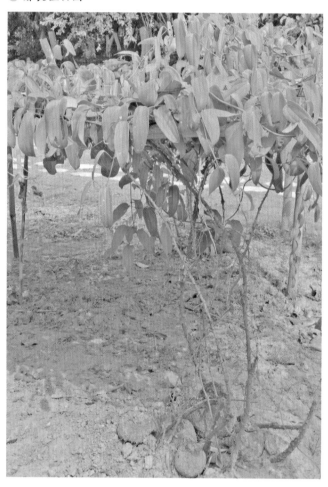

【分布】广西主要分布于岑溪、宁明、邕宁、宾阳、隆安、那坡、田阳。

【采集加工】5～8月采挖，洗净，捣碎鲜用或切片晒干。

【药材性状】块茎呈长圆形、卵圆形、球形或结节块状，直径 5 ～ 10cm。表面深褐色，粗裂，有瘤状突起和凹纹，有时具须根或点状须根痕，外皮皱缩，切面暗红色或红黄色。质硬而实，断面颗粒状，可见红黄相间的花纹。气微，味涩、苦。有小毒。

【功效主治】活血止血，理气止痛，清热解毒。主治咳血，咯血，呕血，衄血，便血，尿血，崩漏，月经不调，痛经，闭经，产后腹痛，脘腹胀痛，痧胀腹痛，热毒血痢，水泻，关节痛，跌仆肿痛，疮疖，带状疱疹，外伤出血。

【用法用量】内服：煎汤，3 ～ 9g。外用：适量，榨汁擦，或研末敷。

【中毒症状】服用过量中毒后出现口舌、喉咙灼痛，流涎、恶心、呕吐、腹痛、腹泻等症状，严重时出现呼吸困难和心脏停搏、昏迷，甚至死亡。

【经验选方】

1 咯血：薯莨、藕节各 9g，茅草根 6g，共炒焦，水煎服。

2. 产后腹痛：薯莨 9g，煮甜酒服。

3. 痢疾：薯莨、甘草、鸦胆子各 6g，研末，开水冲服。

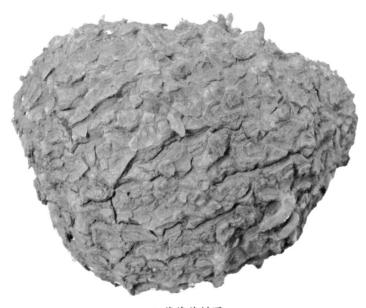

▲ 薯莨药材图

水 茄

【壮名】Goyahgaz
【别名】天茄子，金钮扣，刺茄，茄木，
小登茄，金衫扣

【来源】为茄科植物水茄 *Solanum torvum* Swartz. 的根。

【植物形态】灌木。小枝、叶下面、叶柄及花序柄均被尘土色星状柔毛。茎直立，分枝，粗壮，枝和叶柄散生短刺。叶单生或双生；叶片卵形至椭圆形，长6～12cm，宽4～9cm，先端尖，基部心脏形或楔形，两边不相等，全缘或浅裂。伞房花序腋外生；总花梗具1个细直刺或无；萼杯状，外面被星状毛及腺毛，先端5裂，裂片卵状长圆形；花冠辐形，白色，5裂，裂片卵状披针形；雄蕊5，着生于花冠喉部；子房2室，柱头截形。浆果圆球形，黄色，光滑无毛。种子盘状。

▼ 水茄植物图

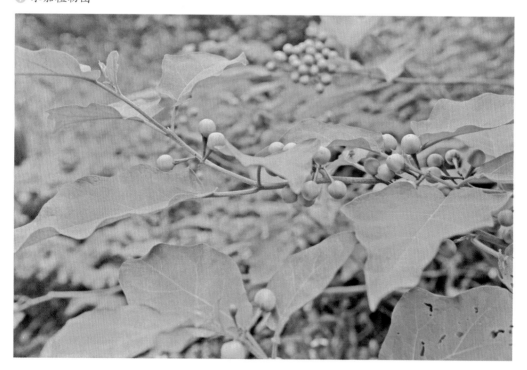

298

【分布】广西主要分布于岑溪、玉林、南宁、龙州、田东、那坡等地。

【采集加工】全年均可采收，洗净，切段，晒干。

【药材性状】根呈不规则圆柱形，多扭曲，有分枝，直径0.7～5cm。表面灰黄色或棕黄色，粗糙，可见突起细根痕及斑点，皮薄，有的剥落，剥落处显淡黄色。质硬，断面淡黄色或黄白色，纤维性。气微香，味辛、苦。有小毒。

【功效主治】活血消肿止痛。主治胃痛，痧症，闭经，牙痛，腰肌劳损，跌仆瘀痛，痈肿，疔疮。

【用法用量】内服：煎汤，9～15g。外用：适量捣敷。

【中毒症状】中毒时可出现口干、视物模糊等症状，严重者可出现狂躁、谵妄，甚至惊厥等中枢兴奋症状。

【经验选方】

1.跌仆瘀痛，闭经，腰肌劳损，胃痛，牙痛：水茄15g，水煎服，或浸酒服。

2.无名肿毒：鲜水茄适量，捣烂外敷。

3.腰肌劳损：水茄10g，猪腰1个，炖服喝汤。

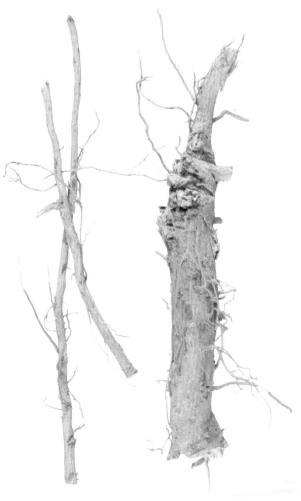

△水茄药材图

水　仙

【壮名】suijsien

【别名】水仙球根，水仙头

【来源】为石蒜科植物水仙 *Narcissus tazetta* L. var. *chinensis* Roem. 的鳞茎。

【植物形态】草本。鳞茎卵球形。叶基生，直立而扁平，宽线形，长 20～40cm，宽 8～15mm，先端钝，全缘，粉绿色。花茎中空，扁平，几与叶等长；伞房花序有花 4～8 朵，花轴平伸或下垂；总苞片佛焰苞状，膜质；花芳香；花梗突出苞外；花被管细，近三棱形，灰绿色；花被裂片 6，卵圆形至阔椭圆形，先端具短尖头，扩展而外反，白色，副花冠浅杯状，淡黄色，不皱缩，短于花被；雄蕊 6，着生于花被管内，花药基着；子房 3 室，每室有胚珠多数，花柱细长，柱头 3 列。蒴果室背开裂。

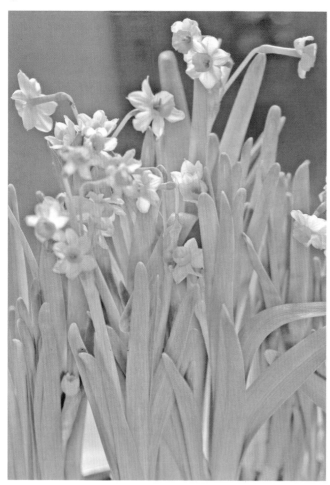

▼ 水仙植物图

【分布】栽培。

【采集加工】春、秋季采挖鳞茎，洗去泥沙，用开水烫后，切片晒干或鲜用。

【药材性状】鳞茎类球形，单一或数个伴生。表面被 1～2 层棕褐色外皮，除去后为白色肥厚的鳞叶，层层包合，遇水有黏液渗出。鳞片内有数个叶芽和花芽。气微，味微苦。有毒。

【功效主治】祛风清热，活血调经，解毒辟秽。主治神疲头昏，月经不调，痢疾，疮肿。

【用法用量】内服：煎汤，9～15g；或研末。外用：适量，捣敷，或研末调涂。

【中毒症状】误食后会出现呕吐、腹痛及眩晕、恶心等症状。

【经验选方】

1. 痈肿疮毒，虫咬伤：鲜水仙花鳞茎，捣敷，或捣汁外涂。

2. 腮腺炎：鲜水仙花鳞茎20g，捣烂敷患处。

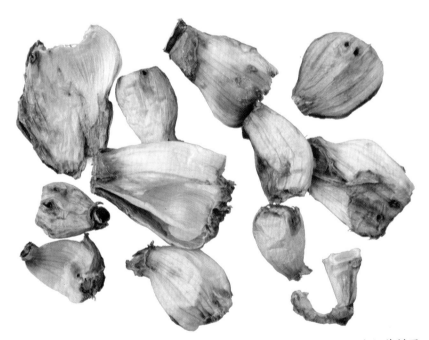

⚠ 水仙药材图

苏 铁

【壮名】Go'gyoihsanj
【别名】凤尾蕉花，铁树花，梭罗花

【来源】为苏铁科植物苏铁 *Cycas revoluta* Thunb. 的大孢子叶。

【植物形态】常绿木本植物，不分枝。密被宿存的叶基和叶痕，羽状叶从茎的顶部生出，基部两侧有刺，羽片达 100 对以上，条形，厚革质，长 9 ～ 18cm，宽 4 ～ 6mm，先端锐尖，边缘显著向下卷曲，基部狭，两侧不对称，上面深绿色，有光泽，中央微凹，下面浅绿色，中脉显著隆起。雌雄异株，雄球花圆柱形；小孢子叶长方状楔形，有急尖头，下面中肋及先端密生褐色或灰黄色长茸毛；大孢子叶扁平，密生淡黄色或淡灰黄色茸毛，上部顶片宽卵形，边缘羽状分裂，其下方两侧着生数枚近球形的胚珠。种子卵圆形，微扁，顶凹，熟时朱红色。

▼ 苏铁植物图

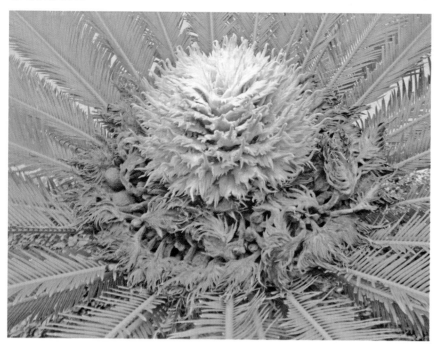

【分布】栽培。

【采集加工】夏季采摘，鲜用或阴干备用。

【药材性状】大孢子叶略呈匙状，上部扁宽，下部圆柱形。全体密被褐黄色茸毛，扁宽部分两侧羽状深裂为细条形，下部圆柱部分两侧各生 1～5 枚近球形的胚珠。气微，味淡。有小毒。

【功效主治】理气止痛，化瘀止血，消肿解毒。主治肝胃气滞疼痛，闭经，便血，吐血，外伤出血，癌症，跌仆损伤，疮痈肿毒。

【用法用量】内服：煎汤,9～15g。外用：适量，烧灰或煅存性，研末敷。

【中毒症状】中毒时表现为头晕、呕吐。

【经验选方】

1. 胃痛：苏铁 15g，水煎服。

2. 闭经：苏铁适量，晒干，烧存性，研末，每服 6g，每日 1 次。

3. 胃癌：苏铁、石打穿、白花蛇舌草各 10g，水煎服。

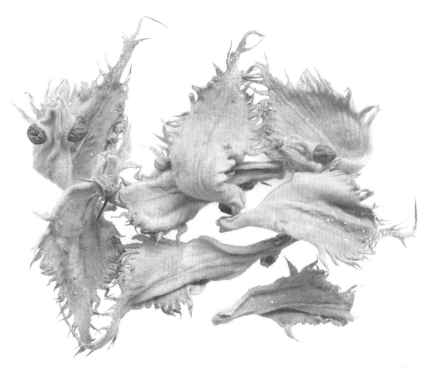

△ 苏铁药材图

酸模叶蓼

【壮名】Goywgyak
【别名】柳辣子，大马蓼

【来源】为蓼科植物酸模叶蓼 *Polygonum lapathifolium* L. 的茎、叶。

【植物形态】草本。茎直立，具分枝，无毛，节部膨大。叶披针形或宽披针形，顶端渐尖或急尖，基部楔形，上面绿色，常有 1 个大的黑褐色新月形斑点，两面沿中脉被短硬伏毛，全缘，边缘具粗缘毛；叶柄短，具短硬伏毛；托叶鞘筒状，膜质，淡褐色，无毛，具多数脉，顶端截形，无缘毛，稀具短缘毛。总状花序穗状，近直立，花紧密，通常由数个花穗再组成圆锥状，花序梗被腺体；苞片漏斗状，边缘具稀疏短缘毛；花被淡红色或白色，4～5 深裂，花被片椭圆形，外面两面较大，脉粗壮，顶端叉分，外弯；雄蕊通常 6。瘦果宽卵形，双凹，黑褐色，有光泽，包于宿存花被内。

【分布】广西主要分布于靖西、忻城、昭平。

【采集加工】全年均可采收，切段，晒干。

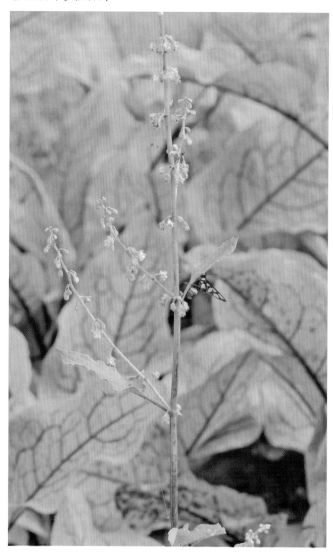

▼ 酸模叶蓼植物图

【药材性状】茎圆柱形，表面褐色，节部膨大，被膜质托叶鞘包住。叶皱缩，展平呈披针形或宽披针形，长 5～15cm，宽 1～3cm，顶端渐尖或急尖，基部楔形，表面黄绿色，稍被毛；叶柄短，具短硬伏毛。质脆，易碎。气微，味微苦。有毒。

【功效主治】解毒，除湿，活血。主治疮疡肿痛，吐血，便血，小便不通，瘰疬，痢疾，湿疹，疳积，风湿痹痛，跌仆损伤，月经不调。

【用法用量】内服：煎汤，3～10g。

外用：适量，捣敷，或煎水洗。

【中毒症状】本品使用过量可引起腹痛、腹泻等。

【经验选方】

1. 疥疮：酸模叶蓼适量，捣烂涂擦患处。

2. 吐血，便血：酸模叶蓼 5g，小蓟、地榆炭各 12g，炒黄芩 9g，水煎服。

3. 小便不通：酸模叶蓼 10g，木通 9g，水煎服。

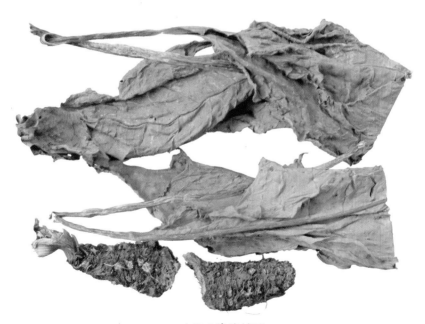

酸模叶蓼药材图

台湾相思

【壮名】Daivanhdoxsiengj

【别名】相思树，台湾柳，相思仔

【来源】为豆科植物台湾相思 *Acacia confusa* Merr. 的茎枝、叶。

【植物形态】常绿乔木，无毛。枝灰色或褐色，无刺，小枝纤细。苗期第一片真叶为羽状复叶，长大后小叶退化，叶柄变为叶状柄；叶状柄革质，披针形，长 6 ～ 10cm，宽 5 ～ 13mm，直或微呈弯镰状，两端渐狭，先端略钝，两面无毛，有明显的纵脉 3 ～ 5 条。头状花序球形，单生或 2 ～ 3 个簇生于叶腋；总花梗纤弱；花金黄色，有微香；花萼长约为花冠的一半；花瓣淡绿色；雄蕊多数，明显超出花冠之外；子房被黄褐色柔毛。荚果扁平，干时深褐色，有光泽，于种子间微缢缩，顶端钝而有凸头，基部楔形。种子 2 ～ 8 颗，椭圆形，压扁。

【分布】广西主要为栽培。

【采集加工】全年可采，晒干。

🔻台湾相思植物图

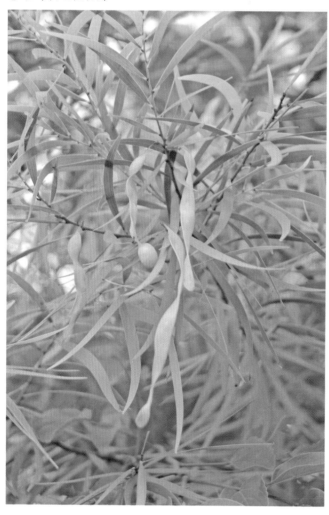

【药材性状】茎枝圆柱形，表面土灰色，具不规则细纵皱纹。叶稍卷曲，灰绿色，展开呈披针形，直或微呈弯镰状，两端渐狭，先端略钝，两面无毛，有明显的纵脉 3～5 条。气微，味淡。种子有剧毒。

【功效主治】祛腐生肌，活血疗伤。主治疮疡腐烂，顽癣，跌仆损伤。

【用法用量】内服：嫩芽适量，绞汁，酒水和服。外用：适量，鲜品煎水洗，或捣烂敷。

【中毒症状】可出现腹痛、恶心、头痛、呕吐、心跳加速等症状。

【经验选方】

皮肤病疥疮，顽癣：台湾相思15g，研末，调成糊状，敷患处。

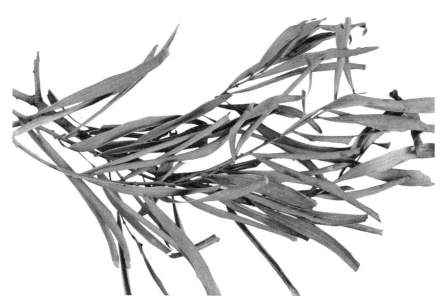

⚠ 台湾相思药材图

天名精

【壮名】Gohaeuheiq

【别名】挖耳草，天门精，烟斗菊，
鬼虱，北鹤虱，鹤虱子

【来源】为菊科植物天名精 *Carpesium abrotanoides* L. 的果实。

【植物形态】草本。茎直立，上部多分枝，密生短柔毛。叶互生；下部叶片宽椭圆形或长圆形。长头状花序多数，沿茎枝腋生，有短梗或近无梗，平立或枝梢下垂；总苞钟状球形；总苞片3层，外层极短，卵形，先端尖，有短柔毛，中层和内层长圆形，先端圆钝，无毛；花黄色，外围的雌花花冠丝状，3～5齿裂，中央的两性花花冠筒状，先端5齿裂。瘦果条形，具细纵条，先端有短喙，有腺点，无冠毛。

【分布】广西主要分布于灵川、桂林、柳州、南宁、龙州、平果、凤山、南丹。

【采集加工】秋季果实成熟时采收，晒干，除去杂质。

【药材性状】果实圆柱形，长3～4mm，直径不

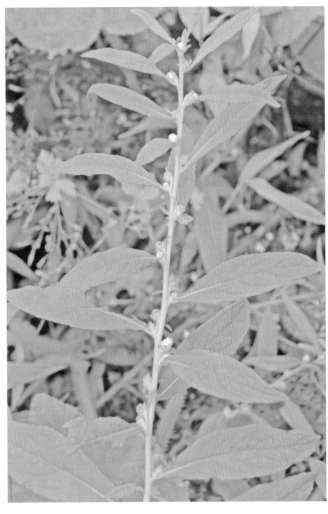

天名精植物图

到 1mm。表面黄褐色或暗褐色，具多数纵棱，一端收缩呈细喙状，先端扩展成灰白色圆环，另端稍尖，有着生痕迹。果皮薄，纤维性；种皮薄，透明，子叶 2，类白色，稍有油性。气特异，味微苦。有小毒。

【功效主治】杀虫消积。主治肠道寄生虫病，黄疸，小儿疳积，毒蛇咬伤。

【用法用量】内服：煎汤,5～10g；或入丸散。外用：适量捣敷。

【中毒症状】中毒时表现为恶心、呕吐、食欲不振、头晕、头痛、四肢软弱无力而不能行走、说话困难，严重时可引起阵发性痉挛、抽搐甚至死亡。

【经验选方】

1. 肠道寄生虫病：天名精、使君子各 10g，水煎服。

2. 黄疸：天名精 10g，小叶田基黄 15g，水石榴 15g，虎杖 10g，水煎服。

3. 小儿疳积：天名精、小槐花各 3g，水煎服。

4. 毒蛇咬伤：鲜天名精、鲜截叶铁扫帚各适量，捣烂外敷伤口周围。

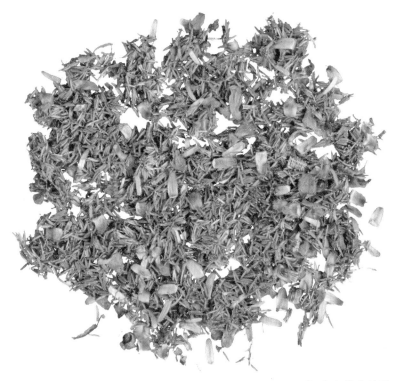

天名精药材图

天南星

【壮名】Gosipraemx

【别名】半夏精，鬼南星，蛇芋，野芋头，
蛇木芋，山苞米，蛇包谷

【来源】为天南星科植物天南星 *Arisaema heterophyllum* Bl. 的块茎。

【植物形态】草本。块茎近圆球形。叶常单一；叶柄上部鞘状，下部具膜质鳞叶 2 ～ 3；叶片鸟足状分裂，裂片 11 ～ 19，线状长圆形或披针形，中裂片比两侧短小。花序柄从叶柄中部分出；佛焰苞管部绿白色，喉部截形，外线反卷，檐部卵状披针形，有时下弯呈盔状，淡绿色或淡黄色；肉穗花序袖与佛焰苞分离；肉穗花序两性或雄花序单性；两性花序，下部雌花序花密，上部雄花序花疏；雄花序单性；附属器伸出佛焰苞喉部后呈"之"字形上升。果序近圆锥形，浆果熟时红色，佛焰苞枯萎而果序裸露。种子黄红色。

【分布】广西主要分布于乐业、全州。

【采集加工】10 月挖出块茎，去掉泥土及茎叶、须根，撞搓去表皮，倒出用水清洗，对未撞净的表皮再用竹刀刮净，最后用硫黄熏制，使之色白，晒干。本品有毒，加工操作时

⊙ 天南星植物图

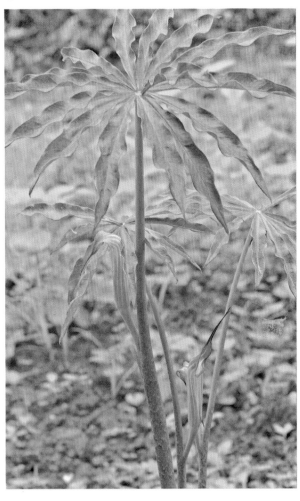

应戴手套、口罩或手上擦菜油，可预防皮肤发痒红肿。

【药材性状】块茎呈稍扁的圆球形，直径 1.5～4cm。表面类白色或淡棕色，较光滑，顶端有凹陷的茎痕，周围有 1 圈 1～3 列显著的根痕，周边偶有少数微突起的小侧芽，有时已磨平。气淡，味苦、辛。有毒。

【功效主治】祛风止痉，化痰散结。主治中风痰壅所致口眼歪斜、半身不遂、手足麻痹，风痰所致眩晕、癫痫、惊风、破伤风，以及咳嗽多痰、痈肿、瘰疬、跌仆损伤、毒蛇咬伤。

【用法用量】内服：煎汤，3～9g，一般制后用；或入丸、散。外用：生品适量，研末调敷。

【中毒症状】中毒时表现为咽喉干燥，并有灼热感，唇与舌体麻木、肿大、疼痛，流口涎，味觉丧失，口腔黏膜、腭垂处呈米粒大小糜烂、坏死，并有头昏、心悸、烦躁、手足麻木、体温升高等症状和体征，严重者出现痉挛、窒息、抽搐、呼吸不规则、昏迷，最终多因呼吸中枢麻痹而死亡。

【经验选方】

1. 中风口眼歪斜：天南星适量研末，生姜榨汁，调成糊状，贴敷患处。

2. 风痫：天南星研末，姜汁糊丸，如梧桐子大，温水服之。

3. 破伤风：天南星、防风各 15g，水煎服。

4. 诸风口噤：天南星 10g，苏叶 6g，生姜 5 片，水煎减半，入雄猪胆汁少许，温服。

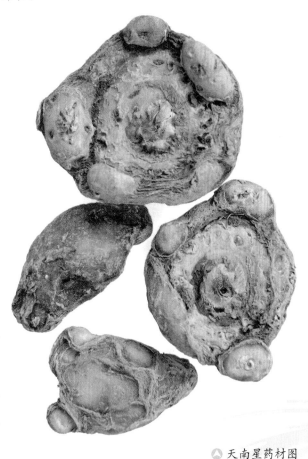

▲ 天南星药材图

311

甜 瓜

【壮名】gvarang
【别名】瓜丁，苦丁香，甜瓜把，香瓜

【来源】为葫芦科植物甜瓜 *Cucumis melo* L. 的果柄。

【植物形态】匍匐草本。茎、枝有棱，有黄褐色或白色的糙毛和疣状突起。卷须单一，被微柔毛。叶互生；叶柄具槽沟及短刚柔毛；叶片厚纸质，近圆形或肾形，长宽均 8～15cm，上面被白色糙硬毛，下面沿脉密被糙硬毛，边缘不分裂或 3～7 浅裂，裂片先端圆钝，有锯齿。花单性，雌雄同株；雄花数朵，簇生于叶腋；花梗纤细，被柔毛；花萼筒狭钟形，密被白色长柔毛，裂片近钻形；花冠黄色，裂片卵状长圆形，急尖；雄蕊 3，花丝极短，药室折曲；雌花单生，花梗被柔毛；子房长椭圆形，密被长柔毛和硬毛，柱头靠合。果实形状、颜色变异较大，一般为球形或长椭圆形，果皮平滑，有纵沟或斑纹，果肉白色、黄色或绿色。种子浅白色或黄白色，卵形或长圆形。

🔻 甜瓜植物图

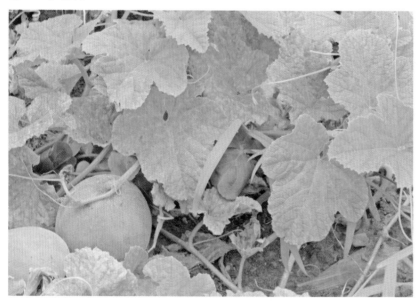

【分布】广西各地有栽培。

【采集加工】在甜瓜盛产期，用剪刀由蔓藤上将瓜剪下，摘下果柄，阴干或晒干。

【药材性状】果柄细圆柱形，常扭曲，直径 0.2 ～ 0.4cm，连接瓜的一端略膨大，有纵沟纹；外表面灰黄色，有稀疏短毛茸。带果皮的果柄较短，略弯曲或扭曲，有纵沟纹，果皮部分近圆盘形，外表面暗黄色，皱缩，边缘薄而内卷。果柄质轻而韧，不易折断，断面纤维性，中空。气微，味苦。有小毒。

【功效主治】涌吐痰涎，祛湿退黄。主治痰热郁于胸中之癫痫发狂或喉痹喘息，宿食停滞于胃脘而致胸脘胀痛，湿热黄疸。

【用法用量】内服：煎汤，2.5 ～ 5g。外用：适量，研末吹鼻，待鼻中流出黄水即停药。

【中毒症状】中毒时出现恶心、腹痛，以及头痛、畏寒、发热等类似感冒症状，或出现肝脾疼痛增加等。

【经验选方】

1. 食积，胃脘痞块：甜瓜 10g，研末，冲服。

2. 食物中毒，痰涎不化：甜瓜种子、果柄各 20g，浓煎服。

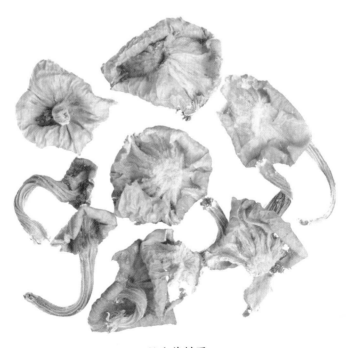

甜瓜药材图

通光散

【壮名】Gohanz

【别名】大苦藤，地甘草，鸟骨藤，黄桧，
奶浆藤，下奶藤

【来源】为萝藦科植物通光散 *Marsdenia tenacissima*（Roxb.）Wight et Arn. 的藤茎。

【植物形态】坚韧木质藤本，长达 6m。全株具乳汁。茎下部圆柱形，上部扁圆筒形，绿色；枝密被黄色柔毛。叶对生；叶宽卵形，长和宽 15～18cm，基部深心形，两面均被茸毛，或叶面近无毛。伞形状复聚伞花序腋生，长 5～15cm；花萼裂片长圆形，内有腺体；花冠黄紫色；副花冠裂片短于花药，基部有距；花粉块长圆形，每室 1 个，直立，着粉腺三角形；柱头圆锥状。蓇葖果长披针形，长约 8cm，直径 1cm，密被柔毛。种子顶端具白色绢质种毛。

🔻 通光散植物图

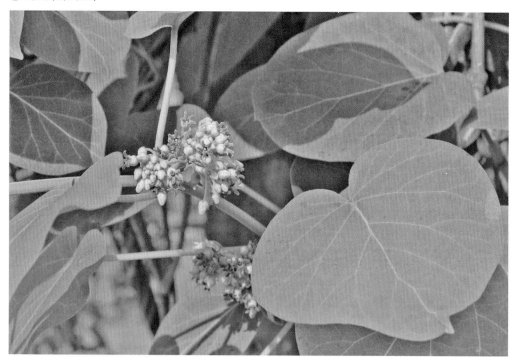

【分布】广西主要分布于百色、德保、那坡、隆林。

【采集加工】全年均可采收，洗净，切段，晒干。

【药材性状】藤茎圆柱形，略扭曲，长短不一，粗5～20mm，栓皮外表呈黄绿色，具纵皱纹，嫩茎外皮被黄色柔毛。质韧，不易折断，断面皮部薄，灰褐色，木部灰白色。气微，味微苦。有小毒。

【功效主治】止咳平喘，通乳利尿，抗癌。主治上呼吸道感染，支气管炎，支气管哮喘，肠胃炎，胃炎，黄疸型肝炎，乳汁不通，癌肿。

【用法用量】内服：煎汤，9～15g。外用：适量捣敷。

【中毒症状】部分患者可见口干、头晕、上腹部不适、恶心等症状。

【经验选方】

1.咽喉炎，口腔溃烂：通光散10g，泡水服。

2.肠胃炎，胃痛，黄疸型肝炎：通光散15g，水煎服。

4.癌症：通光散10g，白胡椒10粒，水煎服。

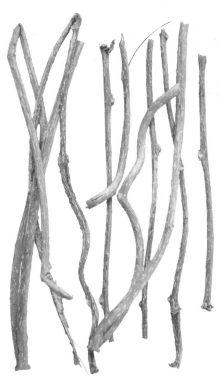

◎ 通光散药材图

娃儿藤

【壮名】Gosamcibloegdang
【别名】老君须，三十六荡，鸡骨香，
土细辛，藤叶细辛，哮喘草，
白龙须，藤细辛

【来源】为萝藦科植物卵叶娃儿藤 *Tylophora ovata*（Lindl.）Hook. et Steud. 的全株。

【植物形态】攀援灌木。茎上部缠绕，全株被锈色黄柔毛；须根多，淡黄白色。单叶对生；叶片卵形，长 2.5～6cm，宽 2～5.5cm，先端急尖，具小尖头，基部浅心形，全缘，两面密被短柔毛，中脉两面突起，侧脉 4～5 对。聚伞花序伞房状，腋生，通常不规则二歧，着花多朵；花萼 5 裂，淡黄绿色，裂片卵形；花冠 5 深裂，辐状，淡黄色，裂片长圆状披针形，平展；副花冠裂片卵形，贴生于合蕊冠上，背部隆肿；雄蕊 5，花丝连成筒状，包围雌蕊，紫色；花粉块每室 1 个，圆球形；子房由 2 枚离生心皮组成；花柱短，连合，柱头五角状。蓇葖果双生，圆柱状披针形。种子卵形，先端截形，具白色绢质种毛。

▼ 娃儿藤植物图

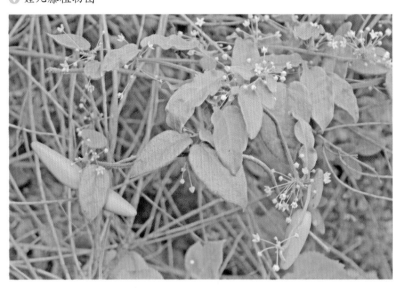

【分布】广西主要分布于贺州、昭平、藤县、平南、桂平、陆川、博白、上思、武鸣。

【采集加工】全年均可采，洗净，晒干备用。

【药材性状】根茎粗短，呈结节状，上端有茎残基，下端丛生多数细根。根细长，略弯，直径 1 ~ 1.5mm，表面淡黄色，具细纵皱纹；粉质，断面皮部灰白色，木部淡黄色。茎类圆形，细长，稍扭曲，表面黄绿色，被柔毛，具细纵纹。叶多皱缩破碎，完整者展平呈卵形或长卵形，先端急尖，基部近心形，全缘，略反卷。气微香，味辛，麻舌。有小毒。

【功效主治】化痰止咳，祛风除湿，散瘀止痛。主治风湿痹痛，咳喘痰多，口腔炎，牙周炎，跌仆肿痛，毒蛇咬伤。

【用法用量】内服：煎汤，3 ~ 9g；或研末。外用：鲜品适量，捣敷。

【中毒症状】服用过量后出现头晕眼花，呕吐，四肢无力、麻木，严重者出现呼吸困难，心跳由强变弱，最后因心跳停止而死亡。

【经验选方】

1. 风湿痹痛：娃儿藤根 9g，牛尾菜 3g，水煎服。

2. 口腔炎：娃儿藤根 10g，水煎服。

3 牙周炎：娃儿藤根 3g，加白糖适量，水煎服。

4. 竹叶青蛇咬伤：娃儿藤根、乌桕叶、半边莲、犁头草各 10g，捣烂外敷。

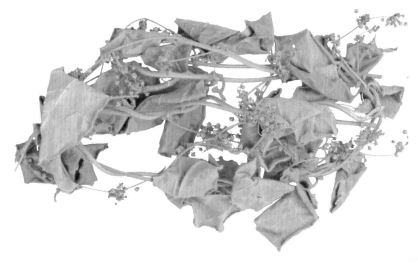

▲ 娃儿藤药材图

万年青

【壮名】Manhnienzcing

【别名】土千年健，粤万年青，亮丝草，
大叶万年青

【来源】为天南星科植物广东万年青 *Aglaonema modestum* Schott ex Engl. 的根茎或茎叶。

【植物形态】常绿草本。地下茎横走。单叶互生；叶柄 1/2 以上具鞘；叶片深绿色，卵形或卵状披针形，先端渐尖，基部钝或宽楔形，侧脉 4～5 对，表面常下凹，背面隆起。花序腋生；佛焰苞白色带浅黄色，长圆披针形；肉穗花序长为佛焰苞的 2/3；花单性同株；雄花序在上，雌花序在下，雌雄花序紧接；花无花被；雄蕊 2，先端四方形，花药每室有圆形顶孔；雌蕊近球形，上部收缩为短的花柱，柱头盘状。浆果绿色至黄红色，长圆形，冠以宿存柱头。种子 1 颗。

🔽 万年青植物图

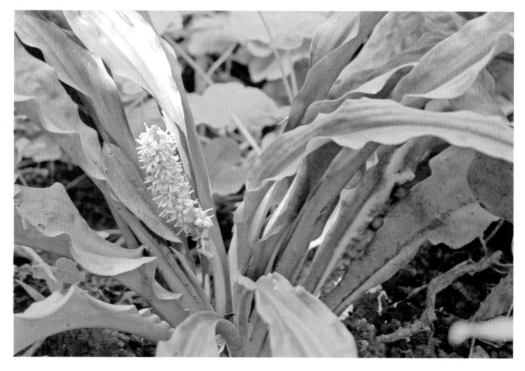

【分布】广西主要分布于南宁、龙州、那坡、大新。

【采集加工】根茎秋后采收，鲜用或切片晒干；茎叶夏末采收，鲜用或切段，晒干。

【药材性状】茎圆柱形，浅绿色，具明显的环状节，表面光滑，不易折断。叶浅黄色，互生，叶鞘长，达叶柄的1/2以上，叶卵形，长15～25cm，宽10～13cm，先端渐尖，基部钝或宽楔形。气微，味微苦。有小毒。

【功效主治】清热凉血，解毒消肿，止痛。主治咽喉肿痛、白喉、肺热咳嗽、吐血、痔疮、脱肛、疮疡肿毒、蛇、犬咬伤、跌仆损伤。

【用法用量】内服：煎汤，6～15g。外用：适量，捣汁含漱，或捣敷，或煎水洗。

【中毒症状】中毒时表现为恶心、呕吐、流涎、中枢性食欲缺乏、腹痛、腹泻，还可出现头痛、眩晕、耳鸣、嗜睡、疲乏无力、精神错乱、兴奋不安、欣快或抑郁、妄想、记忆衰退、痴呆、谵妄、幻觉、嗜睡、惊厥、瞳孔散大、虚脱、昏迷；心血管系统症状表现为心率增快、心律失常、房室传导阻滞、阵发性心动过速等，若出现心室颤动，极易引起死亡。

【经验选方】

1. 痔疮肿痛难行：万年青适量，猪腿骨去两头，共入砂锅内水煮，乘热熏，然后温洗，日3次。

2. 脱肛：万年青连根适量，煎汤洗，然后以五倍子末敷。

3. 跌仆损伤：万年青根6g，水煎，酒兑服。

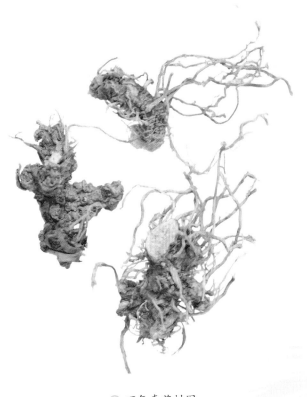

△ 万年青药材图

望江南

【壮名】Duhheundoi

【别名】金豆子，羊角豆，野扁豆，铁蜈蚣，飞天蜈蚣，凤凰草

【来源】为豆科植物望江南 *Cassia occidentalis* L. 的种子。

【植物形态】灌木或半灌木。叶互生，偶数羽状复叶；叶柄离基部约2mm处有1枚大而褐色、圆锥形的腺体；小叶4～5对，叶片卵形至椭圆状披针形，长4～9cm，宽2～3.5cm，先端渐尖，有缘毛，基部近于圆形，稍偏斜，全缘，上面密被细柔毛，下面无毛。伞房状总状花序顶生或腋生；苞片线状披针形或长卵形，早落；萼片不相等，5片，分离；花瓣5，黄色，倒卵形，先端圆形，基部具短狭的爪；雄蕊10，发育雄蕊7；子房线形而扁，被白色长毛，柱头截形。荚果扁平，线形，褐色。种子卵形，稍扁，淡褐色，有光泽，种子间有薄的横隔膜。

【分布】广西主要分布于天峨、南丹、凤山、田阳、田东、德保、天等、龙州、邕宁、南宁、武鸣、上

⚫ 望江南植物图

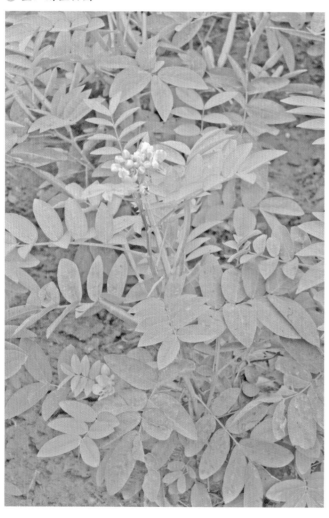

林、桂平、博白、北流、岑溪。

【采集加工】夏季植株生长旺盛时采收，阴干。

【药材性状】种子扁卵形或扁桃形，一端渐尖，向一侧偏斜，具种脐，另一端微凹陷，长3～5mm，宽3～5mm，厚1～2mm。表面灰绿色或灰棕色，稍有光泽，中央凹陷，凹陷部位长圆形或圆形，边缘有白色网状或放射状条纹。味微苦。花、荚果和根有毒。

【功效主治】肃肺止咳，清肝和胃，解毒消肿，利尿。主治咳嗽气喘，高血压，头痛目赤，血淋，痈肿疮毒。

【用法用量】内服：煎汤，6～9g，鲜品15～30g；或捣汁。外用：适量捣敷。

【中毒症状】中毒时可出现恶心、呕吐，甚至剧烈呕吐，以致脱水、低血钾，腹痛、腹泻，或肝区痛、黄疸，皮下出血、浮肿，昏睡、躁动、乱语，甚至狂哭乱闹等。

【经验选方】

1.高血压：望江南炒焦，研末，每次5g，开水送服。

2.目赤：望江南9g，水煎服。

3.血淋：望江南9g，车前草10g，水煎服。

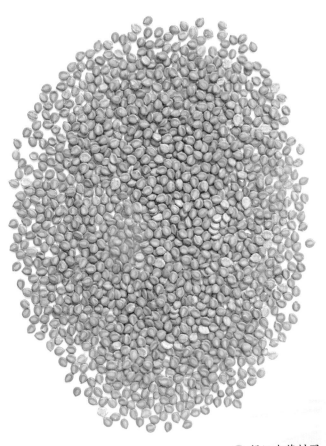

△ 望江南药材图

威灵仙

【壮名】Goveihlingzsenh

【别名】铁脚威灵仙，百条根，老虎须，
铁扫帚

【来源】为毛茛科植物威灵仙 *Clematis chinensis* Osbeck 的根及根茎。

【植物形态】木质藤本。干后全株变黑色。叶对生，一回羽状复叶，小叶5，有时3或7；小叶片纸质，窄卵形、卵形或卵状披针形，长1.5～10cm，宽1～7cm，先端锐尖或渐尖，基部圆形、宽楔形或浅心形，全缘，两面近无毛，或下面疏生短柔毛。圆锥聚伞花序；花两性；萼片4，长圆形或圆状倒卵形，开展，白色，先端常凸尖，外面边缘密生细茸毛；无花瓣；雄蕊多数，不等长，心皮多数，有柔毛。瘦果扁，卵形，疏生紧贴的柔毛；宿存花柱羽毛状。

◥ 威灵仙植物图

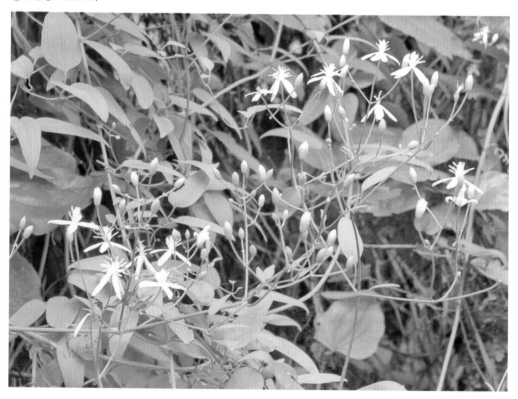

【分布】广西分布于各地。

【采集加工】挖取根部，除去茎叶及泥土，晒干。

【药材性状】根茎呈柱状，表面淡棕黄色，顶端残留茎基；质较坚韧，断面纤维性，下侧着生多数细根。根细长圆柱形，稍弯曲，直径0.1～0.3cm；表面黑褐色，有细纵纹，有的皮部脱落，露出黄白色木部；质硬脆，易折断，断面皮部较宽，木部淡黄色，略呈方形，皮部与木部间常有裂隙。气微，味淡。有小毒。

【功效主治】祛风除湿，通络止痛，消痰水，消骨鲠。主治风湿痹痛，肢体麻木、屈伸不利，脚气肿痛，痰饮积聚，尿路结石，诸骨哽喉，牙痛。

【用法用量】内服：煎汤，6～9g，治骨哽咽喉可用到30g，或入丸、散；或浸酒。外用：适量，捣敷，或煎水熏洗。

【中毒症状】茎叶的汁液与皮肤接触引起皮肤发疱溃疡；误食引起呕吐、腹痛、剧烈腹泻，类似石龙芮中毒的症状。

【经验选方】

1.风湿痹痛：威灵仙8g，秦艽15g，牛膝15g，黄柏15g，水煎服，

药渣敷患处。

2.尿路结石：威灵仙15g，金钱草50g，水煎服。

3.诸骨哽喉：威灵仙9g，砂仁、砂糖各50g，水煎温服，若无效应及时送五官科处理。

4.牙痛：鲜威灵仙、鲜毛茛各等量，洗净，捣烂取汁，用棉签蘸药水擦牙痛处。

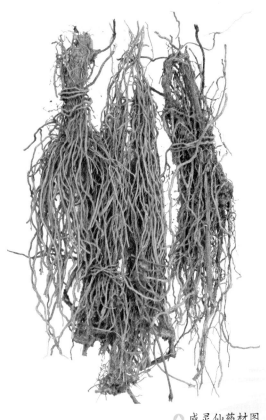

▲ 威灵仙药材图

问　荆

【壮名】Godapdungz

【别名】散生问荆，小木贼，小笔筒草

【来源】为木贼科植物披散木贼 *Equisetum diffusum* D. Don 的全草。

【植物形态】中小型植物。根茎横走，直立或斜升，黑棕色，节和根密生黄棕色长毛或光滑无毛。地上枝当年枯萎；枝一型；高 10～70cm，中部直径 1～2mm，节间长 1.5～6cm，绿色，但下部 1～3 节节间黑棕色，无光泽，分枝多；主枝有脊 4～10 条，脊的两侧隆起成棱伸达鞘齿下部，每棱各有 1 行小瘤伸达鞘齿，鞘筒狭长，下部灰绿色，上部黑棕色；鞘齿 5～10 枚，披针形，先端尾状，革质，黑棕色，有 1 条深纵沟贯穿整个鞘背，宿存。侧枝纤细，较硬，圆柱状，有脊 4～8 条，脊的两侧有棱及小瘤，鞘齿 4～6 个，三角形，革质，灰绿色，宿存。孢子囊穗圆柱状，顶端钝，成熟时柄伸长。

▼ 问荆植物图

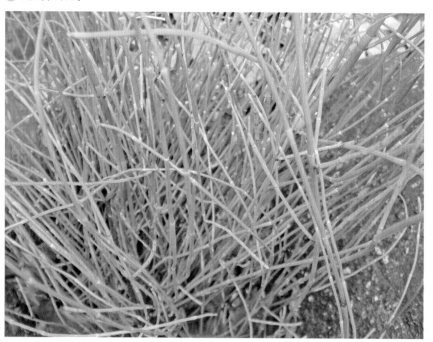

【分布】广西主要分布于龙胜、靖西、那坡、凌云、乐业、隆林、天峨、凤山。

【采集加工】全年可采，除去杂质，晒干备用。

【药材性状】茎细弱，多分枝，直径约2mm。表面灰绿色或黄绿色，具4～10条细纵棱，平直排列，棱脊上有1行细小疣状突起。鞘齿5～10枚，披针形，先端尾状，革质，黑棕色，鞘片背面具1条纵沟。质脆，易折断。气微，味微涩。有毒。

【功能主治】清热利尿，解表散寒，明目退翳，接骨。主治热淋，石淋，小便不利，小儿疳积，感冒发热，咳嗽气急，疝气，月经过多，衄血，目翳，目赤肿痛，跌仆骨折，关节痛。

【用法用量】内服：煎汤，6～15g，鲜品15～30g。外用：适量，捣敷，或煎水洗。

【中毒症状】马多食后引发功能兴奋，出现步行踉跄、站立困难、后肢麻痹等运动功能障碍，但食欲和神经活动仍能维持正常，到末期才受影响。本品对人无害。

【经验选方】

1.热淋，小便不利：问荆12g，大石韦12g，海金沙藤12g，水煎服。

2.咳嗽气急：问荆6g，地骷髅21g，水煎服。

3.火眼生翳：问荆、菊花各15g，蝉蜕6g，水煎服。

4.目赤肿痛：问荆12g，谷精草12g，野菊花12g，车前草12g，水煎服。

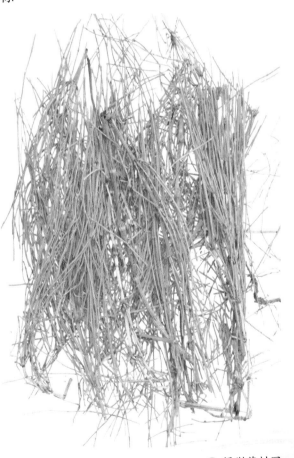

▲ 问荆药材图

乌 柏

【壮名】Raggogoux
【别名】卷根白皮，卷子根，乌柏木，
　　　　根白皮

【来源】为大戟科植物乌柏 *Sapium sebiferm*（L.）Roxb. 的根皮。

【植物形态】落叶乔木，具乳汁。树皮暗灰色，有纵裂纹。叶互生；顶端有 2 腺体；叶片纸质，菱形至宽菱状卵形，长和宽 3 ~ 9cm，先端微凸尖到渐尖，基部宽楔形；侧脉 5 ~ 10 对。穗状花序顶生；花单性，雌雄同序，无花瓣及花盘；最初全为雄花，随后有 1 ~ 4 朵雌花生于花序基部；雄花小，簇生一苞片腋内，苞片菱状卵形，先端渐尖，近基部两侧各有 1 枚腺体，萼杯状，3 浅裂，雄蕊 2，稀 3；雌花具梗，着生处两侧各有近肾形腺体 1，苞片 3，菱状卵形，花萼 3 深裂。蒴果椭圆状球形，成熟时褐色，室背开裂为 3 瓣，每瓣有种子 1 颗。种子近球形，黑色，外被白蜡。

▼ 乌柏植物图

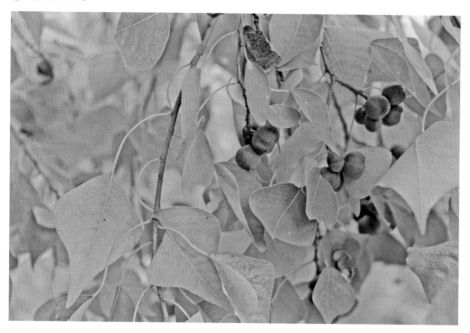

【分布】广西主要分布于隆林、乐业、田林、凌云、靖西、玉林、灌阳。

【采集加工】全年均可采挖，剥取根皮，洗净，切段，晒干。

【药材性状】根皮成不规则块片或卷成半筒状。外表面土黄色，有纵横纹理，并有横长皮孔，内表面较平滑，淡黄色，微有纵纹。折断面粗糙。气微，味微苦、涩。有毒。

【功效主治】泻下逐水，消肿散结，解蛇虫毒。主治水肿，鼓胀，大小便不通，癥瘕积聚，疗毒痈肿，湿疹，疥癣，毒蛇咬伤。

【用法用量】内服：煎汤，9～12g；或入丸、散。外用：适量，煎水洗，或研末调敷。

【中毒症状】误食种子引起恶心、呕吐、腹痛、腹泻、口干，也可出现头痛、眼花、耳鸣、失眠、心慌、严重咳嗽、喉痒、出冷汗等。

【经验选方】

1.鼓胀：乌桕根二层皮10g，黄芪15g，水煎服。

2.痈疮：乌桕根内皮适量，捣烂，加冰片少许，用蛋清调匀，外敷。

3.跌仆损伤：乌桕根二层皮12g，酒炖服。

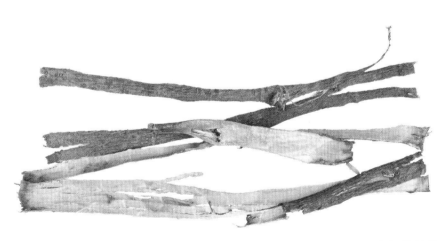

⚠乌桕药材图

无刺含羞草

【壮名】Nywjfuemx

【别名】知羞草，怕羞草，喝呼草，
惧内草，怕丑草

【来源】为豆科植物无刺含羞草 *Mimosa invisa* Mart. ex Colla var. *inermis* Adelh. 的全草。

【植物形态】披散半灌木状草本。叶对生，羽片常 4；托叶披针形，有刚毛；小叶 10 ～ 20 对，触之即闭合而下垂；小叶片线状长圆形，先端急尖，基部近圆形，略偏斜，边缘有疏生刚毛。头状花序具长梗；花小，淡红色；苞片线形，边缘有刚毛；萼漏斗状，极小，短齿裂；花冠钟形，上部 4 裂，裂片三角形，外面有短柔毛；雄蕊 4，基部合生，伸出花瓣外；子房有短柄，花柱丝状，柱头小。荚果扁平弯曲，先端有喙，有 3 ～ 4 节，每节有 1 颗种子，荚果边缘波状，成熟时荚节脱落。种子阔卵形。

【分布】广西栽培或逸生于旷野。

【采集加工】秋、冬季采收，洗净，切段晒干。

【药材性状】茎枝圆柱形，直径 0.5 ～ 1cm，表面棕黄

▼ 无刺含羞草植物图

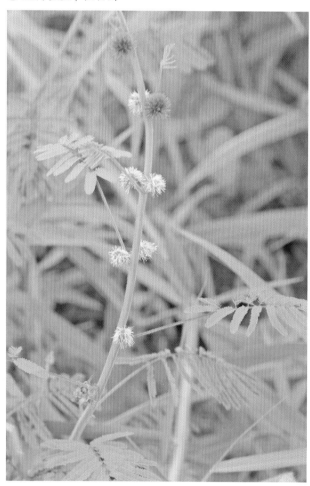

色至棕褐色。偶数羽状复叶，小叶线状长圆形，长 0.8～1.3cm。头状花序，淡红色，具长梗。气微，味淡。有毒。

【功效主治】凉血解毒，清热利湿，镇静安神。主治劳伤咳血，鼻衄，血尿，感冒，小儿高热，支气管炎，肝炎，胃炎，肠炎，结膜炎，泌尿系结石，水肿，失眠，疮疡肿毒，带状疱疹，跌仆损伤。

【用法用量】内服：煎汤，15～30g，鲜品30～60g；或炖肉。外用：适量捣敷。

【中毒症状】中毒时可出现腹胀、便秘、呕吐、口吐白沫、昏迷等症状。

【经验选方】

1.咳血：无刺含羞草、仙鹤草、旱莲草、藕节各10g，水煎服。

2.小儿高热：无刺含羞草9g，水煎服。

3.肝炎：无刺含羞草30g，水煎服。

4.失眠：无刺含羞草、合欢皮、龙眼肉、茯神各10g，水煎服。

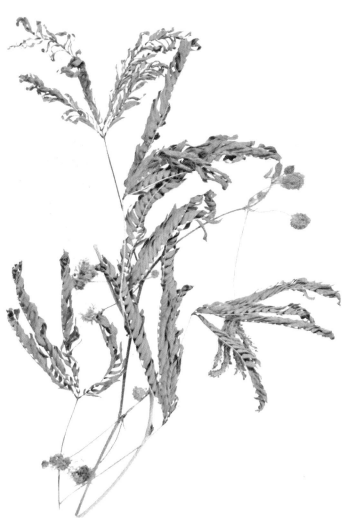

▲ 无刺含羞草药材图

无患子

【壮名】Cehmakcang
【别名】油患子，油皂果，圆肥皂

【来源】为无患子科植物无患子 *Sapindus mukorossi* Gaertn. 的种子。

【植物形态】落叶大乔木。嫩枝绿色。偶数羽状复叶，互生，叶轴上面两侧有直槽；小叶 5～8 对，近对生；小叶片纸质，长椭圆状披针形或稍呈镰形，长 7～15cm 或更长，宽 2～5cm，先端短尖，基部楔形，腹面有光泽，两面无毛或背面被微柔毛。花序顶生，圆锥形；花小；萼片卵形或长圆状卵形，外面基部被疏柔毛；花瓣 5，披针形，有长爪，鳞片 2 个，小耳状；花盘碟状，无毛；雄蕊 8，伸出，花丝中部以下密被长柔毛；子房无毛。核果肉质，分果近球形，橙黄色，干时变黑。种子球形，黑色，坚硬。

▼ 无患子植物图

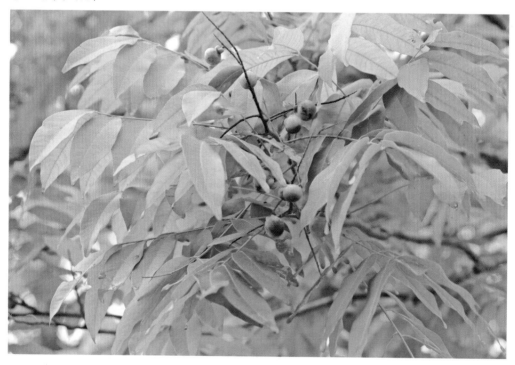

【分布】广西全区均有分布。

【采集加工】采摘成熟果实，除去果肉，取出种子，晒干。

【药材性状】种子球形或椭圆形，直径1.5cm。表面黑色，光滑，种脐线形，附白色茸毛。质坚硬。剖开后，子叶2枚，黄色，肥厚，叠生，背面的1枚较大，半抱腹面的1枚；胚粗短，稍弯曲。气微，味苦。果实、种子有小毒。

【功效主治】清热祛痰，行气止痛，消积，杀虫。主治肺热咳嗽，百日咳，哮喘，咽喉肿痛，痧症，胃痛，食积，小儿疳积，蛔虫腹痛。

【用法用量】内服：煎汤，5～10g；或研末服。

【中毒症状】本品主要中毒症状表现为恶心、呕吐。

【经验选方】

1. 百日咳，痧症：无患子3枚，水煎服。

2. 哮喘：无患子研末，每次6g，开水冲服。

3 胃痛：无患子、香附各10g，两面针8g，延胡索10g，水煎服。

4. 小儿疳积：无患子6～7枚（煨熟），研末，分3～4次蒸猪肝食用。

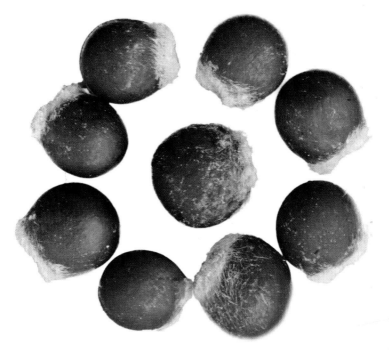

▲ 无患子药材图

相思豆

【壮名】Gaeusienghswh
【别名】红豆，云南豆子，观音子，
鸡美人豆，鬼眼子，鸳鸯豆，
土甘草豆

【来源】为豆科植物相思子 *Abrus precatorius* L. 的种子。

【植物形态】攀援灌木。枝细弱，有平伏短刚毛。偶数羽状复叶，互生，小叶 8 ~ 15 对，具短柄，长圆形，两端圆形，先端有极小尖头，长 1 ~ 2cm，宽 0.3 ~ 0.3cm，上面无毛，下面被稀疏的伏贴细毛。总状花序很小，成头状，生在短枝上，无总花梗，花序轴短而粗，肉质；花小，排列紧密，具短梗；花萼黄绿色，钟形，先端有 4 短齿，外侧被毛；花冠淡紫色，旗瓣阔卵形，基部有三角状的爪，翼瓣与龙骨瓣狭窄；雄蕊 9，成 1 束；子房上位，被毛，花柱无毛，柱头具细乳头。荚果黄绿色，革质，菱状长圆形，扁平或膨胀，先端有弯曲的喙，被刚毛状细毛。种子 4 ~ 6 颗，椭圆形，在脐的一端黑色，上端朱红色，有光泽。

● 相思豆植物图

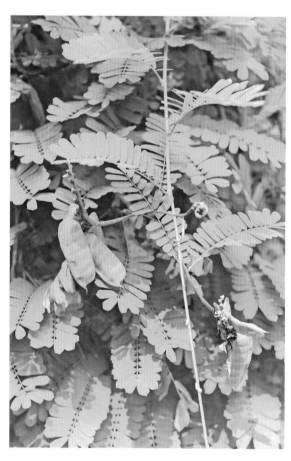

【分布】广西主要分布于南宁、邕宁、合浦、防城、上思、桂平、容县、陆川、博白、百色、田阳、扶绥、宁明、龙州。

【采集加工】夏、秋季分批采

摘成熟果实，晒干，打出种子，除去杂质。

【药材性状】干燥种子呈椭圆形，少数近于球形，长径 5 ～ 7mm，短径 4 ～ 5mm。表面红色，种脐白色椭圆形，位于腹面的一端，在其周围呈乌黑色，占种皮表面的 1/4 ～ 1/3，种脊位于种脐一端，呈微凸的直线状。种皮坚硬，不易破碎，内有 2 片子叶和胚根，均为淡黄色。气青草样，味涩。有剧毒。

【功效主治】涌吐，杀虫。主治癣疥，痈疮，湿疹。

【用法用量】种子有剧毒，禁内服。外用：适量，捣烂敷，或研粉调油，涂患处。

【中毒症状】中毒时表现为食欲不振、恶心、呕吐、腹痛、腹泻、呼吸困难、皮肤青紫、循环系统衰竭和少尿，最后出现溶血、尿血，逐渐呈现呼吸性窒息而死亡。

【经验选方】

痈肿，癣：相思豆适量，研末，调茶油外擦患处。

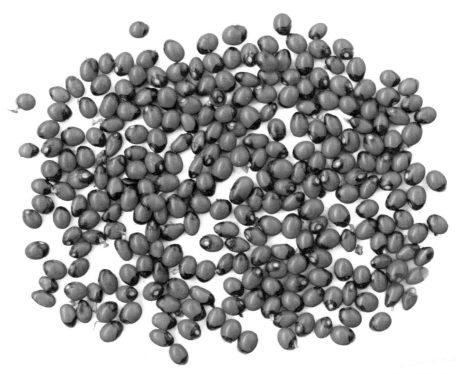

▲ 相思豆药材图

响铃豆

【壮名】Lingzbakmax
【别名】硬毛白鹤藤，毛藤花

【来源】为豆科植物响铃豆 *Crotalariaalbida* Heyne ex Roth 的全草。

【植物形态】直立草本。基部常木质；植株或上部分枝通常细弱，被紧贴的短柔毛。托叶细小，刚毛状，早落；单叶，叶片倒卵形、长圆状椭圆形或倒披针形，长 1～2.5cm，宽 0.5～1.2cm，先端钝或圆，具细小的短尖头，基部楔形，上面绿色，近无毛，下面暗灰色，被短柔毛；叶柄近无。总状花序，苞片丝状，小苞片与苞片同形；花萼二唇形，深裂，上面二萼齿宽大，先端稍钝圆，下面三萼齿披针形，先端渐尖；花冠淡黄色，旗瓣椭圆形，先端具束状柔毛，基部胼胝体可见，翼瓣长圆形，约与旗瓣等长，龙骨瓣弯曲，中部以上变狭，形成长喙；子房无柄。荚果短圆柱形，稍伸出花萼之外。种子 6～12 颗。

🔻 响铃豆植物图

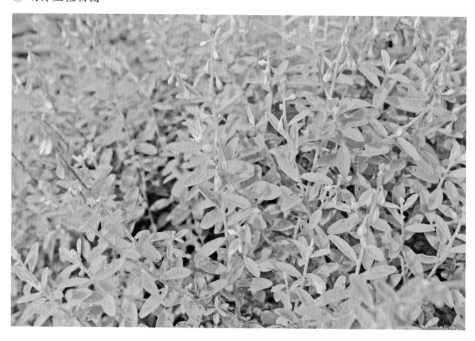

【分布】广西分布于各地。

【采集加工】全年均可采收，洗净，切段，晒干。

【药材性状】茎圆柱形，上部多分枝，通常细弱，被短柔毛。叶稍皱缩，展平呈倒卵形、长圆状椭圆形或倒披针形，先端钝或圆，具细小的短尖头，基部楔形，上面灰绿色，近无毛，下面暗灰色，略被短柔毛；叶柄近无。有时可见花序和果实。气微，味淡。有大毒。

【功效主治】利水通淋，止咳平喘，消肿止痛，清热解毒，截疟。主治淋证，肺热咳嗽，耳鸣，耳聋，肝炎，痢疾，遗精，跌仆损伤，关节肿痛；外用治疮痈肿毒，乳痈，疟疾。

【用法用量】内服：煎汤，9～15g。外用：适量，鲜品捣烂，敷患处。

【中毒症状】急性中毒的初期症状有精神不振、四肢无力、行走摇晃、呕吐、便秘、黏膜苍白，后期出现反射消失、心律不齐、流涎及全身抽搐等，甚至死亡。慢性中毒一般在7～8天开始出现症状，有流涎、咬牙、腹部皮肤青紫、黄疸、便血等表现。

【经验选方】

1. 久咳，痰中带血：响铃豆 10g（蜜炙），水煎服。

2. 气虚耳鸣：响铃豆 15g，猪耳朵 1 对，加食盐炖服。

3. 病后耳聋：响铃豆 10g，石菖蒲 9g，水煎服。

4. 遗精：响铃豆、夜寒苏、爬岩龙、毛药各 15g，双肾草 9g，炖肉服食。

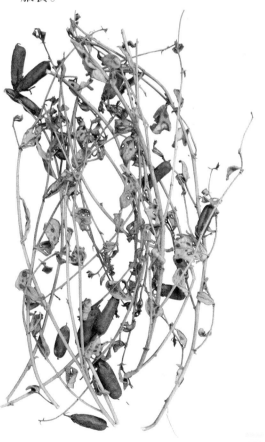

▲ 响铃豆药材图

335

小叶买麻藤

【壮名】Gogaeundaem

【别名】买子藤，驳骨藤，大节藤，
麻骨风，鹤膝风，竹节藤

【来源】为买麻藤科植物小叶买麻藤 *Gnetum parvifolium*（Warb.）C. Y. Cheng ex Chun 的藤茎。

【植物形态】木质缠绕藤本。常较细弱。茎枝圆形，土棕色或灰褐色，皮孔较明显，具膨大的关节状节。叶对生，革质；叶片狭椭圆形、长卵形或微呈倒卵状，有光泽，长 4～10cm，宽 2.5～4cm，先端急尖或渐尖而钝，稀钝圆，基部宽楔形至微圆，侧脉斜伸，背面网脉明显。雌雄同株；球花排成穗状花序，常腋生，稀生枝顶；雄球花序不分枝或一次分枝，分枝三出或成两对，其上有 5～12 轮环状总苞；雌球花序多生于老枝上，每轮总苞内在雌花 5～8。种子核果状，长椭圆形或微呈倒卵形，熟时假种皮红色。

◆ 小叶买麻藤植物图

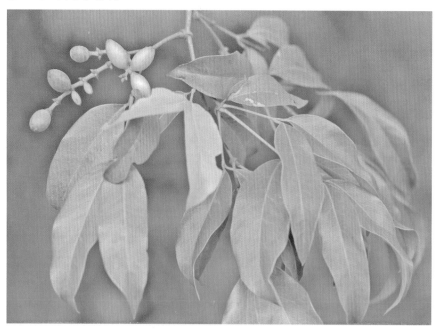

336

【分布】广西主要分布于贺州、容县、上思、宾阳、上林、马山、宁明、龙州、天等、那坡、天峨、罗城。

【采集加工】全年均可采收，鲜用或晒干。

【药材性状】藤茎圆柱形，节部膨大，外皮灰褐色，断面皮部褐色，木部淡黄色。气弱，味微苦。有小毒。

【功效主治】祛风除湿，活血止血，止咳化痰。主治风湿痹痛，腰痛，鹤膝风，跌仆损伤，骨折，溃疡病出血，慢性气管炎。

【用法用量】内服：煎汤，6~9g，鲜品15~60g；或捣汁。外用：适量，研末调敷，或鲜品捣敷。

【中毒症状】中毒时主要表现为口干、眼涩、痰黏难咳，少数病例有视力模糊、鼻衄、痰中带血，但一般症状轻微。

【经验选方】

1.风湿痹痛：小叶买麻藤、三叉苦15g，水煎服。

2.筋骨酸软：小叶买麻藤、五加皮各9g，千斤拔30g，猪腰2个，水煎服食。

3.骨折：鲜小叶买麻藤适量，捣烂，酒炒，于骨折复位后用其热敷包扎，固定，每日换药1次。

4.溃疡病出血：小叶买麻藤10g，三七6g，研末调服，每日2次。

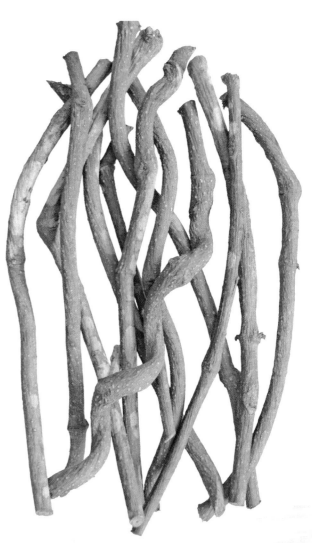

△ 小叶买麻藤药材图

萱 草

【壮名】Byaekgimcim

【别名】漏芦果，漏芦根果，黄花菜根，
天鹅孵蛋，绿葱兜，水大蒜，
皮蒜，地冬

【来源】为百合科植物萱草 *Hemerocallis fulva* L. 的根。

【植物形态】草本，具短的根茎和肉质、肥大的纺锤状块根。叶基生，排成
两列；叶片条形，长 40 ～ 80cm，宽 1.5 ～ 3.5cm，下面呈龙骨状突起。花葶粗
壮，蝎尾状聚伞花序复组成圆锥状，具花 6 ～ 12 朵或更多；苞片卵状披针形；花橘红色至橘黄色，无香味，具短花梗；花被下部合生成花被管；外轮花被裂片 3，长圆状披针形，具平行脉，内轮裂片 3，长圆形，具分枝的脉，中部具褐红色的色带，边缘波状皱褶，盛开时裂片反曲；雄蕊伸出，上弯，比花被裂片短；花柱伸出，上弯，比雄蕊长。蒴果长圆形。

▼ 萱草植物图

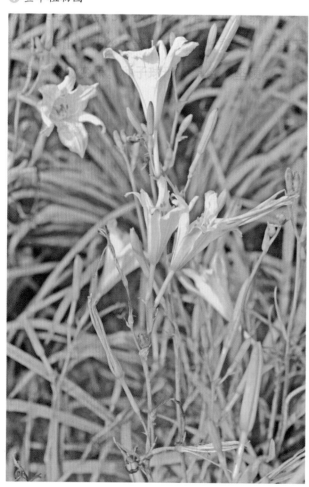

【分布】广西各地常栽培或野生。

【采集加工】将根挖出后，除去茎叶，洗净泥土，晒干即可。

338

【药材性状】根簇生，多数已折断。中下部膨大成纺锤形块根，直径0.5～1cm，多干瘪皱缩，有多数纵皱及少数横纹，表面灰黄色或淡灰棕色。质松软，稍有韧性，不易折断；断面灰棕色或暗棕色，有多数放射状裂隙。气微香，味稍甜。有毒。

【功效主治】凉血止血，清热利湿，解毒消肿。主治衄血，便血，崩漏，黄疸，水肿，淋浊，带下，瘰疬，乳痈，小儿疳积，产后腰痛、少乳。

【用法用量】内服：煎汤，6～9g。

外用：适量捣敷。

【中毒症状】中毒时出现恶心、呕吐、腹痛、腹泻、头晕、头痛、喉干、口渴等症状，严重者可出现便血、血尿等情况。

【经验选方】

1. 水肿：萱草适量，晒干研为末，每服6g，饭前服，米汤送下。

3. 小儿疳积：萱草9g，水煎服。

4. 产后腰痛，耳鸣，少乳：萱草、木瓜各适量，蒸肉饼食用，或与猪腰共煮食。

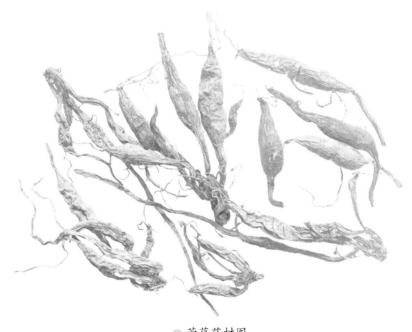

△ 萱草药材图

339

鸦胆子

【壮名】Gorenhiq

【别名】老鸦胆，鸦胆，苦榛子，苦参子，
鸦蛋子，鸭蛋子，鸭胆子，解苦楝

【来源】为苦木科植物鸦胆子 *Brucea javanica*（L.）Merr. 的果实。

【植物形态】灌木，全株均被黄色柔毛。小枝具有黄白色皮孔。奇数羽状复叶互生，长 20～40cm；小叶 5～11，对生，卵状披针形，先端渐尖，基部宽楔形，偏斜，边缘具三角形粗锯齿，上面疏被、下面密被伏柔毛，脉上尤密。聚伞状圆锥花序腋生，狭长；雄花序长于叶，萼片 4，卵形，外面疏被淡黄色硬伏毛，边缘疏生腺体，花瓣 4，长圆状披针形，外面有硬毛，边缘有腺体，雄蕊 4，花盘发达，半球形；雌花序短于叶，萼片、花瓣同雄花，但稍大，花盘杯状，4 浅裂，心皮通常 4，卵圆形，花柱反折，紧贴子房。核果椭圆形，紫红色转黑色，略偏斜。

▼ 鸦胆子植物图

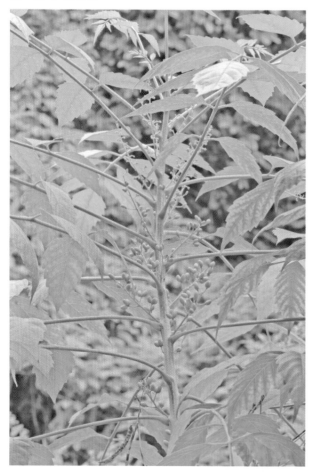

【分布】广西主要分布于北流、陆川、博白、灵山。

【采集加工】秋、冬季待果皮变黑色时采收、扬净，晒干。种子及根有大毒。

【药材性状】核果卵形或椭圆形，略扁，长 0.6～1cm，直径 4～7mm，表面黑色，有隆起网状皱纹，顶端有鸟嘴状短尖的花柱残基，腹背两侧有较明显的棱线，基部钝圆，有凹点状果柄痕，果肉易剥落。气微特异，味极苦。有大毒。

【功效主治】清热解毒，截疟，腐蚀赘疣。主治热毒血痢，休息痢，疟疾，鸡眼赘疣，慢性鼻炎，蛇虫咬伤。

【用法用量】内服：治疟疾每次10～15粒，治痢疾每次10～30粒，多去壳取仁，用胶囊或龙眼肉包裹吞服。外用：适量，捣敷，或制成鸦胆子油局部涂敷。

【中毒症状】中毒时可见口唇麻木、恶心、呕吐、腹痛、便血、胃肠道出血、头晕无力、呼吸缓而困难、尿少、发热、四肢麻木或瘫痪、抽搐，甚至昏迷；局部应用对皮肤、黏膜有强烈刺激性。

【经验选方】

1.阿米巴痢疾：鸦胆子去皮，每次10粒，囫囵吞服。注意去皮时果仁有破者勿服。

2.鸡眼：鸦胆子适量，捣烂敷患处。

3.慢性鼻炎：将鸦胆子油涂于双鼻腔下、鼻腔黏膜前后端和游离缘，2～4日1次。

4.蛇虫咬伤：鸦胆子、半边莲、七枝莲、两面针各适量，捣烂敷患处。

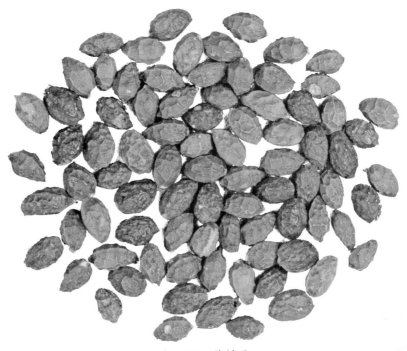
▲鸦胆子药材图

烟　草

【壮名】Mbawien
【别名】野烟，金丝烟，水烟，土烟草，
金鸡脚下红，烟叶

【来源】为茄科植物烟草 *Nicotiana tabacum* L. 的叶。

【植物形态】草本。全株被腺毛。根粗壮。茎高 0.7 ～ 2m，基部稍木质化。叶互生，长圆状披针形、披针形、长圆形或卵形，先端渐尖，基部渐狭至茎成耳状而半抱茎，柄不明显或成翅状柄。圆锥花序顶生，多花；花萼筒状或筒状钟形，裂片三角状披针形，长短不等；花冠漏斗状，淡红色，筒部色更淡，稍弓曲，檐部宽，裂片 5，先端急尖；雄蕊 5，其中 1 枚较其余 4 枚短，不伸出花冠喉部，花丝基部有毛；雌蕊 1，花柱长，柱头圆形，子房上位，2 室。蒴果卵状或长圆状，长约等于宿存萼。种子圆形或宽圆形，褐色。

🔻 烟草植物图

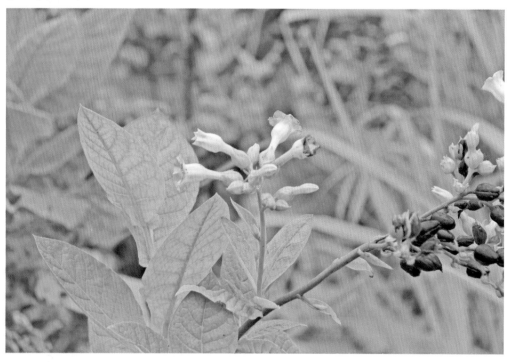

【分布】栽培。

【采集加工】当烟叶由深绿变成淡黄，叶尖下垂时，可按叶的成熟先后，分数次采摘。采后晒干或烘干，再经回潮、发酵、干燥后即可，亦可鲜用。

【药材性状】叶片黄棕色，常向内卷曲，展平后完整叶片卵形或椭圆状披针形，长约至60cm，宽约至25cm，先端渐尖，基部稍下延成翅状柄，全缘或带微波状，下面色较淡，主脉宽而凸出，具腺毛，稍经湿润则带黏性。气特异，味苦、辣。有毒。

【功效主治】行气止痛，燥湿，解毒消肿，杀虫。主治食滞饱胀，气结疼痛，关节痹痛，鹤膝风，痈疽，疔疮，疥癣，头癣，湿疹，毒蛇咬伤，扭挫伤。

【用法用量】内服：煎汤，鲜叶9～15g；或点燃吸烟。外用：适量，煎水洗，或捣敷，或研末调敷。

【中毒症状】中毒时可出现头晕、恶心、呕吐、全身无力等症状。

【经验选方】

1. 鹤膝风：烟草、槟榔、煅牡蛎、白芷适量，共捣碎，用姜汁调入面粉，外敷患处。

2. 项疽，背痈：烟草适量，与樟脑、蜂蜜调匀，外敷患处。

3. 头癣，秃疮：烟草适量，煎水外涂。

4. 毒蛇咬伤：烟草适量，捣烂外敷。

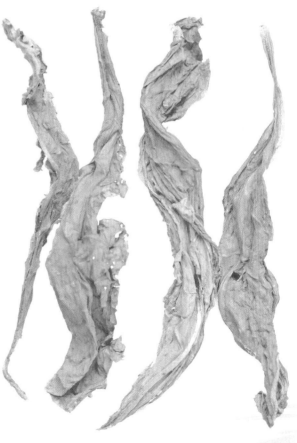

△烟草药材图

羊角拗

【壮名】Rumsaejgoenq
【别名】羊角扭，羊角藕，大羊角扭强，
菱角扭，金龙角

【来源】为夹竹桃科植物羊角拗 *Strophanthus divaricatus*（Lour.）Hook. et Arn. 的茎叶。

【植物形态】藤本，具乳汁。小枝密被灰白色皮孔。叶对生，具短柄；叶片厚纸质，椭圆形或长圆形，先端短渐尖或急尖，基部楔形，全缘；侧脉每边通常6条，斜扭上升。花大形，黄白色，聚伞花序；苞片和小苞片线状披针形；萼片5，披针形，先端长渐尖，绿色或黄绿色，内面基部有腺体；花冠黄色，漏斗形，花冠筒淡黄色，上部5裂，裂片基部卵状披针形，先端线形长尾状，裂片内面具由10枚舌状鳞片组成的副花冠，白黄色；雄蕊5，花药箭形，基部具耳，花丝纺锤形，被柔毛；子房由2枚离生心皮组成。蓇葖果木质，双出扩展。

▼ 羊角拗植物图

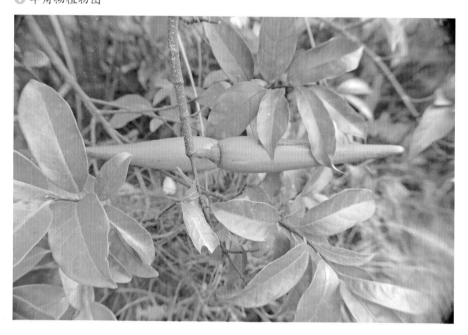

【分布】广西主要分布于南宁、梧州、玉林等地。

【采集加工】全年均可采收，切段，晒干。

【药材性状】茎枝圆柱形，略弯曲，表面棕褐色，有明显的纵沟及纵皱纹，粗枝皮孔灰白色，横向凸起。嫩枝密布灰白色小圆点皮孔；质硬脆，断面黄绿色，木质，中央可见髓部。叶皱缩，展开后呈椭圆状长圆形，长 3 ～ 8cm，宽 2.5 ～ 3.5cm，全缘。气微，味苦，有大毒。

【功效主治】祛风湿，通经络，解疮毒，杀虫。主治风湿痹痛，小儿麻痹后遗症，跌仆损伤，骨折，腱鞘炎，痈疮，疥癣，毒蛇咬伤。

【用法用量】外用：适量，煎水洗，或捣敷，或研末调敷。

【中毒症状】中毒时先出现头痛、头晕、恶心、呕吐、腹痛、腹泻、烦躁、乱语等症状，其后会出现四肢冰冷而有汗、脸色苍白、脉搏不规则、瞳孔散大，继而出现痉挛、昏迷，可因心跳停止而导致死亡。

【经验选方】

1. 风湿痹痛，小儿麻痹后遗症，疥癣：羊角拗叶适量，煎水温洗。

2. 多发性脓肿，腱鞘炎，毒蛇咬伤，跌仆骨折：羊角拗叶适量，研成粉末，用酒水调和温敷患处。

3. 乳痈初期：羊角拗鲜叶、红糖同捣烂，烤热外敷。

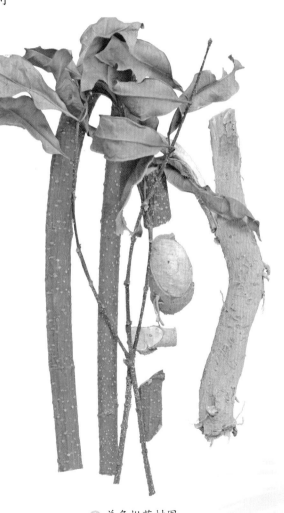

▲ 羊角拗药材图

羊 蹄

【壮名】Daezmbe
【别名】土大黄，水大黄，牛舌菜

【来源】为蓼科植物羊蹄 *Rumex japonicus* Houtt. 的根。

【植物形态】草本。茎直立，上部分枝，具沟槽。基生叶长圆形或披针状长圆形，顶端急尖，基部圆形或心形，边缘微波状，下面沿叶脉具小突起；茎上部叶狭长圆形；托叶鞘膜质，易破裂。花序圆锥状，花两性，多花轮生；花梗细长，中下部具关节；花被片6，淡绿色，外花被片椭圆形，内花被片果时增大，宽心形，顶端渐尖，基部心形，网脉明显，边缘具不整齐的小齿，全部具小瘤，长卵形。瘦果宽卵形，具3条锐棱，两端尖，暗褐色，有光泽。

【分布】广西主要分布于龙胜、贺州、玉林、博白。

【采集加工】秋季当地上叶变黄时挖出根部，洗净鲜用或切片晒干。

【药材性状】根类圆锥形，长6～18cm，直径0.8～1.8cm。根头部有残留茎基及支根痕。根表面棕灰色，具纵皱纹及横向突起的皮孔样

▼ 羊蹄药材图

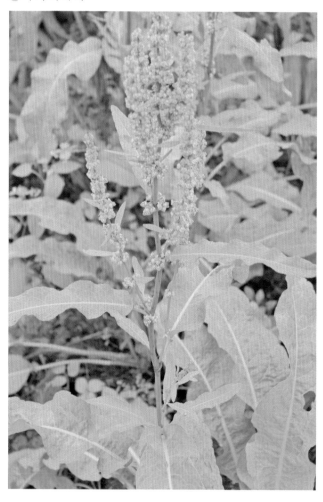

346

疤痕。质硬易折断，断面灰黄色颗粒状。气特殊，味微苦、涩。有小毒。

【功效主治】凉血解毒，杀虫止痒。主治肺痨咳血，湿性黄疸型肝炎，喉痹，胃出血，便血，出血性紫癜，烧烫伤，跌仆损伤，癣，白秃，汗斑。

【用法用量】内服：煎汤，6～9g。外用：适量，鲜品捣敷。

【中毒症状】超量或误服大量块根后，可引起呕吐、腹泻；如误食大量茎叶后，可引起腹胀、流涎、胃肠炎、手足抽搐和惊厥等。

【经验选方】

1. 湿热黄疸型肝炎：羊蹄、绵茵陈、虎杖各9g，水煎服。

2. 喉痹不能语，声嘶：鲜羊蹄捣烂如泥，小口吞服。

3. 热郁肠风下血，内痔出血：羊蹄、旱莲草各9g，水煎服。

4. 诸癣，白秃，汗斑：鲜羊蹄适量，捣烂，醋调涂患处。

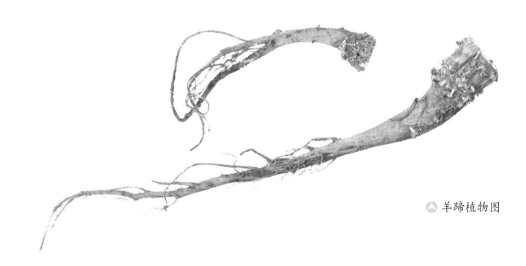

△ 羊蹄植物图

洋金花

【壮名】Gomandozloz
【别名】曼陀罗花，风茄花，洋大麻子花，
　　　　酒醉花，广东闹羊花，大喇叭花

【来源】为茄科植物白曼陀罗 *Datura metel* L. 的花。

【植物形态】草本。茎圆柱形，上部呈叉状分枝，绿色，表面有不规则皱纹，幼枝四棱形。叶互生，上部叶近对生；叶片宽卵形、长卵形或心脏形，长5～20cm，宽4～15cm，先端渐尖或锐尖，基部不对称，边缘具不规则短齿，或全缘而波状，叶背面脉隆起。花单生于枝杈间或叶腋；花萼筒状，淡黄绿色，先端5裂，裂片三角形，花后萼管自近基部处周裂而脱落，果时增大呈盘状，花冠管漏斗状，檐部下部直径渐小，向上扩大呈喇叭状，白色，具5棱，裂片5，三角形；雄蕊5，生于花冠管内；雌蕊1，子房球形。蒴果圆球形或扁球状，外被疏短刺，熟时淡褐色，不规则4瓣裂。

🔻 洋金花植物图

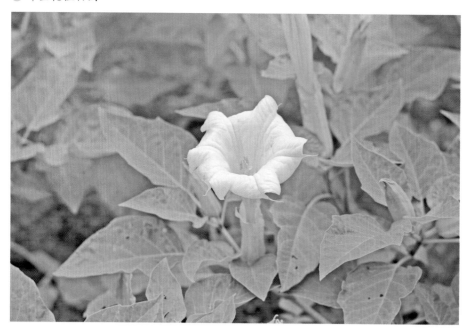

【分布】广西主要分布于昭平、岑溪、北流、上林、武鸣、那坡、东兰。

【采集加工】在日出前将初放花朵摘下，用线穿起或分散晾干或晒干，或用微火烘干。

【药材性状】花萼已除去，花冠及附着的雄蕊皱缩成卷条状，长9～16cm，黄棕色。展平后，花冠上部呈喇叭状，先端5浅裂，裂片先端短尖，短尖下有3条明显的纵脉纹，裂片间微凹陷；雄蕊5，花丝下部紧贴花冠筒。质脆易碎。气微臭，味辛、苦。花、种子有毒。

【功效主治】平喘止咳，麻醉止痛，止痉。主治哮喘咳嗽，风湿痹痛，癫痫，惊风，面上生疮。

【用法用量】内服：煎汤,0.3～0.6g;宜入丸、散用；如作卷烟分次燃吸，每日量不超过1.5g。外用：适量，煎水洗，或研末调敷。

【中毒症状】中毒时主要表现为口干、吞咽困难、恶心、呕吐、皮肤干燥潮红、头昏、头痛、瞳孔散大、视力模糊、心动过速，严重者可出现痉挛抽搐、血压下降、休克、昏迷、呼吸麻痹。

【经验选方】

1. 诸风痛及寒湿脚气：洋金花、茄梗、大蒜梗、花椒叶各适量，煎水洗。

2. 小儿慢惊：洋金花7朵，天麻9g，全蝎10枚（炒），天南星（炮）、丹砂、乳香各9g，共研为末，每服1.5g，薄荷汤调下。

3. 面上生疮：洋金花适量，晒干研末，取少许贴敷。

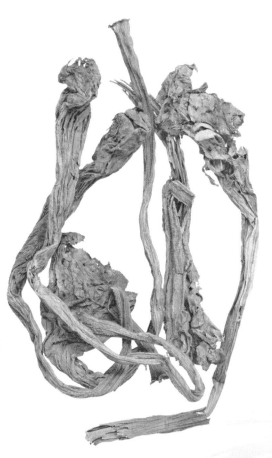

⬥ 洋金花药材图

野　漆

【壮名】Golaeg
【别名】野漆树，大木漆，山漆树，漆木

【来源】为漆树科植物野漆 *Toxicodendron succedaneum*（L.）O. Kuntze 的根。

【植物形态】乔木或小乔木。小枝粗壮，无毛，顶芽大，紫褐色，外面近无毛。奇数羽状复叶互生，常集生小枝顶端，无毛，长 25～35cm，有小叶 4～7 对，叶轴和叶柄圆柱形；叶柄长 6～9cm；小叶对生或近对生，坚纸质至薄革质，长圆状椭圆形、阔披针形或卵状披针形，长 5～16cm，宽 2～5.5cm，先端渐尖或长渐尖，基部多少偏斜，圆形或阔楔形，全缘，两面无毛，叶背常具白粉。圆锥花序长 7～15cm，为叶长之半，多分枝，无毛；花黄绿色；花萼无毛，裂片阔卵形，先端钝；花瓣长圆形，先端钝，开花时外卷；雄蕊伸出，花丝线形，花药卵形；花盘 5 裂；子房球形。核果大，偏斜，压扁，先端偏离中心；外果皮薄，淡黄色，无毛；中果皮厚，蜡质，白色；果核坚硬，压扁。

▼ 野漆植物图

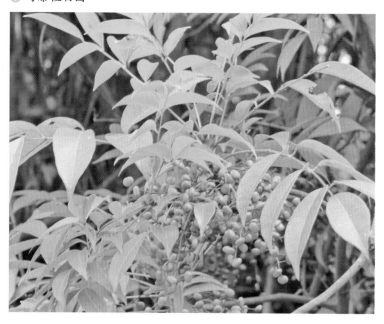

【分布】广西各地均有分布。

【采集加工】全年均可采挖，洗净，切片，晒干。

【药材性状】根呈长圆锥状，长10～25cm，直径0.5～3cm，具少数支根，表面具不规则纵纹，灰褐色至灰黑色，质坚硬，不易折断。断面较平整，皮薄，红褐色，木质部外部黄白色，中央黄褐色，可见同心环及辐射状射线。气微，味淡。有大毒。

【功效主治】通调龙路，破血通经，消积杀虫。用于钩虫病，蛔虫病，创伤出血，咳血，吐血，跌仆损伤，毒蛇咬伤。

【用法用量】内服：煎汤，10～30g。外用：适量捣敷。

【中毒症状】接触汁液引起皮肤红肿、痒痛；误食则刺激强烈，出现呕吐、疲倦、瞳孔散大、惊厥等症状。

【经验选方】

1. 钩虫病，蛔虫病：野漆15g，水煎服。

2. 创伤出血：野漆适量，捣烂外敷。

3. 跌仆损伤，毒蛇咬伤：鲜野漆根或嫩叶30g，捣烂取汁，调酒服，药渣外擦患处。

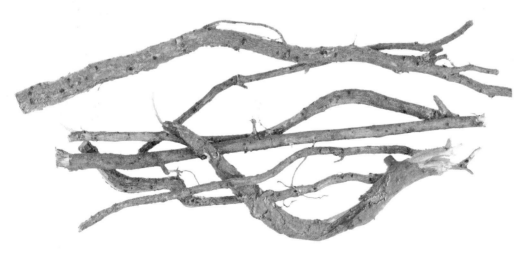

△ 野漆药材图

野 芋

【壮名】faenghndiengq
【别名】尖尾野芋头，痕芋头，天荷

【来源】为天南星科植物野芋 *Colocasia antiquorum* Schott 的根茎。

【植物形态】湿生草本。块茎球形，有多数须根；匍匐茎常从块茎基部外伸，长或短，具小球茎。叶柄肥厚，直立，长可达 1.2m；叶片薄革质，表面略发亮，盾状卵形，基部心形，长达 50cm 以上；前裂片宽卵形，锐尖，长稍胜于宽；后裂片卵形，钝，基部弯缺为宽钝的三角形或圆形。花序柄比叶柄短；佛焰苞苍黄色，管部淡绿色，长圆形，为檐部长的 1/2 ～ 1/5；檐部为狭长的线状披针形，先端渐尖。肉穗花序短于佛焰苞；雌花序与不育雄花序等长；能育雄花序和附属器各长 4 ～ 8cm；子房具极短的花柱。

⚫ 野芋植物图

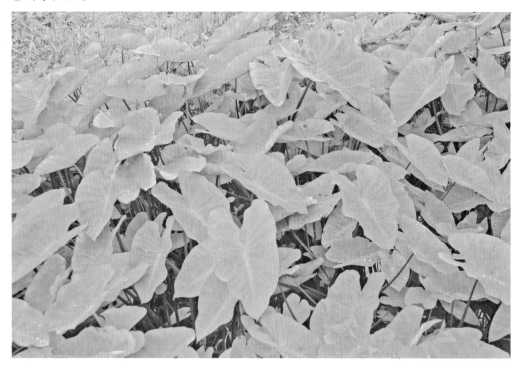

【分布】栽培。

【采集加工】秋季采收，洗净，除去须根，切片，晒干。

【药材性状】根茎块状，表面粗糙，棕褐色，生有多数须根或可见须根痕。质硬，不易折断，断面淡黄色。气微，味微苦。有大毒。

【功效主治】清热解毒，行气止痛，散结消肿。主治流感、腹痛、肺结核、风湿骨痛、疔疮、痈疽肿毒、瘰疬、附骨疽、斑秃、疥癣、虫蛇咬伤。

【用法用量】内服：煎汤，6～9g，鲜品15～30g（需要切片与大米同炒至米焦后，加水煮至米烂，去渣用，或久煎2小时后用）。外用：适量，捣敷（不可以敷健康皮肤），或煨热擦。

【中毒症状】中毒时可表现为失音、心慌胸闷，严重者可导致死亡。

【经验选方】

1.乳痈：野芋、香糟适量，共捣敷患处。

2.风热痰毒（急性颈淋巴结炎）：野芋根1个，对称切开，用一块（切面向内）贴于患处，布条扎紧。初起者，可以消散；如局部出现红疹、灼热、发痒等反应，以龙胆紫涂擦。

3.毒蛇咬伤：鲜野芋根适量，捣烂如泥，或同井水磨糊状药汁，贴敷或涂擦于伤口周围及肿胀处。

4.黄蜂、蜈蚣咬伤：野芋根适量，磨水外擦；或以鲜野芋根适量，捣烂涂擦。

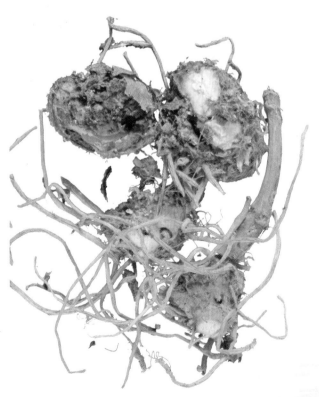

▲ 野芋药材图

一枝黄花

【壮名】Goguthenj

【别名】蛇头王，金盖顶

【来源】为菊科植物一枝黄花 *Solidago decurrens* Lour. 的全草。

【植物形态】草本。茎直立，基部光滑，或略带红色，少分枝。单叶互生；叶片卵圆形、长圆形或披针形，先端尖、渐尖或钝，基部狭缩而形成翅状叶柄，边缘具尖锐锯齿，基部叶柄较长，花后凋落，上部叶柄渐短或无柄，叶片亦渐狭小或全缘。头状花序集生茎顶，排成总状或圆锥状；花序黄色；总苞宽钟形；苞片通常3层，外层苞片卵状披针形，内层苞片披针形；边缘舌状花约8朵，雌性，中间为管状花，两性。瘦果圆筒形，光滑或先端略具疏软毛；冠毛白色，1～2层，粗糙。

【分布】广西分布于各地。

【采集加工】9～10月开花盛期，割取地上部分，或挖取根部，洗净，鲜用或晒干。

【药材性状】茎圆柱形，表面暗紫红色，具纵纹，茎端有稀毛；质坚而脆，易折断，断面纤维性，中央有疏

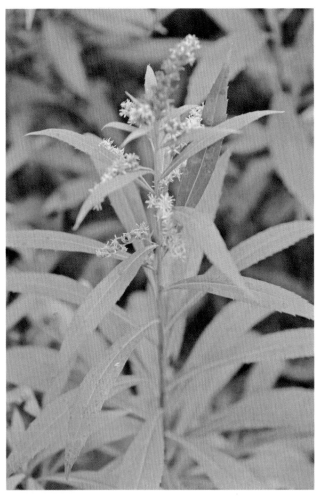
一枝黄花植物图

松的白色髓。叶片多破碎而皱缩，展平后呈卵圆形或披针形，先端渐尖或钝，基部狭缩而形成翅状叶柄，边缘有尖锐锯齿，上部叶锯齿较疏至全缘，有睫毛。头状花序集生茎顶，排成总状或圆锥状。气清香，味苦。有小毒。

【功效主治】疏风散热，解毒消肿。主治风热感冒，头痛，咽喉肿痛，肺热咳嗽，黄疸，泄泻，热淋，痈肿疮疖，毒蛇咬伤。

【用法用量】内服：煎汤，9～15g；鲜品20～30g。外用：适量，鲜品捣敷，或煎汁擦。

【中毒症状】中毒时主要表现为恶心、呕吐、头晕、口干、咳嗽、小便灼热、泄泻，严重时出现精神萎靡、运动障碍、麻痹，长期应用会引起胃肠道出血。

【经验选方】

1. 伤风，咽喉肿痛：一枝黄花10g，水煎服。

2. 阳黄：一枝黄花15g，水丁香15g，水煎服。

3. 阑尾炎：鲜一枝黄花15g，鲜漆树皮15g，鲜野荞麦根30g，鲜白花蛇舌草30g，水煎服。

4. 毒蛇咬伤：一枝黄花15g，水煎，蜂蜜调服。

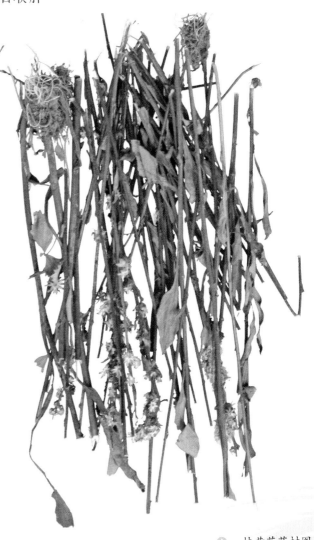

一枝黄花药材图

益母草

【壮名】Ngaihmwnj

【别名】益母，茺蔚，益明，苦低草，
坤草，益母艾，红花艾

【来源】为唇形科植物益母草 *Leonurus artemisia*（Lour.）S. Y. Hu 的茎叶。

【植物形态】草本。茎四棱形，被微毛。叶对生；叶形多种，一年生植物基生叶具长柄，叶片略呈圆形，直径 4 ～ 8cm，5 ～ 9 浅裂，裂片具 2 ～ 3 钝齿，基部心形；茎中部叶有短柄，3 全裂，裂片近披针形，中央裂片常再 3 裂，两侧裂片再 1 ～ 2 裂；上部叶不分裂，线形，近无柄，上面被糙伏毛，下面被疏柔毛及腺点。轮伞花序腋生；小苞片针刺状；花萼钟形，先端 5 齿裂，具刺尖，下方 2 齿比上方 3 齿长，宿存；花冠唇形，淡红色或紫红色，上唇长圆形，全缘，下唇 3 裂，中央裂片较大，倒心形；雄蕊 4，二强，着生在花冠内面近中部；雌蕊 1，子房 4 裂。小坚果褐色，三棱形。

▼ 益母草植物图

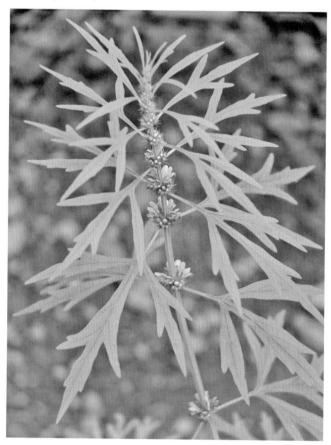

【分布】广西全区均有分布。

【采集加工】夏季采收，洗净，切段，晒干。

【药材性状】茎呈方柱形，四面凹下成纵沟，直径约 5mm；表面灰绿色，密被糙伏毛；质脆，断面中部有髓。叶多脱落，皱缩破碎，完整者下部叶掌状3裂，中部叶分裂成多个长圆形线状裂片，上部叶羽状深裂或浅裂成3片。轮伞花序腋生，花紫色，多脱落；花序上的苞叶全缘或具稀齿，花萼宿存，筒状，黄绿色，萼内有小坚果4。气微，味淡。有小毒。

【功效主治】活血调经，利尿消肿，清热解毒。主治月经不调，经闭，产后腹痛，带下，恶露不尽，跌仆损伤，小便不利，水肿，痈肿疮毒，皮肤瘙痒。

【用法用量】内服；煎汤，10～15g；或熬膏；或入丸、散。外用：适量，煎水洗，或鲜品捣敷。

【中毒症状】中毒后表现为全身无力、下肢不能活动、四肢麻木、全身酸痛、胸闷，严重时出现大汗淋漓、小动脉扩张、血压下降、休克、流产、腰痛、血尿、呼吸增快微弱、虚脱。

【经验选方】

1.痛经：益母草10g，香附9g，鸡蛋2枚，水煎，喝汤食蛋。

2.产后瘀血腹痛：益母草15g，泽兰30g，红苋菜120g，酒120mL，水煎服。

3.带下，恶露不尽：益母草研末，每次服10g，温酒送服。

4.水肿：益母草15g，白茅根30g，金银花15g，车前子、瞿麦各9g，水煎服。

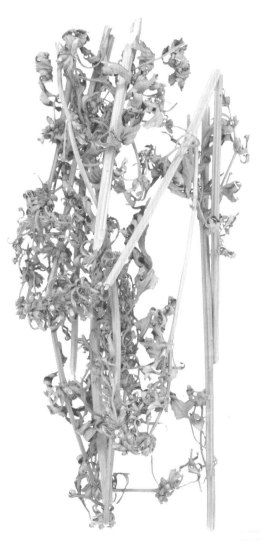

⬆ 益母草药材图

银 杏

【壮名】Yinzhing

【别名】白果，银杏核，公孙树子，
鸭脚树子，灵眼

【来源】为银杏科植物银杏 *Ginkgo biloba* L. 除去外种皮的种子。

【植物形态】落叶乔木。枝有长枝与短枝，幼树树皮淡灰褐色，浅纵裂，老则灰褐色，深纵裂。叶在长枝上螺旋状散生，在短枝上 3～8 个簇生；叶片扇形，淡绿色，无毛，有多数 2 个叉状并列的细脉，上缘宽 5～8cm，浅波状，有时中央浅裂或深裂。雌雄异株，花单性，稀同株；球花生于短枝顶端的鳞片状叶的腋内；雄球花呈葇荑花序状，下垂；雌球花有长梗，梗端常分二叉，每叉顶生 1 个盘状珠座，每珠座生 1 个胚珠，仅 1 个发育成种子。种子核果状，椭圆形至近球形；外种皮肉质，有白粉，熟时淡黄色或橙黄色；中种皮骨质，白色，具 2～3 棱；内种皮膜质，胚乳丰富。

▼ 银杏植物图

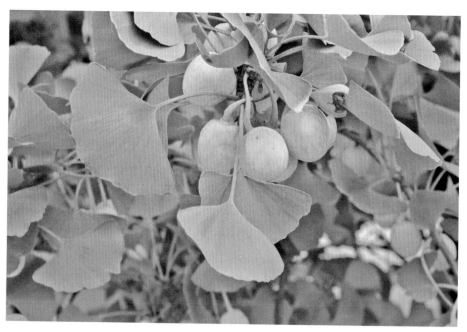

【分布】广西桂北有栽培。

【采集加工】采下种子后，堆放使肉质外种皮腐烂，或用木板搓去肉质种皮，将带硬壳的种子拣出洗净，晒干即可。

【药材性状】除去外种皮的种子卵形或椭圆形，长1.5～3cm，宽1～2.2cm。外壳（中种皮）骨质，光滑，表面黄白色或淡棕黄色，基部有一圆点状突起，边缘各有1条棱线，偶见3条棱线。内种皮膜质，红褐色或淡黄棕色。种仁扁球形，淡黄绿色，胚乳肥厚，粉质，中间有空隙；胚极小。气无，味微甘、苦。银杏仁有毒。

【功效主治】敛肺定喘，止带缩尿。主治哮喘痰嗽，白带，白浊，遗精，遗尿，尿频，无名肿毒，酒渣鼻，癣疮。

【用法用量】内服：煎汤，3～9g；或捣汁。外用：适量，捣敷，或切片涂。

【中毒症状】中毒时有恶心、呕吐、腹痛、腹泻、食欲不振等消化道症状，亦可出现烦躁不安、恐惧、惊厥、肢体强直、抽搐、四肢无力、瘫痪、呼吸困难等症状。

【经验选方】

1. 风寒外束，痰热内蕴之咳喘痰多：银杏9g（壳，砸碎炒黄），麻黄9g，苏子6g，甘草3g，款冬花9g，杏仁4.5g（去皮、尖），桑白皮9g（蜜炙），黄芩6g（微炒），法半夏9g，水煎服。

2. 梦遗：银杏3粒，酒煮食，连食4～5日。

3. 遗尿：银杏20g，放入猪膀胱内炖服。

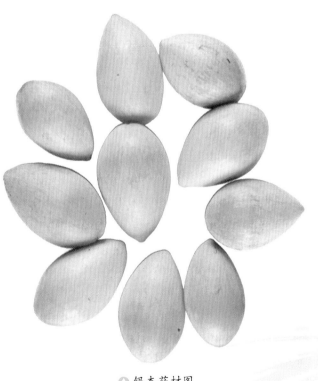

△银杏药材图

楹 树

【壮名】Maexrieng'vaiz
【别名】合欢树，华楹，牛尾木，水相思，香须树，中华楹

【来源】为豆科植物楹树 *Albizia chinensis*（Osbeck）Merr. 的树皮。

【植物形态】落叶乔木。小枝被黄色柔毛。托叶大，膜质，心形，先端有小尖头，早落。二回羽状复叶，羽片 6 ～ 12 对；总叶柄基部和叶轴上有腺体；小叶 20 ～ 35 对，无柄，长椭圆形，长 6 ～ 10mm，宽 2 ～ 3mm，先端渐尖，基部近截平，具缘毛，下面被长柔毛；中脉紧靠上边缘。头状花序有花 10 ～ 20 朵，生于长短不同、密被柔毛的总花梗上，再排成顶生的圆锥花序；花绿白色或淡黄色，密被黄褐色茸毛；花萼漏斗状，有 5 短齿；花冠长约为花萼的 2 倍，裂片卵状三角形；雄蕊长约 25mm；子房被黄褐色柔毛。荚果扁平，幼时稍被柔毛，成熟时无毛。

【分布】广西各地有分布。

【采集加工】春夏季剥

◤ 楹树植物图

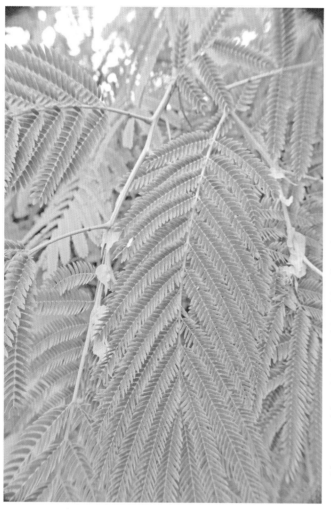

取树皮，切段，晒干。

【药材性状】树皮呈板片状，外皮粗糙，灰褐色，内皮黄棕色，具纤维状。质硬脆，易折断，断面多棕褐色。气微，味淡。有小毒。

【功效主治】涩肠止泻，生肌，止血。主治痢疾，腹泻，疮疡溃烂久不收口，外伤出血。

【用法用量】内服：煎汤，15～30g。外用：适量，研粉撒患处，或煎水外洗。

【中毒症状】中毒时出现头晕、流涎、腹胀、腹痛、腹泻等症状。

【经验选方】

1.肠炎，腹泻，痢疾：楹树30g，白米10g，两者炒至米焦黄，加水一碗半，煎取一碗服。

2.疮疡溃烂久不收口：楹树适量，水煎外洗；并研末撒患处。

3.外伤出血：楹树适量，研末，撒患处。

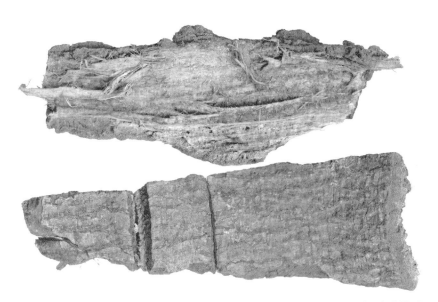

▲ 楹树药材图

油 茶

【壮名】Gocazyouz
【别名】油茶子，茶籽，茶子心

【来源】为山茶科植物油茶 *Camellia oleifera* Abel. 的种子。

【植物形态】常绿灌木或小乔木。树皮淡黄褐色，平滑不裂；小枝微被短柔毛。单叶互生；叶柄有毛；叶片厚革质，卵状椭圆形或卵形，长 3.5～9cm，宽 1.8～4.2cm，先端钝尖，基部楔形，边缘具细锯齿。花两性，1～3 朵生于枝顶或叶腋，无梗；萼片通常 5，近圆形，外被绢毛；花瓣 5～7，白色，分离，倒卵形至披针形，先端常有凹缺，外面有毛；雄蕊多数，无毛，外轮花丝仅基部连合；子房上位，密被白色丝状茸毛，花柱先端三浅裂。蒴果近球形，果皮厚，木质，室背 2～3 裂。种子背圆腹扁。

▼ 油茶植物图

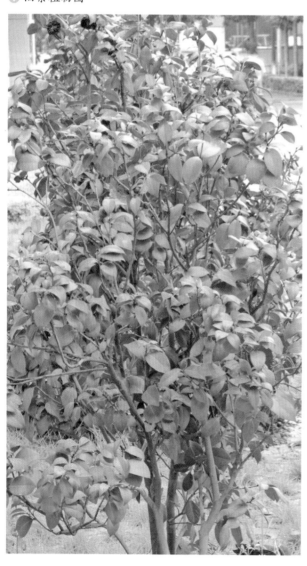

【分布】广西各地广泛栽培。

【采集加工】秋季果实成熟时采收，晒裂果实后取种子晒干。

【药材性状】种子扁圆状，

背面圆形隆起，腹面扁平，长 1 ~ 2.5cm，一端钝圆，另一端凹陷，表面淡棕色，富含油质。气香，味苦、涩。有小毒。

【功效主治】行气，润肠，杀虫。主治气滞腹痛，食滞腹泻，肠燥便秘，蛔虫病，钩虫病，疥癣。

【用法用量】内服：煎汤，6 ~ 10g；或入丸、散。外用：适量，煎水洗，或研末调涂。

【中毒症状】过量服用可致腹泻、腹痛。

【经验选方】

1. 食滞腹泻：油茶 9g，浓煎服。

2. 小儿蚰蜒疮：油茶、香艾适量，煎水洗患处。

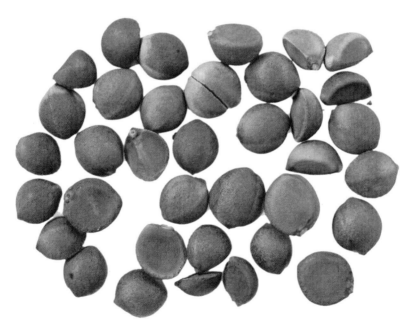

▲油茶药材图

油 桐

【壮名】Gomakgyouh
【别名】桐油树子，高桐子，油桐果

【来源】为大戟科植物油桐 *Aleurites fordii* Hemsl. 的叶。

【植物形态】落叶乔木。枝粗壮，无毛，皮孔灰色。单叶互生；叶柄顶端有 2 个红紫色腺体；叶片革质，卵状心形，先端渐尖，基部心形或截形，全缘，有时 3 浅裂，幼叶被锈色短柔毛，后近于无毛，绿色有光泽。花先叶开放，排列于枝端成短圆锥花序；单性，雌雄同株；萼不规则，2～3 裂；花瓣 5，白色，基部具橙红色的斑点与条纹；雄花具雄蕊 8～20，排列成 2 轮，上端分离，且在花芽中弯曲；雌花子房 3～5 室，花柱 2 裂。核果近球形。种子具厚壳状种皮。

▼ 油桐植物图

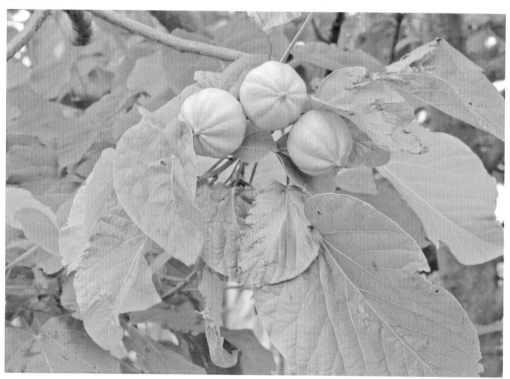

【分布】广西各地有栽培。

【采集加工】夏秋采摘，晒干。

【药材性状】叶多卷曲或破碎，完整者展平后呈阔卵形或卵状圆形，长8～15cm，宽3～12cm，基部心形，稀为截形，靠叶柄两侧可见2枚紫黑色腺点，边缘全缘，稀有不明显3浅裂，顶端尖或突尖，表面绿褐色，背面色较浅，有长4～12cm的叶柄。气微，味淡。有大毒。

【功效主治】吐风痰，消肿毒，利二便。主治风痰喉痹、痰火瘰疬、痈肿，食积腹胀，二便不利，丹毒，疥癣，烫伤，冻疮，寻常疣，跌仆损伤。

【用法用量】内服：煎汤，1～2枚；或磨水；或捣烂冲服。外用：适量，研末敷，或捣敷，或磨水涂。

【中毒症状】误食后半个小时至四小时内发病，轻度中毒表现为胸闷、头晕，甚者出现恶心、呕吐、腹痛、腹泻；严重者有出汗、血便、全身酸痛无力、呼吸困难、抽搐等表现，可因心脏麻痹而死亡。

【经验选方】

1.痈肿初起，跌仆损伤：油桐点灯，入竹筒熏之，得出黄水即消，或用纱布浸桐油敷患处。

2.冻疮皲裂：油桐、血余炭各适量，研末调匀，敷患处。

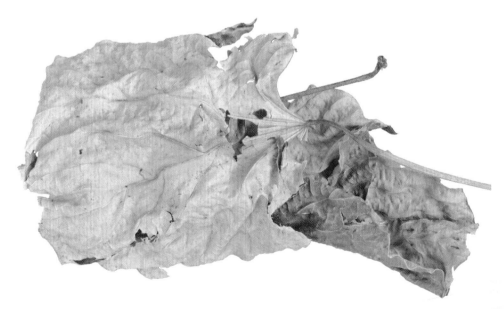

△油桐药材图

鱼尾葵

【壮名】Go'gyang

【别名】棕木，孔雀椰子，假桄榔

【来源】为棕榈科植物鱼尾葵 *Caryota ochilandra* Hance 的根。

【植物形态】乔木状。茎无吸根，单生。叶大而粗壮，长 3～4m；羽片每边 18～20 片，羽片长 15～60cm，宽 3～10cm，互生，下垂，中部的较长；裂片质厚而硬，顶端 1 片扇形，有不规则的齿缺，侧面的菱形而似鱼尾，长 15～20cm，内侧边缘有粗齿的部分超过全长之半，外侧边缘延伸成一长尾尖。佛焰苞和花序无稃秕状的鳞秕；肉穗花序，分枝悬垂，花 3 朵聚生，雌花介于 2 个雄花间；雄花萼片宽圆形，花瓣黄色，革质而硬；雄蕊多数，约与花冠等长，花药线形，黄色，花丝近白色；雌花较小，先端全缘，退化雄蕊 3，钻形，子房近卵状三棱形，柱头 2 裂。果球形，熟时淡红色，有种子 1～2 颗。

【分布】广西各地广为栽培。

【采集加工】全年均可采收，洗净，晒干。

【药材性状】根近圆柱

▽ 鱼尾葵植物图

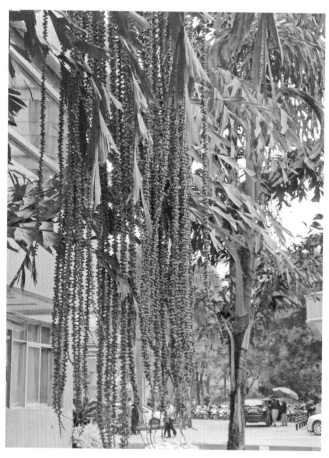

形，直径 0.2 ～ 1.2cm，有较多的细小侧根，表面深黄色至灰棕色，有纵皱纹。质坚韧，不易折断，断面不平整，皮部黄褐色，占断面半径的 2/3，木部黄白色。气微腥，味淡。有毒。

【功效主治】强筋壮骨，收敛止血。主治肝肾亏虚，筋骨痿软，吐血，便血、崩漏。

【中毒症状】误食果实可致头晕、恶心、呕吐等。

【经验选方】

1. 筋骨痿软：鱼尾葵 15g，与猪脚炖服。

2. 吐血：鲜鱼尾葵 20g，捣烂，饮汁。

3. 便血：鱼尾葵 15g，槐花 25g，水煎服。

4. 崩漏：鱼尾葵炭、血余炭各 10g，开水冲服。

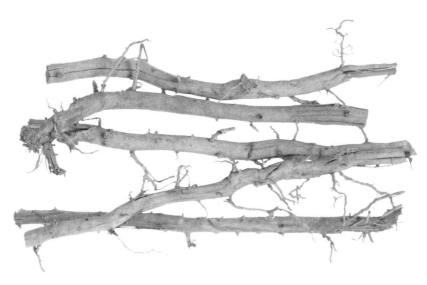

⚠ 鱼尾葵药材图

鱼腥草

【壮名】Yizsinghcauj

【别名】蕺菜，截菜，紫背鱼腥草，紫蕺，
蕺子，臭猪巢，侧耳根，猪鼻孔

【来源】为三白草科植物蕺菜 *Houttuynia cordata* Thunb. 的带根全草。

【植物形态】草本。茎下部伏地，节上轮生小根，上部直立，无毛或节上被毛。叶互生，薄纸质，有腺点；托叶膜质，条形，下部与叶柄合生为叶鞘，基部扩大，略抱茎；叶片卵形或阔卵形，长 4 ～ 10cm，宽 3 ～ 6cm，先端短渐尖，基部心形，全缘，上面绿色，下面常呈紫红色，两面脉上被柔毛。穗状花序生于茎顶，与叶对生；总苞片 4 枚，长圆形或倒卵形，白色；花小而密，无花被；雄蕊 3，花丝下部与子房合生；雌蕊 1，由 3 个心皮组成，子房上位，花柱 3，分离。蒴果卵圆形，先端开裂，具宿存花柱。种子多数，卵形。

🔻 鱼腥草植物图

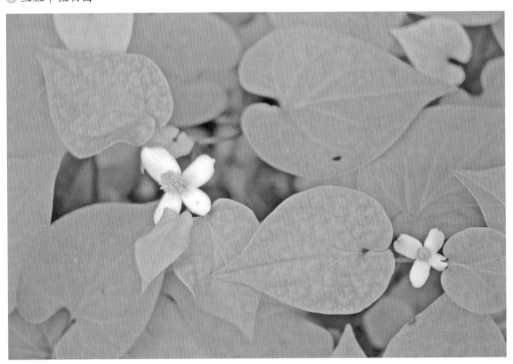

【分布】广西主要分布于龙州、武鸣、马山、那坡、田阳、田林、隆林、凌云、南丹。

【采集加工】连根采收后去净泥土，鲜用或晒干。

【药材性状】茎扁圆形，皱缩而弯曲，表面黄棕色，具纵棱，节明显，下部节处有须根残存；质脆，易折断。叶互生，多皱缩，展平后心形，长3～5cm，宽3～4.5cm；黄绿色，叶柄细长，基部与托叶合成鞘状。穗状花序顶生。搓碎有鱼腥气，味微涩。有小毒。

【功效主治】清热解毒，消痈排脓，利尿通淋。主治肺热咳嗽，鼻窦炎，咽痛，肺痈，热淋，痈肿疮毒。

【用法用量】内服：煎汤，10～20g，不宜久煎；亦可用鲜品煎汤或捣汁，用量加倍。外用：适量，捣敷，或煎汤熏洗。

【中毒症状】中毒时主要表现为皮肤潮红、有灼热感、瘙痒等，或心慌、气急、面色苍白、口唇青紫、脉细弱沉微、血压下降，继则休克甚至死亡。

【经验选方】

1. 咳嗽：鱼腥草、厚朴、连翘、百部、款冬花各9g，研末；桑枝30g，水煎，冲服药末。

2. 慢性鼻窦炎：鲜鱼腥草适量，捣烂绞汁，每日滴鼻数次。

3. 咽痛：鲜鱼腥草、鲜筋骨草各15g，柚子（种子）适量，共捣烂绞汁，调蜜服。

4. 热淋：鱼腥草根茎20g，灯心草6g，车前草10g，水煎服。

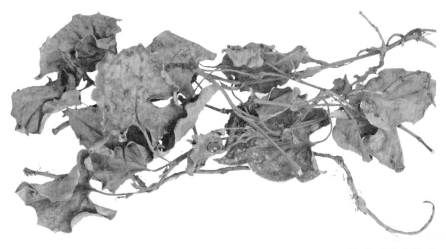

⚠ 鱼腥草药材图

369

玉 竹

【壮名】Gorwzrangj

【别名】尾参，铃铛菜，女萎，节地，玉术，竹节黄，竹七根

【来源】为百合科植物玉竹 *Polygonatum odoratum*（Mill.）Druce 的根茎。

【植物形态】草本。根状茎圆柱形，茎高 20 ～ 50cm。具 7 ～ 12 叶；叶互生，椭圆形至卵状矩圆形，长 5 ～ 12cm，宽 3 ～ 16cm，先端尖，下面带灰白色，下面脉上平滑至呈乳头状粗糙。花序具 1 ～ 8 朵花，总花梗（单花时为花梗）长 1 ～ 1.5cm，无苞片或有条状披针形苞片；花被黄绿色至白色，花被筒较直，裂片长 3 ～ 4mm；花丝丝状，近平滑至具乳头状突起，花药长约 4mm；子房长 3 ～ 4mm，花柱长 10 ～ 14mm。浆果蓝黑色，具 7 ～ 9 颗种子。

▼玉竹植物图

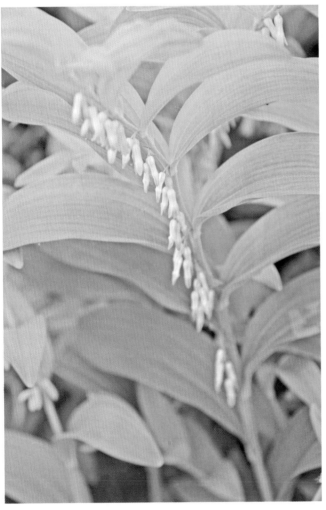

【分布】广西主要分布于全州、龙胜、资源，或栽培。

【采集加工】秋季采挖，除去须根，洗净，晒至柔软后，反复揉搓、晾晒至无硬

心，晒干；或蒸透后，揉至半透明，晒干。

【药材性状】根茎呈长圆柱形，略扁，少有分枝，长 4～18cm，直径 0.3～1.6cm。表面黄白色或淡黄棕色，半透明，具纵皱纹及微隆起的环节，有白色圆点状的须根痕和圆盘状茎痕。质硬而脆或稍软，易折断，断面角质样或显颗粒性。气微，味甘，嚼之发黏。有小毒。

【功效主治】养阴润燥，生津止渴。主治肺胃阴伤，燥热咳嗽，咽干口渴，内热消渴，小便淋漓，眼睛涩痛。

【用法用量】内服：煎汤, 6～12g。外用：适量，水煎熏洗。

【中毒症状】中毒时可出现厌食、流涎、恶心、头晕、头痛、心慌、心动过缓、房室传导阻滞、二联律，甚则心跳停止。

【经验选方】

1. 发热，口干：玉竹 12g，水煎服。

2. 小便淋漓不尽：玉竹 10g，白茅根 15g，车前子、滑石各 10g，水煎服。

3. 眼睛涩痛：玉竹、黄连、金银花、千里光各适量，水煎，熏洗眼睛周围。

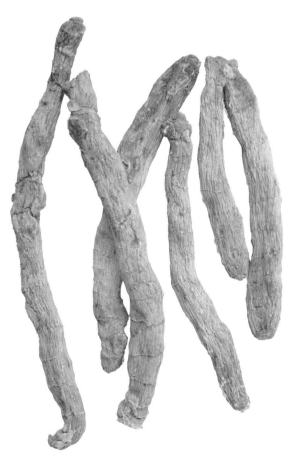

🔺 玉竹药材图

鸢尾

【壮名】Dienzcaetdoj

【别名】蓝蝴蝶，鲤鱼尾，乌鸢，紫蝴蝶，扁柄草，扁竹，燕子花

【来源】为鸢尾科植物鸢尾 *Iris tectorum* Maxim. 的根茎。

【植物形态】草本。基部围有老叶残留的膜质叶鞘及纤维。根茎较短，肥厚，环纹较密。叶基生，叶片剑形，长 15～50cm，宽 1.5～3.5cm，先端渐尖，基部鞘状，层叠排成 2 列，有数条不明显的纵脉。花茎中下部有叶 1～2 片；苞片 2～3；花梗蓝紫色，花被裂片 6，2 轮，外轮裂片倒卵形或近圆形，外折，中脉具不整齐橘黄色的鸡冠状突起，内轮裂片较小；雄蕊 3；子房下位，花柱分枝 3，花瓣状，蓝色，覆盖着雄蕊，先端 2 裂，边缘流苏状。蒴果椭圆状或倒卵状，有 6 条明显的肋。种子梨形，黑褐色，种皮皱褶。

【分布】广西主要分布于南丹、金秀。

【采集加工】全年均可采收，洗净，除去须根，切片，晒干。

▼ 鸢尾植物图

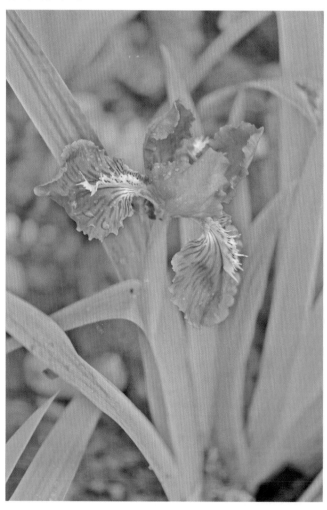

【药材性状】根茎呈不规则节结状，有分枝，直径1~2cm。外表棕褐色或黑棕色，皱缩，有排列较密的横向皱褶环纹。上面有数个凹陷盘状的茎痕，下面有残留的细根及根痕。气微，味淡。有小毒。

【功效主治】清热解毒，祛风利湿，消肿止痛。主治咽痛，肝炎，膀胱炎，风湿痛，跌仆损伤，疮疖，皮肤瘙痒。

【用法用量】内服：煎汤，6~15g；或绞汁；或研末。外用：适量，捣敷，或煎汤洗。

【中毒症状】过量服用可引起头晕头痛、恶心呕吐、腹痛等不适。

【经验选方】

1.咽痛，食积，血积：鸢尾根10g，水煎服。

3.水道不通：鲜鸢尾、鲜白茅根、鲜车前草研汁，取150mL服，通即止药。不可服补药。

4.跌仆损伤：鸢尾9g，研末或磨汁，冷水送服，又名"冷水丹"。

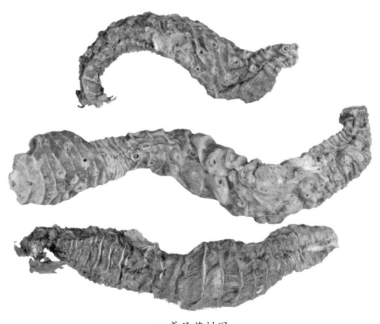

△鸢尾药材图

芸 香

【壮名】Nya'ngaihceuj
【别名】臭草，香草，百应草，小叶香

【来源】为芸香科植物芸香 *Ruta graveolens* L. 的茎叶。

【植物形态】植株高达 1 米，各部有浓烈特殊气味。叶二至三回羽状复叶，末回小羽裂片短匙形或狭长圆形，灰绿或带蓝绿色。花金黄色，花径约 2cm；萼片4；花瓣 4；雄蕊 8，花初开放时与花瓣对生的 4 枚贴附于花瓣上，与萼片对生的另 4 枚斜展且外露，较长，花盛开时全部并列一起，挺直且等长，花柱短，子房通常 4 室，每室有胚珠多颗。果长 6～10mm，由顶端开裂至中部，果皮有凸起的油点。种子甚多，肾形，长约 1.5mm，褐黑色。

▼ 芸香植物图

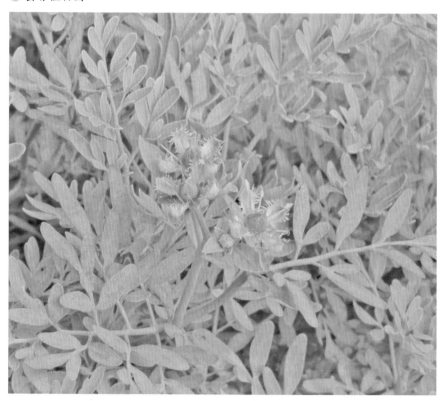

【分布】广西主要分布于南宁、柳州、全州、梧州、苍梧、桂平、玉林、来宾、宁明。

【采集加工】全年可采，洗净阴干或鲜用。

【药材性状】茎圆柱形，灰绿白色，有纵细皱纹，直径 0.3～0.8cm；质脆，易折断，断面髓部较大，灰白色。叶多皱缩，展开二至三回羽状复叶，长 6～12cm；末回小羽裂片短匙形或狭长圆形，长 5～30mm，宽 2～5mm，花金黄色。气浓烈、特殊，味微苦，辛。有小毒。

【功效主治】清热解毒，凉血散瘀。主治小儿感冒发热、惊风、风火牙痛、头痛、月经不调、小儿湿疹、跌仆扭伤、热毒疮痈。

【用法用量】内服：煎汤，6～15g。外用：适量，鲜品捣敷。

【中毒症状】本品所含挥发油，有难闻的气味和刺激性，外用可引起烧灼感、发红和起疱，内服则引起剧烈胃痛、呕吐、脏器衰竭、意识模糊、抽搐等。

【经验选方】

1. 小儿发热：鲜芸香适量，搓背。

2. 小儿惊风：鲜芸香 10g，水煎服。

3. 小儿湿疹：鲜芸香 10g，绿豆 10g，水煎服。

4. 热毒疮痈：芸香 15g，金银花 15g，紫花地丁 10g，水煎服。

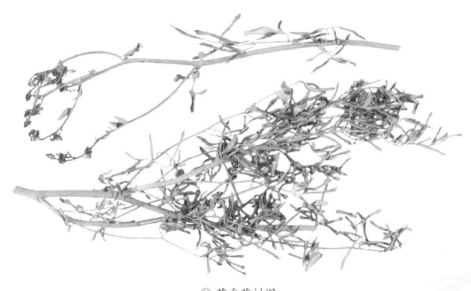

芸香药材图

皂 荚

【壮名】Caugyaz
【别名】长皂夹，皂角，大皂夹，大皂角

【来源】为豆科植物皂荚 *Gleditsia sinensis* Lam. 的果实。

【植物形态】乔木。刺粗壮，通常分枝，圆柱形。小枝无毛。一回偶数羽状复叶，长 12～18cm；小叶 6～14 片，长卵形、长椭圆形至卵状披针形，长 3～8cm，宽 1.5～3.5cm，先端钝或渐尖，基部斜圆形或斜楔形，边缘有细锯齿，无毛。花杂性，排成腋生的总状花序；花萼钟状，有 4 枚披针形裂片；花瓣 4，白色；雄蕊 6～8；子房条形，沿缝线有毛。荚果条形，微厚，黑棕色，被白色粉霜。

🔻皂荚植物图

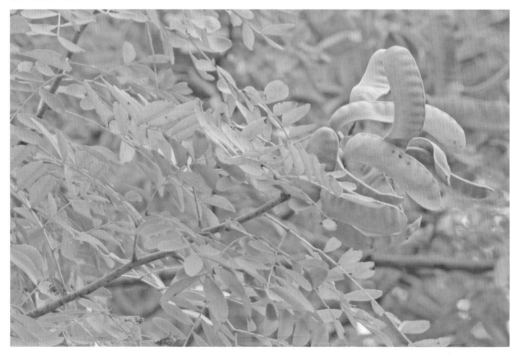

【分布】广西主要分布于阳朔。

【采集加工】采摘果实后，晒干即可。

【药材性状】果实略弯曲，长 15～20cm，宽 2～3.5cm，厚 0.8～1.5cm，表面深紫棕色至黑棕色，被灰白色粉霜，种子所在处隆起，有短果柄或果柄痕，两侧有明显的纵棱线，质硬，果皮断面黄色，纤维性。种子多数，扁椭圆形，黄棕色，光滑。气特异，有强烈刺激性，粉末嗅之有催嚏性，味辛辣。有毒。

【功效主治】祛顽痰，开窍通闭，祛风杀虫，散结消痈。主治顽痰咳喘，中风，癫痫，肠风下血，里急后重，下痢不止，风湿痹痛，疮痈疔肿未溃，癣症。

【用法用量】内服：煎汤，1.5～5g；焙焦研末服，1～1.5g。外用：适量，研末调敷。

【中毒症状】误食种子 2～3 小时即感心窝部饱胀和灼热、恶心、呕吐、烦躁不安；10～12 小时发生腹泻、大便水样且带泡沫、头晕、无力、四肢酸麻等。

【经验选方】

1. 肠风下血：皂荚、槐实各 30g，用黏谷糠炒香，去糠为末，每次 3g，陈粟米汤送下。

2. 里急后重：皂荚、枳壳等份，炒令干燥为末，米饮为丸，如蚕豆大。每服 30 丸，空腹饮下。

3. 下痢不止：皂荚瓦焙为末，米糊为丸，如蚕豆大。每服 40～50 丸，陈茶送下。

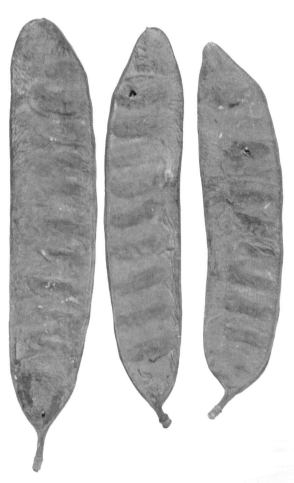

▲ 皂荚药材图

377

泽 漆

【壮名】Gonoegyieg

【别名】漆茎，五朵云，白种乳草，
五点草，五灯头草，乳浆草，
乳草

【来源】为大戟科植物泽漆 *Euphorbia helioscopia* L. 的全草。

【植物形态】草本。全株含白色乳汁。茎丛生，基部斜升，无毛或仅分枝略具疏毛，基部紫红色，上部淡绿色。叶互生，叶片倒卵形或匙形，先端钝圆，有缺刻或细锯齿，基部楔形，两面深绿色或灰绿色，被疏长毛，下部叶小，开花后渐脱落。杯状聚伞花序顶生；总苞杯状，先端4浅裂，裂片钝，腺体4，盾形，黄绿色；雄花10余朵，每花具雄蕊1，下有短柄，花药歧出，球形；雌花1，位于花序中央；子房有长柄，伸出花序之外；子房3室；花柱3，柱头2裂。蒴果球形，3裂，光滑。种子褐色，卵形，有明显凸起网纹，具白色半圆形种阜。

【分布】广西主要分布于资源、全州、田阳、那坡。

【采集加工】4～5月开花时采收，除去根及泥沙，晒干。

【药材性状】茎光滑无毛，多分枝，表面黄绿色，基部呈紫红色，具纵纹。叶质脆，易碎，

▼ 泽漆植物图

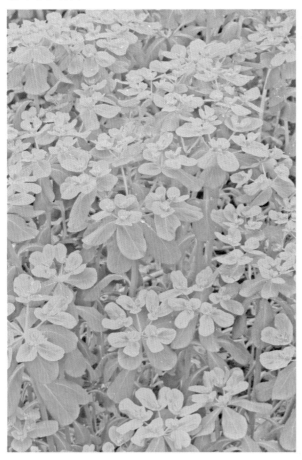

完整叶倒卵形或匙形，长 1 ~ 3cm，宽 0.5 ~ 1.8cm，先端钝圆或微凹，基部广楔形或突然狭窄，边缘在中部以上具锯齿；茎顶部具 5 片轮生叶状苞。有时见多歧聚伞花序；杯状花序钟形，黄绿色。蒴果无毛。种子卵形，表面有凸起网纹。气酸而特异，味淡。有小毒。

【功效主治】行水消肿，化痰止咳，解毒杀虫。主治水气肿满，痰饮喘咳，牙痛，疟疾，痢疾，瘰疬，结核性瘘管，骨髓炎，脚气。

【用法用量】内服：煎汤，3 ~ 9g；或熬膏；或入丸、散。外用：适量，煎水洗，或熬膏涂，或研末调敷。

【中毒症状】漆泽的乳状汁液含有刺激性的树脂，接触皮肤可使其发炎、红肿、疼痛，甚至溃烂；误服后引起口腔、食管、胃黏膜的炎症和糜烂，中毒时表现为剧烈腹痛、腹泻、恶心、呕吐、头晕、头痛、烦躁不安、血压下降，严重时可因脱水而引起休克。

【经验选方】

1. 水气肿满：鲜泽漆 9g，晒干为末，红枣 1 颗，水煎服。

2. 咳嗽：泽漆、半夏各 9g，紫参、白前、生姜各 12g，甘草、黄芩、人参、桂心各 15g，水煎服。

3. 牙痛：泽漆 9g，研烂，水煎，含漱。

4. 脚气赤肿，行走脚痛：泽漆、鹭鸶藤、蜂窠各等份，水煎，熏洗之。

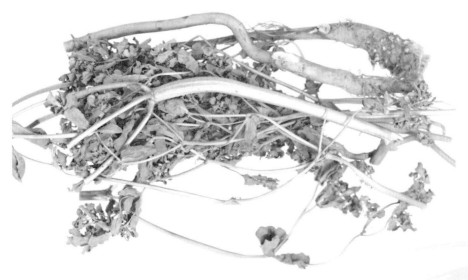

▲ 泽漆药材图

泽　泻

【壮名】Gaekdinbaet

【别名】水泽，如意花，车苦菜，天鹅蛋，
天秃，一枝花

【来源】为泽泻科植物泽泻 *Alisma plantago-aqutica* Linn. 的块茎。

【植物形态】沼泽植物。地下有块茎，球形，外皮褐色，密生多数须根。叶
根生；叶柄长；叶片椭圆形至卵形，长 5～18cm，宽 2～10cm，先端急尖或短
尖，基部广楔形、圆形或稍心形，全缘，两面均光滑无毛，叶脉 6～7 条。花茎
由叶丛中生出，总花梗通常 5～7，轮生，集成大型的轮生状圆锥花序；小花梗
长短不等，伞状排列；苞片披针形至线形，尖锐；萼片 3，绿色，广卵形；花瓣
3，白色，倒卵形，较萼短；雄蕊 6；雌蕊多数，离生，子房倒卵形，侧扁，花柱
侧生。瘦果多数，扁平，倒卵形，褐色。

❤ 泽泻植物图

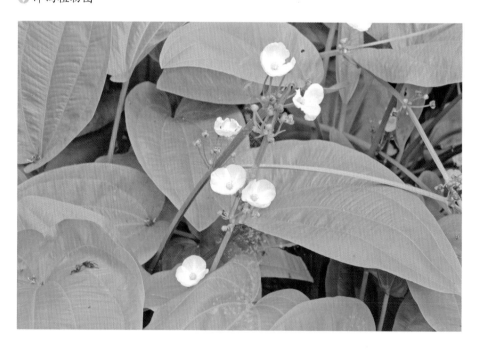

【分布】广西主要分布于贵港、桂平、靖西、那坡、乐业、隆林、南丹。

【采集加工】冬季茎叶开始枯萎时采挖，洗净，干燥，除去须根及粗皮。

【药材性状】块茎呈类球形、椭圆形或卵圆形，长2～7cm，直径2～6cm。表面黄白色或淡黄棕色，有不规则的横向环状浅沟纹及多数细小突起的须根痕，底部有的有瘤状芽痕。质坚实，断面黄白色，粉性，有多数细孔。气微，味微苦。有毒。

【功效主治】利水渗湿，泄热通淋。主治小便不利，热淋涩痛，水肿胀痛，泄泻，黄疸，脚气，痰饮眩晕，遗精，脂肪肝。

【用法用量】内服：煎汤，6～12g；或入丸、散。

【中毒症状】大剂量服用后可出现恶心呕吐、腹痛、大便次数增多、肝功能异常、血尿，严重时可引起中枢神经麻痹，还可出现皮疹、瘙痒；外用可致皮炎；长期使用会出现水、电解质紊乱，影响肝肾功能。

【经验选方】

1.妊娠遍身浮肿：泽泻、桑白皮（炒）、槟榔、赤茯苓各12g，木通5g，枳壳10g，姜水煎服。

2.湿热黄疸，面目身黄：泽泻、茵陈、滑石各12g，水煎服。

3.寒湿脚气，有寒热者：泽泻、木瓜、柴胡、苍术、猪苓，木通、草薢各12g，水煎服。

4.脂肪肝：泽泻15g，生首乌、草决明、丹参、黄精各20g，生山楂30g，虎杖12g，荷叶15g，水煎服。

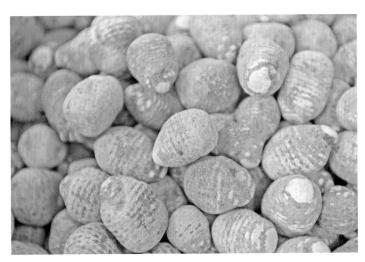
泽泻药材图

猪屎豆

【壮名】Duhhaexmou

【别名】白猪屎豆，野苦豆，大眼兰，
野黄豆草，猪屎青，野花生，
大马铃

【来源】为豆科植物猪屎豆 *Crotalaria pallida* Ait. 的茎叶。

【植物形态】小灌木。茎枝被紧贴的短柔毛。叶互生，三出复叶；叶柄被密
毛；托叶细小，刚毛状而早落；小叶片倒卵状长圆形或窄椭圆形，先端钝圆，有
时微缺，基部楔形，上面无毛，下面略被丝质毛；叶脉明显。总状花序顶生及腋
生，有花 20～50 朵；苞片早落；萼筒杯状，先端 5 裂，裂片三角形，外折，约

▼ 猪屎豆植物图

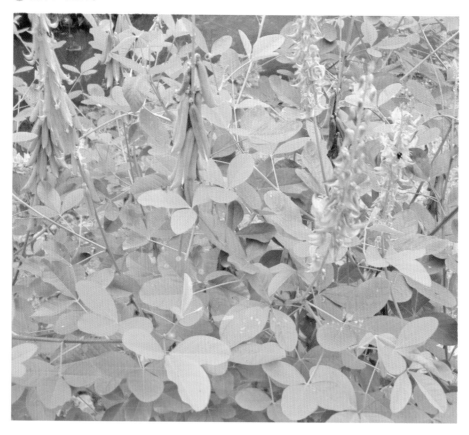

与萼筒等长；蝶形花冠，黄色，旗瓣嵌以紫色条纹，花冠远伸出花萼之外。荚果长圆形，嫩时被毛，熟时近于无毛，果瓣开裂时扭转。

【分布】广西主要分布于田东、南宁、桂平、北流、蒙山、柳江、岑溪。

【采集加工】秋季采收，打去荚果及种子，晒干用。

【药材性状】茎圆柱形，直径1～6mm；表面褐色，具短毛，可见浅棱，易折断，断面髓部明显，白色。小叶黄绿色，皱缩，展开呈倒卵状长圆形或窄椭圆形，长3～5cm，宽1.5～2cm，先端钝圆，有时微缺，基部楔形。气微，味苦。有毒。

【功效主治】解毒散结，消积化滞。主治小儿疳积，淋巴结结核，痢疾，乳痈。

【用法用量】内服：煎汤,9～15g。外用：适量捣敷。

【中毒症状】中毒时可出现头晕、头痛、恶心、呕吐、食欲不振、肝硬化腹水、肝昏迷等症状。

【经验选方】

1. 痢疾：猪屎豆10g，大飞扬10g，水煎服。

2. 乳痈：①猪屎豆全草，蒲公英适量，和酒糟涂敷患处。②猪屎豆全草30g，海金沙全草30g，珍珠菜15g，水煎服，红糖、米酒为引。

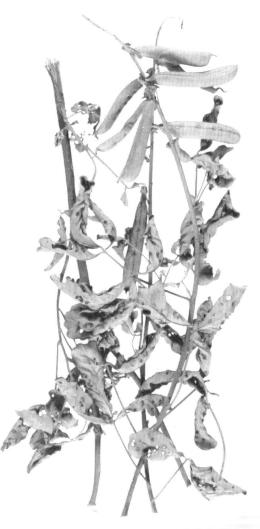

▲ 猪屎豆药材图

竹叶椒

【壮名】Ciujmwnzcah
【别名】山椒，野花椒，臭花椒，山花椒，
鸡椒，岩椒，狗花椒，菜椒

【来源】为芸香科植物竹叶椒 *Zanthoxylum armatum* DC. 的果实。

【植物形态】灌木或小乔木。枝直出而扩展，有弯曲而基部扁平的皮刺，老枝上的皮刺基部木栓化，茎干上的刺其基部为扁圆形垫状。奇数羽状复叶互生；叶轴无毛，具宽翼和皮刺；小叶无柄；小叶片 3 ～ 5，披针形或椭圆状披针形，长 5 ～ 9cm，先端尖，基部楔形，边缘有细小圆齿，两面无毛而疏生透明腺点，主脉上具针刺，侧脉不明显，纸质。聚伞状圆锥花序腋生；花被片 6 ～ 8，药隔顶部有腺点 1 颗；雌花心皮 2 ～ 4，通常 1 ～ 2 个发育。蓇葖果 1 ～ 2 瓣，稀 3 瓣，红色，表面有突起的腺点。种子卵形，黑色，有光泽。

▼ 竹叶椒植物图

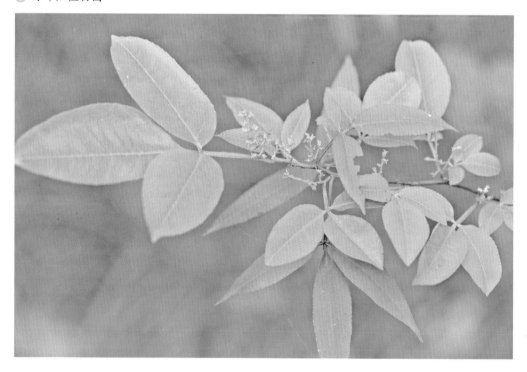

【分布】广西各地有分布。

【采集加工】秋季果实成熟时采收，晒干备用。

【药材性状】小分果球形，直径4～5mm，顶端具细小喙尖，小果柄顶部具节，稍膨大。外表面红棕色，稀疏散布明显凸出成瘤状的油腺点。内果皮光滑，淡黄色，薄革质。果柄被疏短毛。种柄与果皮基部相连，果皮质较脆。种子圆球形，表面深黑色，光亮，密布小疣点。气香，味麻而凉。有小毒。

【功效主治】温中燥湿，散寒止痛，驱虫止痒。主治脘腹冷痛，寒湿吐泻，龋齿牙痛，蛔厥腹痛，湿疹，疥癣痒疮，白秃。

【用法用量】内服：煎汤，6～9g；或研末，1～3g。外用：适量，煎水洗，或含漱，或酒精浸泡外搽，或研末塞入龋齿洞中，或鲜品捣敷。

【中毒症状】中毒时表现为呼吸抑制。本品微有麻醉性。

【经验选方】

1.胃痛，牙痛：竹叶椒3～6g，山姜根9g，醋煎含漱。

2.腹痛泄泻：竹叶椒6～9g，水煎服。

3.疹症腹痛：竹叶椒9～15g，水煎服；或研末，每次1.5～3g，黄酒送服。

4.白秃：竹叶椒适量，研末，猪油调敷。

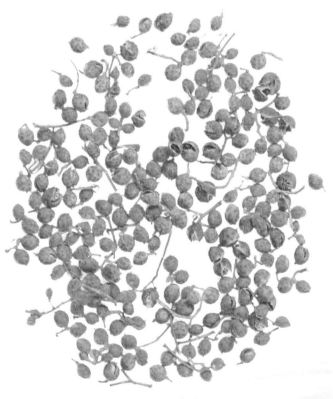
△ 竹叶椒药材图

紫云英

【壮名】Byaekcauhswj

【别名】苕子菜，沙蒺藜，红花草，翘摇

【来源】为豆科植物紫云英 *Astragalus sinicus* L. 的全草。

【植物形态】草本。多分枝，匍匐，被白色疏柔毛。羽状复叶，具 7～13 片小叶；托叶卵形；小叶倒卵形或椭圆形，先端钝圆或微凹，基部宽楔形，下面散生白色柔毛，具短柄。总状花序呈伞形；总花梗腋生，较叶长；苞片三角状卵形；花梗短；花萼钟状，被白色柔毛，萼齿披针形；花冠紫红色或橙黄色，旗瓣倒卵形，先端微凹，基部渐狭成瓣柄，翼瓣较旗瓣短，瓣片长圆形，基部具短耳，龙骨瓣与旗瓣近等长，瓣片半圆形；子房具短柄。荚果线状长圆形，稍弯曲，具短喙，黑色，具隆起的网纹。种子肾形，栗褐色。

▼ 紫云英植物图

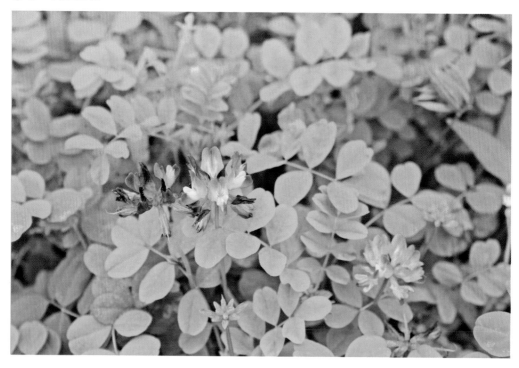

【分布】栽培。

【采集加工】春、夏季果实成熟时，割下全草，打下种子，晒干。

【药材性状】本品常卷缩，被白色疏柔毛。奇数羽状复叶；小叶展平呈倒卵形或椭圆形，长 10 ～ 15mm，宽 4 ～ 10mm，先端钝圆或微凹，基部宽楔形，上面近无毛，下面散生白色柔毛，具短柄。气微，味淡。有小毒。

【功效主治】清热解毒，祛风明目，凉血止血。主治咽喉疼痛，风痰咳嗽，目赤肿痛，疔疮，带状疱疹，疥癣，痔疮，齿衄，外伤出血，月经不调，血小板减少性紫癜。

【用法用量】内服；煎汤，15 ～ 30g；或捣汁。外用：适量，鲜品捣敷，或研末调敷。

【中毒症状】中毒时可出现恶心、呕吐、腹泻、严重出血、血尿，严重者可出现全身性血管扩张、高热、心律不齐、心脏停搏及窒息、惊厥等。

【经验选方】

1. 风痰咳嗽，咽喉疼痛：紫云英、桔梗、荆芥、防风各 10g，水煎服。

2. 目赤肿痛：紫云英 15g，决明子 15g，青葙子 20g，水煎服。

3. 疔疮，带状疱疹，外伤出血：紫云英适量，捣烂外敷于患处。

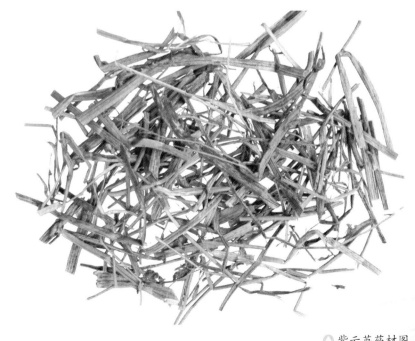

▲ 紫云英药材图

醉鱼草

【壮名】Godoegbya

【别名】溪桃，野桃，杨波叶，白背枫，
白花醉鱼草，山苦桃，驳骨丹

【来源】为马钱科植物醉鱼草 *Buddleja lindleyana* Fortune 的全株。

【植物形态】灌木。茎皮褐色。小枝具四棱，棱上略有窄翅；幼枝、叶片下面、叶柄、花序、苞片及小苞片均密被星状短茸毛和腺毛。叶对生，叶片膜质，卵形、椭圆形至长圆状披针形，顶端渐尖，基部宽楔形至圆形，边缘全缘或具有波状齿，上面深绿色，幼时被星状短柔毛，后变无毛，下面灰黄绿色；侧脉每边6～8条，上面扁平，干后凹陷，下面略凸起。穗状聚伞花序顶生，苞片线形；小苞片线状披针形；花紫色，芳香；花萼钟状，外面与花冠外面同被星状毛和小鳞片，内面无毛，花萼裂片宽三角形；花冠内面被柔毛，花冠管弯曲，花冠裂片阔卵形或近圆形；雄蕊着生于花冠管下部或近基部，花丝极短，花药卵形，顶端具尖头，基部耳状；子房卵形。果序穗状；蒴果长圆状或椭圆状，有鳞片，基部常有宿存花萼。种子淡褐色。

▼ 醉鱼草植物图

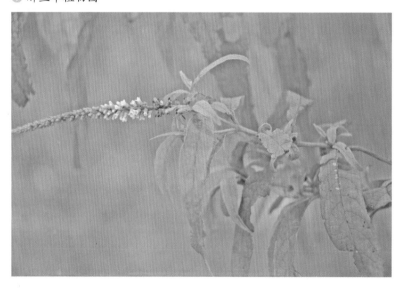

【分布】广西主要分布于各地区。

【采集加工】根、茎随采随用，切片，晒干；8～9月采叶，鲜用或晒干。

【药材性状】根圆柱形，直径约2.5cm；表面棕黄色，具纵向浅皱纹；质硬，断面皮部薄。茎圆柱形，直径0.5～1.5cm，表面灰褐色或灰黄色，被短毛，具多数白色皮孔；质硬，不易折断，断面可见明显白色髓部。叶对生，常卷缩，展开呈卵状披针形，长6～10cm，宽1.5～3cm，先端渐尖，基部楔形，叶面褐色，叶背灰褐色，两面均被短毛。气微，味苦。有小毒。

【功效主治】祛痰，解毒，截疟。主治疟疾，跌仆损伤，外伤出血。

【用法用量】内服：煎汤10～15g，鲜品15～30g。外用：适量捣敷。

【中毒症状】中毒时表现为头晕、呕吐、呼吸困难、四肢麻木和震颤。

【经验选方】

1.疟疾：醉鱼草、白英

各10g，水煎，于疟疾发作前3～4小时内服，连服2天。

2.跌仆损伤：鲜醉鱼草15～25g，酌加红酒、开水，炖1个小时，口服。

3.外伤出血：醉鱼草叶适量，晒干，研末，撒在伤口上，并轻轻压一下，有止血作用。

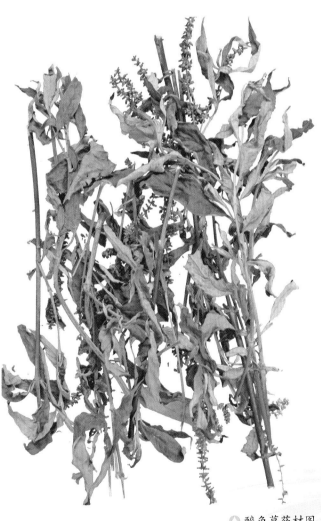

▲醉鱼草药材图

酢浆草

【壮名】Rumsanhyezsonh
【别名】酸箕，酸浆草，酸味草，酸酸草，
酸迷迷草，六叶莲，三梅草，
老鸦酸

【来源】为酢浆草科植物酢浆草 *Oxalis corniculata* L. 的全草。

【植物形态】草本。根茎细长，茎细弱，常褐色，匍匐或斜生，多分枝，被柔毛。托叶明显；小叶 3 片，倒心形，先端凹，基部宽楔形，上面无毛，叶背疏生平伏毛，脉上毛较密，边缘具贴伏缘毛；无柄。花单生或数朵组成腋生伞形花序；花梗与叶柄等长；花黄色，萼片长卵状披针形，先端钝；花瓣倒卵形，先端圆，基部微合生；雄蕊的花丝基部合生成筒；花枝 5。蒴果近圆柱形，略具 5 棱，有喙，熟时弹裂。种子深褐色，近卵形而扁，有纵槽纹。

▼ 酢浆草植物图

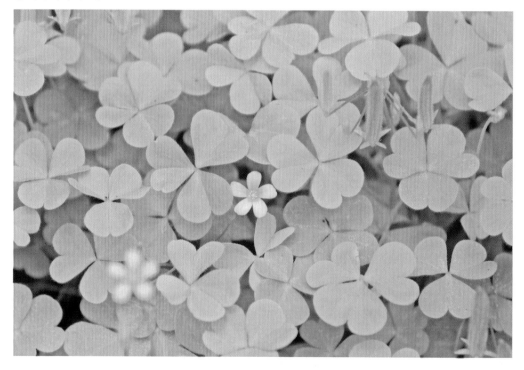

【分布】广西各地有分布。

【采集加工】全年均可采收，洗净，切段，晒干。

【药材性状】全草为团缩状。茎、枝细长，多分枝，被疏长毛。叶纸质，棕绿色，皱缩或破碎，完整者长4～10mm，宽4～22mm。花黄色，萼片、花瓣均5枚。蒴果近圆柱形，有5条棱，被柔毛。种子小，扁卵形，褐色。具酸气，味咸而酸涩。有小毒。

【功效主治】通谷道、水道，清热利湿，凉血解毒，散瘀消肿。用于泄泻，痢疾，黄疸（急性黄疸型肝炎），淋病，赤白带下，麻疹，吐血，衄血，咽喉肿痛，疔疮，痈肿，疥癣，痔疮，脱肛，跌仆损伤，烧烫伤。

【用法用量】内服：煎汤，10～20g，外用：适量捣敷。

【中毒症状】用量过大可引起口腔、咽喉、食管不适，胃中嘈杂反酸，恶心、呕吐，呕吐物多为黏液并有酸味，腹痛，腹泻等。

【经验选方】

1. 痢疾：酢浆草研末15g，开水送服。

2. 湿热黄疸：酢浆草10g，茵陈15g，水煎服。

3. 血淋，热淋：酢浆草、小蓟适量，取汁，入蜜同服。

4. 尿路结石：酢浆草15g，甜酒10g，共煎服。

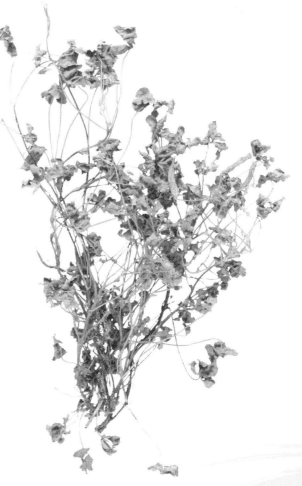

▲ 酢浆草药材图

391

中文药名索引

（按笔画顺序排序）

拉丁学名索引

Crotalaria pallida Ait. 猪屎豆

Croton tiglium L. 巴豆

Cryptolepis buchananii Roem. et Schult. 古钩藤

Cucumis melo L. 甜瓜

Cycas revoluta Thunb. 苏铁

Cyclea hypoglauca(Schauer)Diels. 百解藤

D

Daphne kiusiana Miq. var. *atrocaulis*(Rehd.) F.
　Maekawa 毛瑞香

Daphniphyllum calycinum Benth. 牛耳枫

Datura metel L. 洋金花

Delonix regia(Boj.) Raf. 凤凰木

Dianella ensifolia(L.) DC. 山菅兰

Dichroa febrifuga Lour. 常山

Dioscorea bulbifera L. 黄独

Dioscorea cirrhosa Lour. 薯莨

Dodonaea viscosa(L.) Jacq. 车桑子

Dysosma versipellis(Hance) M. Cheng ex Ying. 八
　角莲

E

Entada phaseoloides(L.) Merr. 过岗龙

Equisetum diffusum D. Don 问荆

Eriobotrya japonica(Thunb.)Lindl. 枇杷叶

Erythrina varieate L. 海桐皮

Erythrophloeum fordii Oliv. 格木

Eupatorium chinense L. 多须公

Eupatorium odoratum L. 飞机草

Euphorbia antiquorum Linn. 火殃簕

Euphorbia helioscopia L. 泽漆

Euphorbia hirta Linn. 大飞扬

Euphorbia lathyris L. 千金子

Euphorbia pekinensis Rupr. 大戟

Euphorbia tirucalli L. 光棍树

Evodia lepta(Spreng.) Merr. 三叉苦

Excoecaria agallocha L. 海漆

F

Fibraurea recisa Pierre. 黄藤

Ficus hispida L. 对叶榕

G

Gaultheria yunnanensis(Franch.) Rehd. 满山香

Gelsemium elegans(Gardn.et Champ.) Benth. 断
　肠草

Gleditsia sinensis Lam. 皂荚

Gnetum parvifolium (Warb.) C. Y. Cheng ex Chun
　小叶买麻藤

Ginkgo biloba L. 银杏

Gossypium hirsutum Linn. 棉花根

H

Hedera nepalensis K. Koch var. *sinensis* (Tobler)
　Rehd. 常春藤

Helicteres angustifolia L. 山芝麻

Hemerocallis fulva L. 萱草

Hippeastrum vittaum(L'Herit.) Herb. 朱顶兰

Hippochaete debilis (Roxb.) Ching 笔管草

Houttuynia cordata Thunb. 鱼腥草

Hydnocarpus hainanensis(Merr.) Sleum. 海南大
　风子

I

Illicium brevistylum A. C. Smith. 短柱八角

Illicium dunnianum Tutch. 红花八角

Iris tectorum Maxim. 鸢尾

J

Jasminum sambac (L.) Ait. 茉莉花

Jatropha curcas L. 麻疯树

Juglans regia Linn. 核桃

L

Lantana camara L. 马缨丹

Leonurus artemisia (Lour.) S. Y. Hu 益母草

Ligustrum lucidum Ait. 女贞

Lobelia chinensis Lour. 半边莲

Lycopodium japonicum Thunb. 石松

Lycorisaurea (L'Her.) Herb. 大一枝箭

Lycoris radiata (L. Herit.) Herb. 石蒜

M

Macleaya cordata (Willd.) R.Br. 博落回

Magnolia officinalis Rehd. et Wils. 凹叶厚朴

Mahonia bealei (Fort.) Carr. 十大功劳

Mallotusapelta (Lour.)Muell.–Arg. 白背叶

Mallotus philippinensis(Lam.) Muell. –Arg.
　粗糠柴

Mallotus repandus(Willd.) Muell.–Arg. 石岩枫

Manihot esculenta Crantz. 木薯

Marsdenia tenacissima (Roxb.) Wight et Arn. 通
　光散

Melia azedarach Linn. 苦楝

Melodinus fusiformis Champ ex Benth. 尖山橙

Mimosa invisa Mart. ex Colla var. *inermis* Adelh.
　无刺含羞草

Momordica cochinchinensis (Lour.) Spreng. 木
　鳖子

Mucuna pruriens (L.) DC. var. *utilis* (Wall. ex
　Wight) Baker ex Burck 猫豆

Murraya paniculata(L.)Jack. 九里香

N

Nandina domestica Thunb. 南天竹

Narcissus tazetta L. var. *chinensis* Roem. 水仙

Nephelium lappaceum L. 海南韶子

Nerium oleander L. 夹竹桃

Nicotiana tabacum L. 烟草

O

Oxalis corniculata L. 酢浆草

P

Pachyrhizus erosus(L.) Urban. 豆薯

Paederia scandens (Lour.) Merr. 鸡屎藤

Paris polyphylla Smith. 七叶一枝花

Pharbitis nil (L.) Choisy. 牵牛子

Phytolacca acinosa Roxb. 商陆

Pinellia ternata (Thunb.) Breit. 半夏

Pithecellobium lucidum Benth. 亮叶猴耳环

Platycladus orientalis (L.) Franco. 侧柏

Plumbago zeylanica L. 白花丹

Polygonatum odoratum(Mill.) Druce. 玉竹

Polygonum cuspidatum Sieb. et Zucc. 虎杖

Polygonum hydropiper L. 辣蓼

Polygonum lapathifolium L. 酸模叶蓼

Polygonum orientale L. 水红花子

Punica granatum L. 石榴皮

Q

Quisqualis indica L. 使君子

R

Ranunculus sceleratus L. 石龙芮

Ranunculus ternatus Thunb. 猫爪草

Rhamnus crenata Sieb.et Zucc. 苦李根

Rhododendron molle(Blume)G. Don 黄花杜鹃

Ricinus communis L. 蓖麻

Rumex japonicus Houtt. 羊蹄

Rumex maritimus L. 假菠菜

Ruta graveolens L. 芸香

S

Salix babylonica L. 垂柳

Sapindus mukorossi Gaertn. 无患子

Sapium discolor (Champ.) Muell.–Arg. 山乌桕

Sapium sebiferm (L.)Roxb. 乌桕

Senecio scandens Buch.–Ham. 千里光

Solanum americanum Mill. 少花龙葵

Solanum lyratum Thunb. 白英

Solanum pseudocapsicum L. 珊瑚樱

Solanum surattense Burm f. 丁茄

Solanum torvum Swartz. 水茄

Solanum tuberosum L. 马铃薯

Solanum verbascifolium L. 假烟叶

Solidago decurrens Lour. 一枝黄花

Sophora flavescens Ait. 苦参

Stellaria media (L.) Cry. 繁缕

Stemona tuberose Lour. 百部

Stephania kwangsiensis H.S.Lo 广西地不容

Streptocaulon griffithii Hook. f. 马连鞍

Strophanthus divaricatus (Lour.) Hook. et Am 羊角拗

Strychnos nux-vomica Linn. 马钱子

T

Tacca chantrieri Andre 箭根薯

Thevetia peruviana (Pers.) K.Schum. 黄花夹竹桃

Tinospora sagittata (Oliv.) Gagnep. 金果榄

Toddalia asiatica (L.) Lam. 飞龙掌血

Toxicodendron succedaneum (L.) O. Kuntze 野漆

Trachelospermum jasminoides (Lindl.) Lem. 络石

Tylophora atrofolliculata Metc. 三分丹

Tylophora ovata (Lindl.) Hook.et Steud. 娃儿藤

Typhonium divaricatum (L.) Decne. 犁头尖

U

Uncaria rhynchophylla (Miq.)Miq.ex Havil. 钩藤

V

Verbena officinalis L. 马鞭草

Vernicia montana Lour. 木油桐

Vernonia cumingiana Benth. 毒根斑鸠菊

W

Wikstroemia indica (L.) C. A. Mey. 了哥王

X

Xanthium sibiricum Patrin ex Widder. 苍耳

Z

Zanthoxylum nitidum (Roxb.) DC. 两面针

Zanthoxylum armatum DC. 竹叶椒

主要参考书目

［1］朱华，戴忠华.中国壮药图鉴［M］.南宁：广西科学技术出版社，2017.

［2］黄汉儒.中国壮医学［M］.2版.南宁：广西民族出版社，2016.

［3］钟鸣，黄瑞松，梁启成.中国壮药学［M］.2版.南宁：广西民族出版社，2016.

［4］韦浩明，蓝日春，滕红丽.中国壮药材［M］.南宁：广西民族出版社，2016.

［5］刘华钢，韦松基.抗肿瘤壮药彩色图谱［M］.北京：北京大学出版社，2016.

［6］韦松基.实用壮药学［M］.北京：北京大学医学出版社，2017.

［7］黄瑞松.壮药选编.［M］.南宁：广西科学技术出版社，2015.

［8］滕红丽，梅之南.中国壮药资源名录［M］.北京：中医古籍出版社，2014.

［9］钟鸣，韦松基.常用壮药临床手册［M］.南宁：广西科学技术出版社，2010.

［10］黄燮才.中国民间生草药原色图谱［M］.南宁：广西科学技术出版社，1994.

［11］韦松基，朱华.常用壮药生药学质量标准研究［M］.南宁：广西民族出版社，2003.

［12］朱华.中国壮药志（第一卷）［M］.南宁：广西民族出版社，2003.

［13］林吕何.广西药用动物［M］.南宁：广西人民出版社，1976.

［14］邓家刚，韦松基.广西道地药材［M］.北京：中国中医药出版社，2007.

［15］国家中医药管理局《中华本草》编委会.中华本草［M］.上海：上海科学技术出版社，
    2001.

［16］钟鸣.简明壮医药学［M］.南宁：广西民族出版社，2009.

［17］广西壮族自治区食品药品监督管理局.广西壮族自治区壮药质量标准［M］.南宁：广西科学
    技术出版社，2008.

［18］广西壮族自治区革命委员会卫生局.广西本草选编［M］.南宁：广西人民出版社，1974.

［19］广西科学院广西植物研究所.广西植物志［M］.南宁：广西科学技术出版社，1991.

［20］肖培根.新编中药志［M］.北京：化学工业出版社，2002.

［21］邓家刚，韦松基.桂药原色图鉴［M］.上海：上海科学技术出版社，2008.

［22］广西壮族自治区卫生厅.广西中药材标准［M］.南宁：广西科学技术出版社，1992.

［23］钟鸣.中国壮医病证诊疗规范［M］.南宁：广西科学技术出版社，2009.

［24］罗深秋，俞守义.南方有毒植物及其中毒的处理［M］.上海：第二军医大学出版社，2000.

［25］广东省农林水科学技术服务经济作物队.南方主要有毒植物［M］.北京：科学出版社，
    1970.

［26］张庆荣，夏光成.有毒中草药彩色图鉴［M］.天津：天津科技翻译出版公司，1994.